WARUM KRANK? WIE HEILEN?

Annette Kerckhoff

# WARUM KRANK? WIE HEILEN?

## Konzepte einer Anderen Medizin

S. Hirzel Verlag Stuttgart

Bibliografische Information der Deutschen Nationalbibliothek
Die Deutsche Nationalbibliothek verzeichnet diese Publikation in der Deutschen Nationalbibliografie; detaillierte bibliografische Daten sind im Internet über http://dnb.d-nb.de abrufbar.

ISBN 978-3-7776-1685-8


Birkenwaldstraße 44, 70191 Stuttgart
Printed in Germany
Einbandgestaltung: deblik, Berlin
unter Verwendung eines Holzschnitts von Froschauer / Bildarchiv preussischer Kulturbesitz
Druck & Bindung: Kösel, Krugzell

www.hirzel.de

Für Dorothee Schimpf

*»Eine große Kluft zwischen Schulmedizin und Naturheilkunde*
*war immer deutlicher zu erkennen,*
*wo doch ein Zusammengehen das Vernünftigste gewesen wäre.*
*Denn beide Richtungen waren und sind unverzichtbar.*
*Es kommt nur darauf an, die jeweils sinnvolle Therapie herauszufinden*
*und die eigenen Grenzen zu erkennen.«*

Dr. med. Veronica Carstens, 1998

# Inhalt

# Einleitung

Das Bild des Leidenden, der Fieber hat und Schmerzen – es ähnelt sich an allen Orten, zu allen Zeiten.

Doch wie die Ärzte und Heiler den Kranken im Verlauf der Jahrhunderte und im Zuge unterschiedlicher Strömungen der Heilkunde betrachteten, worin sie die Ursache seiner Krankheit sahen, wie sie ihn gesund zu machen versuchten – das weicht deutlich voneinander ab.

Wen wundert das? Heilkunde basiert auf den jeweils geltenden Vorstellungen einer Kultur, einer Epoche, einer geistigen Strömung, auf ihrem Menschenbild, ihren Vorstellungen über die Natur, ja über das Leben schlechthin. Und so geht die antike Medizin anders vor als die des Mittelalters, die östliche Medizin anders als die westliche.

Mit anderen Worten: Jede Epoche, jede Kultur und fast jede medizinische Richtung hat eine eigene »Brille«, mit der der Kranke betrachtet, seine Beschwerden erklärt, die Therapie abgeleitet, das Heilmittel gewählt wird. Es ist die Brille, mit der wir die Welt um uns herum betrachten, Mikrokosmos wie Makrokosmos.

Die Brille der gegenwärtig an den Hochschulen gelehrten »Schulmedizin« ist vergleichsweise jung. Sie ist maßgeblich durch die modernen Wissenschaften, ihre Forschungs- und Nachweismethoden geprägt. Es ist die Brille des objektiven Krankheitsbefundes, der durch Labor, Röntgen, Kernspin oder Ultraschall erhärtet wird. Ein mikroskopischer Blick, ein Blick der Fachdisziplinen. Sehr dicht steht diese Medizin vor dem krankhaften Geschehen, betrachtet es genau. Greift in gestörte Körpervorgänge ein, meist direkt am Ort des Geschehens, meist mit Arzneimitteln oder Operationen.

Die Segnungen dieser Medizin wird niemand allen Ernstes in Frage stellen. Sie hat es möglich gemacht, dass wir unter Betäubung operiert werden, dass Diabetiker Insulin spritzen, dass Frühgeborene überleben, Infektionskrankheiten eingedämmt, Schwerkranke intensivmedizinisch betreut werden. In anderen Bereichen stößt sie allerdings an ihre Grenzen: dann nämlich, wenn Krankheiten chronisch werden, wenn Krankheiten auch lebensstil- oder stressbedingt sind, wenn zwar Beschwerden auftreten, aber »organisch alles in Ordnung« ist. All diese Erkrankungen nehmen jedoch derzeit zu. Sie sind für Ärzte wie für Betroffene die Herausforderung der Zukunft.

Der Werkzeugkasten der modernen Medizin ist – resultierend aus ihrem Menschenbild, ihrer Vorstellung von Krankheit und Gesundheit – nach modernsten Standards gefüllt, mit unendlich vielen Arzneimitteln und computerunterstützten Therapieverfahren. Viele Probleme lassen sich mit diesen Mitteln lösen, aber manchmal will das Werkzeug nicht greifen. Der Erfolg bleibt aus, ist nur von kurzer Dauer. Oder aber neue Probleme tun sich auf.

Mehr und mehr Ärzte sind sich dieser Situation bewusst und beginnen, sich für naturheilkundliche und andere komplementärmedizinische Verfahren zu interessieren. Es gibt Weiterbildungen für Ärzte, naturheilkundliche Ambulanzen an Universitätskliniken, erste Professuren zur Integrativen Medizin und zur Erforschung der Komplementärmedizin (früher sprach man von »Alternativmedizin«), Reformstudiengänge in der Medizin, daneben neue Studiengänge in Gesundheitsförderung oder Naturheilkunde. Ärztevertreter sprechen von einem »globalen Trend zu einer neuen integrativen Medizin«.[1] All dies liegt zu einem großen Teil auch an den Bedürfnissen und Forderungen der Patienten: 80 % von ihnen wollen die Kombination von Schulmedizin und Naturheilkunde, 60 % wenden komplementärmedizinische Verfahren an.[2] »Bei uns in der Onkologie kommen in jedem Anfangskontakt die Fragen: Und was kann man noch tun? Und was halten Sie von der alternativen Medizin? – Auf diese Fragen wollen wir seriöse Antworten geben.« so begründete 2003 Prof. Klaus Höffken, Präsident der Deutschen Krebsgesellschaft und Ärztlicher Direktor des Klinikums Jena, die Eröffnung einer naturheilkundlichen onkologischen Ambulanz an der Universitätsklinik Jena. Insbesondere in der Kinderheilkunde ist ein sprunghafter Anstieg komplementärer Verfahren zu beobachten: Fast jedes dritte Kind wird innerhalb des zweiten Lebensjahres homöopathisch behandelt, bei Kindern mit chronischen Erkrankungen wie Asthma, rheumatischen Erkrankungen oder Krebs sind es sogar bis zu 70 %.[3]

Fast unbemerkt befinden wir uns seit einigen Jahren auf dem Weg zu einer neuen Medizin. Ein Umdenken hat begonnen. Die Zeit ist nicht nur reif für Veränderungen, sie ist vor allem reif für die Erkenntnis, dass das Eine nicht falsch sein muss, weil das Andere – auch – richtig ist, dass das Denken in Entweder-oder-Kategorien weder dem Arzt noch dem Patienten nutzt. Mehr noch: dass gerade die Kombination verschiedener Verfahren und Denkansätze in zahlreichen Fällen das Therapie-Optimum darstellt, dass Pauschalurteile wenig bringen, sondern die Frage nach der besten Therapie von Art, Schwere und Stadium der Erkrankung abhängt, daneben auch von der Verfassung des Patienten.

Warum ist das so? Warum ergänzen sich Schulmedizin und Komplementärmedizin so gut? Warum gehen sie unterschiedlich an die Therapie heran? Wie sehen diese Unterschiede aus? Wo setzen sie an? Wie kann, wie sollte man sie kombinieren? Was überhaupt sind die wichtigsten Strömungen der Komplementärmedizin? All das sind Fragen, mit denen ich mich in diesem Buch befasse. Denn erst, wenn man die konzeptionelle Idee von Schulmedizin und Komplementärmedizin – bzw. einzelnen komplementärmedizinischen Verfahren – verstanden hat, wird deutlich, warum man nicht von einem pauschalen Entweder-Oder, einem Besser oder Schlechter sprechen kann.

Doch es gibt noch viel mehr spannende Fragen, wenn man erst einmal anfängt, sich mit dem großen Bereich der Komplementärmedizin zu befassen: Was hat es mit der Homöopathie auf sich? Wie kann sie wirken, wenn die Arzneimittel, wie es heißt, so stark verdünnt werden? Warum setzt der Akupunkteur eine Nadel am Kopf, wenn es am Rücken weh tut? Hat sich Sebastian Kneipp nur mit Wasseranwendungen befasst – und worauf legte er besonders viel Wert? Was heißt Ayurveda? Warum ist die Hildegard-Medizin so umstritten? Was ist »Salutogenese« – davon hört man doch inzwischen immer mehr? Was heißt »anthroposophische Medizin« und warum gibt es in anthroposophischen Krankenhäusen Werkstätten für Kunsttherapie?

Hinter zahlreichen komplementärmedizinischen Verfahren steckt ein System, ein Konzept, eine Idee. Ich möchte Ihnen die konzeptionellen Ideen der wichtigsten medizinischen Systeme aus dem Bereich der Komplementärmedizin vorstellen – Homöopathie, Naturheilkunde, Kneipp-Therapie, anthroposophische Medizin, traditionelle chinesische Medizin, Ayurveda. Mir geht es dabei um die medizinischen Weltbilder, die diesen Verfahren zugrunde liegen. Ich möchte Ihnen zeigen, womit – im Vergleich zur Schulmedizin – der Werkzeugkasten dieser Systeme gefüllt ist, wie diese Werkzeuge funktionieren, wo sie ansetzen. Gleichzeitig lade ich Sie ein auf eine Reise zu den Highlights der Medizingeschichte, habe für Sie nachgelesen und herausgesucht, was die großen Köpfe der Medizin, Koryphäen wie Hippokrates, Galen, Paracelsus oder Hufeland, über Gesundheit und Krankheit, über die Aufgabe des Arztes aber auch des Patienten gesagt und geschrieben haben, wie historische Konzepte der Medizin aussahen – und ob nicht doch die ein oder andere Anregung bei diesen überholt scheinenden Modellen dabei ist. Denn Erstaunliches tritt bei der Lektüre alter Originalliteratur zu Tage: Vieles, was heute »komplementär« oder »alternativ« scheint, gehörte früher ganz selbstverständlich zum Standard der Heilkunde, der Medizin. Die Einbeziehung verschiedener komplementärmedizinischer Ansätze stellt damit eine »Re-Integration« dar von Aspekten, die im Zuge der letzten 200 Jahre in gewisser Weise über den Tellerrand der Schulmedizin gerutscht sind.

Verschiedene Perspektiven zu üben, weitet den Blick. So wie man erst mit zwei Augen räumlich sehen kann, ermöglichen auch in der Heilkunde verschiedene Blickwinkel ein mehrdimensionales Verständnis von Krankheit und Heilung. Was Sie als Leser dafür mitbringen müssen, ist lediglich ein wenig Wohlwollen, insbesondere bei den uns fremden Systemen, den Gegenbewegungen und Erweiterungen der konventionellen Medizin. Die Bilder, in denen die alten Chinesen denken, die Vertreter der anthroposophischen Medizin oder der Homöopathie, sind ungewöhnlich. Und auch wenn es darum geht, die Erklärungen von Therapien nachzuvollziehen, ist Ihre Phantasie gefragt. Denn dass ein Heilmittel wirkt, weil es beispielsweise die Säfte entmischt, die »Wind-Hitze« vertreibt, den »Ätherleib« stärkt, scheint zugegebenermaßen auf den ersten Blick unverständlich und absurd. Wer hier durchhält, wird sehen: Im großen Haus der Heilkunde gibt es viele Zimmer. Einige Türen möchte ich für Sie öffnen.

Ausgewählt habe ich 12 Systeme oder Konzepte der Heilkunde, die meines Erachtens wichtige Impulse für eine Medizin von heute liefern. Jedes Kapitel ist dabei gleich aufgebaut. Zunächst wird das Leben der Gründerväter und -mütter (wenn es diese gibt) beleuchtet, dann unter den Überschriften »Warum krank?« und »Wie heilen?« das Verständnis von Krankheit und Gesundheit des jeweiligen Systems beschrieben. Schließlich habe ich drei Krankheiten ausgewählt, die jeder von sich oder anderen kennt – Schnupfen, Rückenschmerzen, Krebs –, um konkret zu verdeutlichen, wie das jeweilige System genau diese Erkrankung beschreibt, erklärt und behandelt.

Dennoch soll das Buch nicht nur Fakten und Geschichten aus der Welt der Medizin aneinanderreihen und die einzelnen Systeme unvermittelt nebeneinander stehen lassen. Das wirklich Spannende ist der Vergleich der Konzepte untereinander, der Versuch, Analogien, Übereinstimmungen und Unterschiede aufzuzeigen, um Anregungen herauszuarbeiten, die die Medizin von heute bereichern könnten, und herauszufinden, was die ganz großen Themen, die übergeordneten Grundsätze der Heilkunde sind.

Geschrieben habe ich dieses Buch für Patienten, die sich einen Überblick über die verschiedenen komplementärmedizinischen Verfahren und ihre konzeptionellen Grundlagen verschaffen wollen, um im Falle einer eigenen Krankheit über ein gewisses Maß an Hintergrundwissen zu verfügen und dasjenige Verfahren auswählen zu können, das sie besonders anspricht und überzeugt. Gleichzeitig möchte ich gerade Patienten vermitteln, warum es wichtig ist, die Möglichkeiten sowohl der Schulmedizin als auch der Komplementärmedizin zu nutzen.

Besonders freuen würde ich mich, wenn auch der ein oder andere Medizinstudent oder Arzt einen Blick hineinwerfen würde, um ausgewählte Originalliteratur großer Ärzte kennenzulernen und die Grundideen komplementärmedizinischer Konzepte dazu.

Das vorliegende Buch will damit einen Überblick vermitteln und Denkanstöße liefern. Die Fachbücher zu den einzelnen Systemen sind Hunderte von Seiten dick und bisweilen schwer zu lesen. Es geht nicht anders: Die beschrieben Systeme sind vereinfacht dargestellt und damit – wenn auch von Experten der jeweiligen Disziplinen gegengelesen – in gewisser Weise oberflächlich. Darüber hinaus habe ich mir die Freiheit genommen, Aspekte herauszuarbeiten, von denen ich denke, dass sie die konventionelle Medizin in besonderem Maße bereichern können, die außergewöhnlich, einzigartig sind. Trotz fachkundiger Unterstützung war das

Unterfangen gewaltig und ich freue mich ausdrücklich auf Kritik und Verbesserungsvorschläge.

Dass ich dieses Buch schreiben konnte, daran haben viele über lange Jahre mitgewirkt. Seit 1989 arbeite ich für Natur und Medizin e. V., den Förderverein der Carstens-Stiftung, die 1983 von Prof. Karl Carstens und seiner Frau Veronica gegründet wurde mit dem Ziel, eine Brücke zwischen Schulmedizin und »Alternativmedizin« zu schlagen. Veronica Carstens hat mein Leben seit meiner Kindheit entscheidend geprägt, sie ist eines meiner großen Vorbilder. Die Carstens-Stiftung und der Förderverein sind meine geistige Heimat, hier habe ich viele der Ärzte kennen und schätzen gelernt, von denen ich in diesem Buch berichte. In besonderem Maße danke ich Dorothee Schimpf, Geschäftsführerin von Natur und Medizin, dass sie mich in den letzten beiden Jahrzehnten stets in meiner Arbeit unterstützt hat und dass ich so das für dieses Buch erforderliche breite Hintergrundwissen gewinnen konnte. Henning Albrecht, Geschäftsführer der Carstens-Stiftung, hat mich mit der naturheilkundlichen Forschung vertraut gemacht, Daniela Hacke, Bibliothekarin der Stiftung, hat mich kontinuierlich und umfangreich mit Informationen versorgt. Michael Elies repräsentiert in meinen Augen den Arzt in seiner Idealform. Er, daneben Johannes Wilkens, Tobias und Maren Esch wie auch Wolfgang Arndt haben Passagen dieses Buches inhaltlich gegengelesen. Mechthild Widdig und Elsbeth Tatarczyk haben die Lesefreundlichkeit geprüft. Besonders danken möchte ich meiner Familie. Mein Vater hat das Manuskript so gründlich gelesen wie kein anderer. Lilli und Paul haben in den heißen Phasen des Schreibens Verständnis dafür gehabt, dass die Küche kalt blieb und ihre Mutter sich mental in Mittelalter oder Antike befand. Mein Mann hat mich, trotz der ohnehin wenigen Zeit, die wir füreinander haben, stets darin unterstützt, dieses Buch zu schreiben und mich verwöhnt. Nicht zuletzt hat Border-Collie Chap mir gezeigt, wann es mal wieder Zeit für einen langen Spaziergang ist.

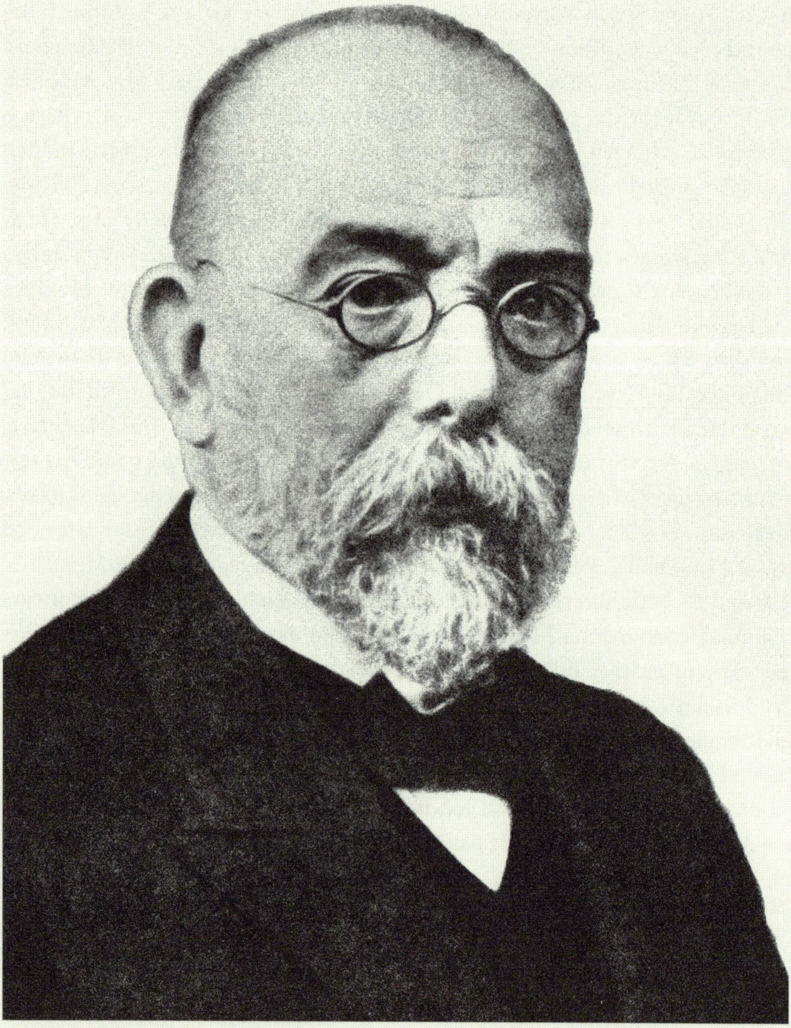

# Standortbestimmung: »Schulmedizin«

*Schulmedizin: (lat. ars medicina – ärztliche Kunst): Bezeichnung für die allgemein anerkannte und an den medizinischen Hochschulen gelehrte Medizin im Sinne einer angewandten Naturwissenschaft.*

Pschyrembel Naturheilkunde und alternative Heilverfahren 2006

Die »Schulmedizin« zu beschreiben, ist nicht ganz leicht. Wie die Definition des *Pschyrembel* zeigt, handelt es sich um die an der Hochschule gelehrte Medizin – dort aber gibt es mittlerweile zahlreiche Lehrveranstaltungen im komplementärmedizinischen Bereich, ohne dass man diese jetzt der Schulmedizin zuordnen würde.

Auch in der Praxis des modernen Arztes sind komplementärmedizinische Verfahren – Hausmittel, Naturheilmittel, Wasseranwendungen, Akupunktur, Homöopathie – vielfach gang und gäbe. Vor allem Kinderärzte, Allgemeinmediziner und Internisten haben ihren schulmedizinischen Ansatz erweitert. Viele Ärzte versuchen, den ganzen Menschen zu erfassen, auch wenn dies im Praxisalltag nicht ganz leicht ist.

Was also soll »Schulmedizin« bedeuten? Was wird darunter verstanden? Man könnte sagen: ein medizinisches Weltbild, das sich im Zuge der Aufklärung zu entwickeln begann, im 19. Jahrhundert bahnbrechende Entdeckungen verzeichnete, das die Lehre und Forschung an den Universitäten im 20. Jahrhundert prägte – und sich heute ansatzweise nach und nach öffnet.

## Definitionen

Die Definition des *Pschyrembel* betont, wie wir sehen, zudem die Bedeutung der Naturwissenschaft – ebenso übrigens wie *Brockhaus* und *Meyers Lexikon*, die beide von der Schulmedizin als der »an den Hochschulen gelehrten, naturwissenschaftlich begründeten Medizin« sprechen.[4]

Das ist nicht ganz falsch, aber auch nicht ganz richtig. Bereits 1998 sprachen Uexküll und Wesiak von einem »bio-psycho-sozialen Menschenbild«. Und Hermann Heimpel, emeritierter Professor der Universitätsklinik Ulm, wies 2006 auf dem Symposium »Medizin und Menschenbild« des Dialogforums »Pluralismus in der Medizin« darauf hin, dass »der viel zitierte Ausspruch Naunyns eben nicht

›die Medizin wird Naturwissenschaft sein oder sie wird nicht sein‹, sondern ›wird Wissenschaft sein oder sie wird nicht sein‹« heißen müsste.[5]

Einigen wir uns also auf das Verständnis der Schulmedizin als »wissenschaftlicher« Medizin – so wie übrigens auch in der aktuellen Form der Approbationsordnung für Ärzte §1 AOÄ Wert auf die wissenschaftliche wie auch praktische Ausbildung gelegt wird. Hier heißt es: »Ziel der ärztlichen Ausbildung ist der wissenschaftlich und praktisch in der Medizin ausgebildete Arzt, der zur eigenverantwortlichen und selbstständigen ärztlichen Berufsausübung, zur Weiterbildung und zur ständigen Fortbildung befähigt ist.«[6]

Schulmedizin wird damit auch verstanden als der medizinische Standard, als Stand der Wissenschaft, als »allgemein anerkannter Stand der medizinischen Erkenntnisse« (Sozialgesetzbuch V, §13, Abs. 5). Der Arzt ist gesetzlich verpflichtet, den Patienten nach den Leitlinien auf der Basis von diesem anerkannten und gesicherten Stand der medizinischen Wissenschaft zu behandeln – ansonsten kann ihm ein Behandlungsfehler vorgeworfen werden.

## Studium

Die konzeptionelle Idee eines medizinischen Systems zeigt sich vor allem in der Ausbildung. Um Arzt oder Ärztin zu werden, muss man heute ein sechsjähriges Universitätsstudium absolvieren, wobei im letzten Jahr das Praktische Jahr im Umfang von 48 Wochen enthalten ist. Bereits davor werden eine Ausbildung in Erster Hilfe, ein dreimonatiger Krankenpflegedienst und Praktika (Famulaturen) – insgesamt von 4 Monaten – absolviert.[7]

In den ersten vier Semestern des Studiums arbeiten sich die Studenten zunächst durch die naturwissenschaftlichen Grundlagenfächer: Biologie, Biochemie, Chemie, Physik; hier werden auch Praktika abgeleistet. Danach stehen Anatomie und Physiologie auf dem Vorlesungsplan, wobei der Kurs in makroskopischer Anatomie (Sezier- oder Präparierkurs) neben den Vorlesungen einen wesentlichen Schwerpunkt ausmacht. In einem Mikroskopierkurs werden unterschiedliche Gewebestrukturen untersucht. Bereits in diesem Lehrabschnitt lernen die Studenten zudem die Medizinische Psychologie und Medizinische Soziologie kennen, ebenso wie die Medizinische Terminologie.

Im zweiten Studienabschnitt (3 Jahre) befassen sich die Studenten mit den Krankheiten und ihrer Therapie, sie werden in zahlreichen Fächern von Anästhesiologie über Arbeitsmedizin, Augenheilkunde, Chirurgie, Dermatologie, Venerologie, Frauenheilkunde, Geburtshilfe, HNO-Medizin, Humangenetik, Hygiene, Mikrobiologie, Virologie, Innere Medizin, Kinderheilkunde, Klinische Chemie und Laboratoriumsdiagnostik, Neurologie, Orthopädie, Pathologie, Pharmakologie und Toxikologie, Psychiatrie und Psychotherapie, Rechtsmedizin bis hin zur Urologie unterrichtet, absolvieren einen Untersuchungs- und einen Gesprächsführungskurs. Hier gibt es nun auch Angebote wie Epidemiologie, Geschichte und

Ethik der Medizin, Gesundheitsökonomie, Klinische Umweltmedizin, Medizin des Alterns und des alten Menschen, Prävention und Gesundheitsförderung, Rehabilitation, Physikalische Medizin und Naturheilverfahren. In der Inneren Medizin, der Chirurgie, der Kinderheilkunde, der Frauenheilkunde und der Allgemeinmedizin sind Blockpraktika nachzuweisen. Im zweiten Studienabschnitt stehen auch die verschiedenen Famulaturen an, meist verteilt auf die Semesterferien.

Ist all dies geschafft, folgt das Praktische Jahr, wobei hier ein Drittel der Zeit auf der Chirurgie und ein Drittel auf der Station für Innere Medizin Pflicht sind, das letzte Drittel kann frei gewählt werden.

### Heilpraktiker-Ausbildung

Im Vergleich dazu ein kurzer Blick auf die Ausbildung als Heilpraktiker oder Heilpraktikerin, dem einzigen anderen Beruf in Deutschland, in dem die Heilkunde ausgeübt werden kann. Erforderlich für die Arbeit als Heilpraktiker oder Heilpraktikerin ist vor allem das Bestehen einer Prüfung, die am örtlichen Gesundheitsamt abgelegt wird. Diese Prüfung besteht aus einem schriftlichen Teil und einem mündlichen Teil, der von dem jeweiligen Amtsarzt oder der Amtsärztin abgenommen wird. In der Prüfung werden medizinische Kenntnisse abgefragt, Notfälle und all jene Bereiche, die der Heilpraktiker nicht behandeln darf: meldepflichtige Infektionskrankheiten, Geschlechtskrankheiten, Schwangere usw. Ziel der Prüfung ist es, zu gewährleisten, dass der Heilpraktikeranwärter keine »Gefahr für die Volksgesundheit« darstellt, dass er also – salopp gesagt – keinen Schaden anrichtet. Die Verfahren, in denen er praktizieren will, werden häufig nicht abgefragt. Wie er sich auf die Prüfung vorbereitet, bleibt dem Heilpraktikeranwärter überlassen. Häufig geschieht dies in Prüfungsvorbereitungskursen. Es gibt jedoch keine Vorgaben.

Auf die eigene Praxistätigkeit bereiten sich die angehenden Heilpraktiker entweder in einer separaten Ausbildung – in Homöopathie, traditioneller chinesischer Medizin, Pflanzenheilkunde o. Ä. – vor bzw. kombinieren beides in einer mehrjährigen Vollzeitausbildung. Häufig werden dabei, gerade von Angehörigen medizinischer Berufe, auch berufsbegleitende Ausbildungen gewählt. Wie der angehende Heilpraktiker sich auf die Praxistätigkeit vorbereitet, ist ebenfalls nicht staatlich geregelt. Dies führt dazu, dass Qualität, Ausbildungsdauer und Erfahrung von Heilpraktikern erheblich schwanken: Im einen Extrem kann jemand formal eine Heilpraktikerpraxis eröffnen, der über keinerlei praktische medizinische Vorerfahrungen verfügt und sich im Alleingang auf die Prüfung beim Gesundheitsamt vorbereitet. Im anderen Extrem finden wir hervorragende Heilpraktiker, die zuvor jahrelang in einem medizinischen Beruf gearbeitet haben, beispielsweise in der Krankenpflege, die eine mehrjährige Ausbildung an einer Heilpraktikerschule bzw. in einem ausgewählten komplementärmedizinischen Verfahren absolviert haben, sich kontinuierlich fortbilden usw.

## Die Medizin von heute – jung und dynamisch

Doch zurück zur Schulmedizin. Die Medizin, wie sie heute in dem beschriebenen Studium an den Universitäten üblicherweise gelernt und gelehrt wird und wie wir sie als Patienten beim Arzt oder im Krankenhaus erleben, ist historisch betrachtet relativ jung. Tatsächlich wurde vieles von dem, was uns heute selbstverständlich erscheint, erst in den letzten 100 Jahren entwickelt: Das Elektronenmikroskop gibt es seit den 30er Jahren des 20. Jahrhunderts – mit seiner Hilfe konnte man erstmalig die winzig kleinen Viren beobachten. Das erste Antibiotikum kam 1935 auf den Markt, Penicillin gibt es seit 1944. In den 60er Jahren des 20. Jahrhunderts wurde die Antibabypille erstmalig verkauft, die Untersuchung mit radioaktivem Kontrastmittel (Szintigraphie) ist ebenfalls in den 60er Jahren, Kernspintomographie und Ultraschall in den 70er Jahren entwickelt worden.

Was diese Errungenschaften bedeuten, verdeutlichten die Berichte von Zeitzeugen. Die Ärztin Dr. Zarmina Penner hat in einer wissenschaftlichen Arbeit Interviews mit europäischen Zeitzeugen der Medizin des 20. Jahrhunderts geführt, um zu ermitteln, ob und inwieweit reife und erfahrene Ärzte in der eigenen Praxis konventionelle und komplementäre Behandlungsansätze (auch wenn sie nicht als solche tituliert werden) einsetzen. Auf diese hochinteressante Arbeit werde ich an anderer Stelle noch eingehen; besonders beeindruckend in dem vorliegenden Zusammenhang jedoch fand ich die Schilderung eines 90-jährigen praktischen Arztes aus Belgien: Eines seiner bemerkenswertesten Erlebnisse sei die Entdeckung und Einführung der Sulfonamide (eine Wirkstoffgruppe von Antibiotika) in den 40er Jahren gewesen. Die Behandlung von Infektionen wäre, so der Arzt, dadurch schlagartig verbessert worden. Es sei »wie eine Offenbarung« für die Ärzte gewesen. Gegen Ende der 40er Jahre habe die Einführung von Impfverfahren und später die Entdeckung von Betäubungsmitteln weiter Erleichterung in der Patientenbehandlung gebracht. Ein weiterer Meilenstein sei die Entwicklung wirksamer Medikamente für die Behandlung von Magengeschwüren gewesen – »allesamt Wunder«. Mit dem Einzug neuer Medikamentenarten habe sich auch das Spektrum der Erkrankungen in seiner Praxis verändert – so seien beispielsweise zuvor weit verbreitete Erkrankungen wie Magenulkus (Magengeschwür) und Appendizitis (»Blinddarmentzündung«) verschwunden.[8] Wenn auch nicht in dieser Intensität, so wird jeder, der einmal einen schwer Erkrankten erlebt hat, dem es durch die Gabe bestimmter Medikamente schlagartig besser ging, die Einschätzung des alten Arztes nachvollziehen können.

Auch was die Operationstechniken anging, tat sich Gewaltiges im vergangenen Jahrhundert. 1953 wurde erstmalig eine Herzklappe am offenen Herzen eingesetzt, 1958 der erste Herzschrittmacher eingepflanzt. Im Jahr 2000 konnte zum ersten Mal eine Herzklappe durch ein Blutgefäß von der Leiste aus bis ins Herz eingeführt werden. Heute werden Operationen computerunterstützt durchgeführt, mit speziell entwickelter OP-Software und mikroinvasiven Techniken.

Jung ist diese Medizin. Und sie entwickelt sich rasant weiter. Derzeit gibt es 40 Facharztbezeichnungen – von Allgemeinmedizin über Herzchirurgie, Mikrobiologie, Neurologie bis hin zur Urologie, übrigens auch für Psychosomatische Medizin und Psychotherapie. Daneben gibt es gegenwärtig 47 Zusatzbezeichnungen, darunter mittlerweile aus dem komplementärmedizinischen Spektrum Akupunktur, Ernährungsmedizin, Homöopathie, Manuelle Medizin und Chirotherapie, Naturheilverfahren, Physikalische Therapie und Balneologie. Damit ist das Spektrum der Spezialisierungen in den letzten Jahren deutlich gewachsen. 1990 gab es erst 29 Facharztbezeichnungen und 18 Zusatzbezeichnungen.[9]

Dass dies so ist, hat etwas mit den wachsenden Möglichkeiten und Erfolgen von Wissenschaft, Forschung und Technik zu tun. Mehr und mehr wurde in den letzten Jahren über die Körpervorgänge in Erfahrung gebracht. Jeder, der mit einem Mediziner befreundet ist, weiß, dass beispielsweise Doktorarbeiten sich mit speziellen Fragestellungen befassen und dass viele gerade auch in der Forschung arbeitenden Mediziner sich im Lauf ihres Lebens zu Spezialisten für bestimmte Erkrankungen und Therapien entwickeln.

### Rückblick

Unternehmen wir einen kleinen historischen Rückblick, hin zur Geburtsstunde der wissenschaftlichen Medizin und einigen Highlights der Wissenschaftsgeschichte. Als »Vater der wissenschaftlichen Heilkunde« wird Hippokrates (um 460 v. Chr.) angesehen. Hippokrates forderte – und das war grundlegend neu – Wissen aufzuschreiben, Kranke genau zu beobachten und diese Beobachtungen im Detail zu dokumentieren, Krankheit und Heilung nicht mehr als übernatürliche, durch die Gewalt der Götter verursachte Phänomene zu betrachten, sondern zu versuchen, sie durch Beobachtung, logisches Denken und die Kenntnis der Gesetze der Natur zu erklären.

Hippokrates wird in einem der nächsten Kapitel vorgestellt, dort jedoch in einem anderen Zusammenhang. Seiner Bedeutung als wissenschaftlich denkender Arzt sei hier und jetzt die verdiente Anerkennung gezollt.

So vielversprechend die Ansätze von Hippokrates auch waren, zunächst galt das in sich geschlossenen Systems der Viersäftelehre (Humoralpathologie) – auch dieses lernen Sie kennen – bis ins 18./19. Jahrhundert Jahre als Standard.

Ein wesentlicher Meilenstein in der Medizingeschichte, der dazu beitrug, die Humoralpathologie zu erschüttern, war 1628 die Entdeckung des Blutkreislaufs durch den englischen Arzt und Anatom William Harvey (1578–1657). Harvey sollte damit als Begründer der modernen Physiologie gelten.

Ein weiterer wichtiger Schritt in der wissenschaftlichen Medizin: die Erfindung des Mikroskops. Antony van Leeuwenhoek (1632–1723) war nicht nur ein guter Freund des Malers Jan Vermeer, sondern auch ein begeisterter Mikroskopbauer, der das Mikroskop erstmals wissenschaftlich nutzte.[10]

## Medizin im 18. Jahrhundert

»Sapere aude« formuliert 1784 der Philosoph Immanuel Kant (1724–1804) in seiner Schrift *Was ist Aufklärung?* »Sapere« (lat.) nun bedeutet so viel wie »verständig, klug, einsichtig sein, verstehen, kennen, wissen«, »audere« (lat.) bedeutet »wagen, sich erdreisten, sich unterfangen«, daneben übrigens auch »begierig sein, Lust haben.« Wörtlich übersetzt heißt »Sapere aude« also: »Wage, zu verstehen.« Oder: »Wage es, dich deines eigenen Verstandes zu bedienen!« Umgangssprachlich könnte man sagen: »Nimm dir heraus, dir deine eigene Meinung zu bilden. Glaub nicht alles, was du hörst. Wenn du dumm bleibst, bist du selbst daran schuld. Befreie dich aus dieser selbstverschuldeten Unmündigkeit mit Hilfe deines Verstandes. Mach endlich die Augen auf. Stell Fragen – und beantworte sie mit deinem eigenen Verstand.«

Die Aufforderung Kants gibt den Geist der Aufklärung, welche das 18. Jahrhundert prägt, wieder. Eine unglaubliche Aufbruchstimmung greift in dieser Zeit um sich, die auch die Medizin erfasst. Nachdem man jahrhundertelang einfach übernommen und wiedergekäut hat, was die Alten predigten, wird nun damit begonnen, neue Wege zu gehen, werden die überlieferten medizinischen Verfahren hinterfragt. Hufeland, der Arzt Goethes, Schillers und Wielands, setzt sich aktiv für die Armenfürsorge und die gesundheitliche Aufklärung der sozial Schwachen ein. Edward Jenner leistet Pionierarbeit bei der Entdeckung der Pockenimpfung. Immer mehr Krankheitsbilder werden in Verlauf, Entstehung und Ausgang beschrieben. Gleichzeitig entwickeln sich zahlreiche andere, äußerst unterschiedliche Heilkonzepte.

## Medizin im 19. Jahrhundert

Die Medizin befindet sich im Umbruch. Das Lager der gelehrten Ärzte, so Professor Robert Jütte, ist »heillos zerstritten«.[11] Die Ärzte halten einerseits an dem alten Weltbild der antiken Säftelehre (das Sie auf S. 70 kennenlernen werden) fest, zwängen aber »Erscheinungen, die man am gesunden oder kranken Menschen beobachtete, in verschiedene Systeme, die wie Moden auftraten und wieder in der Versenkung verschwanden«, so Jütte.

Das 19. Jahrhundert beschreibt der Medizinhistoriker Wolfgang Eckart als »Aufbruch in die Moderne«[12]. Es kommt zu tief greifenden Veränderungen. Sie basieren einerseits auf der technisch-industriellen Revolution, vor allem aber auf der vertieften Ausbildung der modernen empirisch-experimentellen Naturwissenschaften, die einem neuen medizinischen Weltbild den Weg ebnen – genau dem Weltbild nämlich, das unsere heutige Medizin prägt. Zahlreiche Entdeckungen in der Anatomie und Physiologie entwerfen ein neues Bild des Menschen. Rudolf Virchow (1821–1902) begründet die Zellularpathologie, die die Ursache der Krankheit in der kranken Zelle sieht, nicht mehr in den Körpersäften, wie dies zuvor angenommen wurde. Virchow ist ein Hauptvertreter der neuen »wissenschaftlichen Medizin«, die sich Mitte des 19. Jahrhunderts formiert. Professor Jütte zitiert Virchow, der auf der Versammlung der deutschen Naturforscher und Ärzte 1873 erklärt: »Meine Herren, wir leugnen es nicht; wir erkennen an, frei, offen, gerne, dass erst die Einführung der naturwissenschaftlichen Methode in die Medizin die Tradition gebrochen, diese 2000-jährige Tradition, die in aller Kopf ist, in jedes Menschen Sprache und Denkweise.«[13]

Was geschieht noch? Der Pariser Chemiker Louis Pasteur (1822–1895) entwickelt ein Verfahren, Krankheitserreger abzutöten, außerdem einen Impfstoff gegen Tetanus. Riva-Rocci (1863–1937) entwickelt eine Blutdruckmessmethode. Robert Koch (1843–1910) schließlich, Professor für Hygiene in Berlin, identifiziert verschiedene Krankheitserreger. Es gelingt ihm, die Bakterien spezifisch anzufärben, sie im erkrankten Gewebe nachzuweisen, sie zu isolieren und – was technisch sehr schwierig ist – in Reinkultur zu züchten. Damit begründet er eine ganz neue Disziplin in der Medizin: die Bakteriologie, die Lehre von den Bakterien.

Robert Koch ist ein außergewöhnlicher Mann, nicht nur, weil er bahnbrechende Forschung betreibt, weil er neue Methoden zur Gewinnung der Reinkulturen von Bakterien entwickelt, zum ersten Mal in der Geschichte einen Krankheitserreger identifizieren kann – zunächst den Milzbranderreger, 1882 dann den Tuberkelbazillus, ebenfalls 1882 den Choleraerreger – oder 1905 den Nobelpreis für Medizin erhält. Nicht nur, weil Kaiser Wilhelm II. ihn den »größten deutschen Arzt unserer Zeit«14 nennt. Die biographischen Beschreibungen Kochs schildern ihn als einen Mann, der als Forscher unermüdlich seine Hypothesen überprüft und weiterentwickelt, der durchaus wissenschaftliche Rückschläge zu verzeichnen hat und dennoch unermüdlich »am Ball bleibt«. Bis zum Lebensende gilt seine Forschung dem Tuberkulin, einen Extrakt aus Tuberkelbazillen. Er hofft, mit dem von ihm 1890 entwickelten Extrakt auch ein Heilmittel gegen die Tuberkulose gefunden zu haben, kann die von ihm postulierten Erwartungen wegen starker Nebenwirkungen jedoch nicht erfüllen, seine Hoffnungen nicht bestätigen.

Neben all diesen beruflichen Erfolgen und Errungenschaften darf man sich Robert Koch als einen außerordentlich rüstigen Vertreter der Generation »50+« vorstellen.[15] Mit 50 Jahren heiratet er 1893 in zweiter Ehe die 20-jährige Hedwig Freiberg. 1896 beginnt Koch, sich intensiv mit der Tropenmedizin zu befassen, gemeinsam reisen die beiden bis 1908 nach Italien, Indien, Afrika und in die Südsee. Wie solch eine Reise möglicherweise aussah, mag Folgendes verdeutlichen: So reisen Robert und Hedwig Koch 1896 von Berlin ins damalige Rhodesien (heute Simbabwe, Sambia), um sich hier u. a. mit der Rinderpest, die bei aus Europa importierten Tieren häufig auftrat, zu befassen. Dort angekommen, erfahren sie, dass in Indien eine Pestepidemie ausgebrochen sei. Die Kochs nehmen ein Schiff und fahren über Mosambik und Sansibar nach Indien, da direkte Routen bereits gesperrt sind. Im Anschluss fahren sie wieder nach Deutsch-Ostafrika, da auch dort die Pest ausgebrochen ist und Kochs Hilfe gebraucht wird.[16]

Robert Koch ist ein passionierter Forscher, ein mutiger Mann, der in der letzten Phase seines Lebens immer genau die Orte aufsucht, die andere meiden, in denen schwere Seuchen wüten, gegen deren Behandlung es damals noch keine Antibiotika gibt.

Seine Entdeckung der Krankheitserreger ist ein Segen für die Menschheit. Nun endlich, nachdem über Jahrhunderte vergleichsweise diffuse Krankheitsursachen vermutet wurden, hat der Feind einen Namen. Der Schritt zu Arzneimitteln und hygienischen Verfahren, die sich genau gegen diese Erreger richten, rückt in erreichbarer Nähe.

Nicht unerwähnt bleiben soll an dieser Stelle, dass die Behauptung Kochs, das Choleravibrion sei die maßgebliche Ursache der Cholera, durchaus auf Widerspruch stößt. Der Münchener Arzt und Apotheker Max von Pettenkofer (1818–1901), der als Begründer der Hygieneforschung und als Wegbereiter der Umweltmedizin gilt, ist der Überzeugung, dass die hygienischen Umstände – hier insbesondere die Wasserqualität – von entscheidender Bedeutung sind. Um Robert Kochs These zu widerlegen, führt er gemeinsam mit seinem Schüler Rudolf Emmerich 1892 seinen berühmten Selbstversuch durch (Pettenkofer ist zu diesem Zeitpunkt 73 Jahre alt): Beide trinken von einer frischen »Bouillonkultur« von Cholerabazillen. »Selbst wenn ich mich täuschte und der Versuch lebensgefährlich wäre, würde ich dem Tode ruhig ins Auge sehen, denn es wäre kein leichtsinniger oder feiger Selbstmord; ich stürbe im Dienste der Wissenschaft, wie ein Soldat auf dem Felde der Ehre«[17], soll Pettenkofer gesagt haben. Pettenkofer bekommt lediglich Durchfall (vermutet wird, dass er durch eine bereits durchgemachte Choleraerkrankung resistent war), Emmerich erkrankt schwer an Cholera.[18] Die Empfehlungen zur Hygiene von Pettenkofer gelten auch heute noch als wesentliche Standards.

Die Erkenntnisse Pettenkofers und Kochs fallen bereits auf fruchtbaren Boden. Die beiden erforschen die richtigen Dinge zum richtigen Zeitpunkt, zu einer Zeit, in der sich ein neues, wissenschaftliches Weltbild entwickelt.

Die Pioniere dieser neuen Bewegung, die nur wenige Jahrzehnte zuvor arbeiteten, haben es nicht ganz so leicht. Einer von ihnen - 50 Jahre vor Robert Koch tätig - ist Ignaz Philipp Semmelweis (1818–1865). Kurz vor einer meiner Entbindungen schrieb ich zum ersten Mal über diesen Arzt, der der »Retter der Mütter« genannt wurde, und dachte während des Wochenbetts immer wieder daran, wie gut wir es heute haben, auch dank ihm, einem engagierten Arzt, der am Ende verzweifelt, weil er seiner Zeit voraus ist und in gewisser Weise in die Lücke zwischen zwei medizinischen Weltbildern gerät.

Semmelweis arbeitet als Assistenzarzt in der ersten Wiener Gebärklinik, der damals größten geburtshilflichen Einrichtung der Welt. Die Besonderheit der Klinik: Unterricht am Krankenbett, daneben tägliche Sektion im Leichenkeller, morgens vor der Visite. Ziel der Sektionen ist, eine Antwort zu finden auf die Frage, warum in genau dieser Klinik der Tod das Leben überschattet. Jede fünfte Frau stirbt in diesem Haus, fünfmal mehr als im Nachbargebäude, dem Ausbildungsort der Hebammen. In der Leichenschau sieht Semmelweis zerfressene Organe, selbst Niere, Milz, Gehirn sind betroffen. Die Ärzte zucken die Achseln, sie vermuten einen »genius epidemicus«, ein diffuses Etwas, das die Erkrankungen verursachen soll, oder ein »contagium«, einen Ansteckungsstoff, den die Gebärenden angeblich in sich tragen.

Semmelweis will es nicht bei diesen Erklärungen belassen. Er forscht und seziert verzweifelt weiter. Das Ergebnis: Die Sterblichkeit steigt auf 30 %. Erst als ein befreundeter Arzt nach der Verletzung mit einem Skalpell im Sektionssaal an der gleichen Krankheit stirbt wie die Wöchnerinnen, kommt ihm der Geistesblitz, dass es das »mit Leichenteilen« infizierte Skalpell ist, welches die Krankheit überträgt. Und ihm wird mit einem Schaudern klar, dass die Frauen in seiner Klinik deshalb in so großer Zahl sterben, weil er und die Kollegen sie direkt nach den Leichensektionen vaginal mit den Händen untersuchen.

Umgehend zieht Semmelweis die Konsequenzen und führt die Chlordesinfektion in der Klinik ein. Eine drastische Reduzierung der Sterblickeit auf 2,45 % ist die Folge – seine Hypothese stimmt!

Doch es gibt erbitterte Kritiker. Der reaktionäre Klinikchef entlässt Semmelweis und will von einer Desinfektion nichts wissen. Semmelweis geht in seine Heimatstadt und veröffentlicht erst auf Ungarisch, später auf Deutsch. Die Veröffentlichungen haben keinen Erfolg. In offenen Briefen appelliert er: »Das Morden muss aufhören!« Keiner hört auf ihn. Semmelweis wird polemisch – und daraufhin als Arzt ausgegrenzt. Er stirbt in geistiger Umnachtung in Wien, nachdem er sich selbst mit einem infizierten Skalpell verletzt hat.

Semmelweis ist ein Mann, der in gewisser Weise genau zwischen die Stühle der medizinischen Konzepte und Systeme fällt: Der eine Stuhl ist das Auslaufmodell der Humoralpathologie – Sie werden es im übernächsten Kapitel genauer kennenlernen – der andere die neue wissenschaftliche Medizin von Virchow & Co. Treffend schreibt der Biograph Christian Probst über Semmelweis: »Semmelweis' Entdeckung ließ sich in die alten Paradigmata nicht mehr einordnen, wurde von der ›normativen Wissenschaft‹ ignoriert, bekämpft oder nur partiell in der Praxis akzeptiert. Aber sie löste Unsicherheit aus. Volle Anerkennung fand sie erst mit dem Sturz der alten Paradigmata durch das neue Paradigma der Bakteriologie, in das sie sich theoretisch und praktisch nahtlos einfügen ließ. Der eine Teil der Gegner konvertierte zur neuen Lehre, die junge Generation wuchs von nun an in ihr auf, der andere Teil der Gegner aber hielt an der alten Lehre fest und starb schließlich aus.«[19]

Das Beispiel Semmelweis zeigt: Das 19. Jahrhundert ist eine Zeit des Umbruchs, des Aufbruchs, der Neu-Entwicklungen. Nicht nur in der Ursachenforschung von Krankheiten tut sich viel, auch in der Therapie, vor allem in Chirurgie und Arzneimittellehre.

1805 isoliert der Apotheker Friedrich Wilhelm Sertürner (1783–1841) aus dem Schlafmohn die Mekonsäure, die er »Morphium« nennt, und schafft damit ein hochpotentes Beruhigungs- und Schmerzmittel. Eine bahnbrechende Entdeckung, die den Weg ebnet für zahlreiche große Arzneistoffe, die in den nächsten Jahrzehnten folgen sollen. 1819 wird das Strychnin isoliert, 1820 das Chinin aus der Chinarinde. Das Ziel der pharmazeutischen Chemie ist bis heute, so der Medizinhistoriker Professor Hans Schadewaldt, möglichst viele exakt definierbare Wirkstoffe aus den zahllosen Pflanzenextrakten aus aller Welt zu gewinnen.[20] Der Isolierung folgt die synthetische Herstellung der Wirkstoffe. Denn erst die Synthetisierung des natürlichen Arzneistoffes garantiert die Reinheit der Substanz, die gleichbleibende Qualität, die permanente Verfügbarkeit. 1826 nimmt Heinrich Merck die Produktion von Morphium auf, 1831 folgt die Großfabrikation von Strychnin, Koffein und Codein. 1855 entwickelt sich aus der »Grünen Apotheke« in Berlin ein pharmazeutisches Labor unter der Leitung von Ernst Schering. Die Produktion kann beginnen.

## Medizin der Wissenschaft

Der kurze Rückblick ins 18. und 19. Jahrhundert zeigt: Es sind die Wissenschaften, vorneweg die Naturwissenschaften, die die Medizin seit dem 19. Jahrhundert zunehmend prägen, ihre Sichtweise und Methodik bestimmen. Wissenschaft nun, so der *Brockhaus*, ist definiert als »das System des durch Forschung, Lehre und überlieferte Literatur gebildeten, geordneten und begründeten, für gesichert erachteten Wissens einer Zeit; auch die für seinen Erwerb typische methodisch-systematische Forschungs- und Erkenntnisarbeit sowie ihr organisatorisch-institutioneller Rahmen«[21].

Dies bedeutet: Auch die »Schulmedizin« strebt als System in Diagnose und Heilkunde Erkenntnisse an, die gesichert sind, objektiv und reproduzierbar. Eindeutige Ursache-Wirkungs-Zusammenhänge sollen ermittelt und zugewiesen werden – und dies wiederum erfordert ein lineares, ein kausal-analytisches Denken.
Was ist damit gemeint? Ein kleines Beispiel:

Stellen wir uns vor, dass die traditionelle Medizin Weidenrinde bei Schmerzzuständen einsetzte. Die moderne Wissenschaft fragt nun: Welcher Inhaltstoff ist für die schmerzlindernde Wirkung verantwortlich? Wie wirkt er? Wie muss er eingesetzt werden?

So wird im ersten Schritt der wirksamkeitsbestimmende Inhaltstoff der Weidenrinde isoliert – es ist das Salicin. Dieser Wirkstoff nun wird »chemisch nachgebaut«, wir kennen die entsprechende Substanz als Acetylsalicylsäure (ASS), die schmerzstillend, fiebersenkend, entzündungsmindernd und gerinnungshemmend wirkt, da sie – auch das ist mittlerweile erforscht – in Entzündungsvorgänge eingreift.

Das Ergebnis ist, dass wir nun statt eines Tees aus der Rinde, der zahlreiche Inhaltstoffe in ungenauer Dosierung enthält, mittlerweile ein chemisch-synthetisch hergestelltes Präparat mit einem einzigen, genau definierten und in der Menge standardisierten Inhaltstoff vor uns haben.

Noch etwas: Das »Zauberwort« der modernen Medizin ist »evidence-based medicine« oder evidenzbasierte Medizin. »Evidence« (engl.) bedeutet hier so viel wie »Aussage, Zeugnis, Beweis, Ergebnis, Unterlage, Beleg«. Mit einer evidenzbasierten Medizin ist damit eine »beweisgestützte« Medizin gemeint, so die Definition des Deutschen Netzwerkes für evidenzbasierte Medizin e.V., der »gewissenhafte, ausdrückliche und vernünftige Gebrauch der gegenwärtig besten externen, wissenschaftlichen Evidenz für Entscheidungen in der medizinischen Versorgung individueller Patienten«.[22]

## Klinische Forschung

Auch in der klinischen Forschung, der Forschung am Patienten, ist die Objektivierbarkeit ein wesentliches Ziel. Als »Goldstandard« der klinischen Forschung gilt zu diesem Zweck immer noch die randomisierte placebokontrollierte Doppelblindstudie. Was bedeutet dies? Man nimmt ein möglichst großes, möglichst einheitliches Patientenkollektiv und teilt dieses in zwei Gruppen ein. Die eine Gruppe erhält das zu prüfende Medikament bzw. die zu prüfende Therapie (lat. verum = wahr), die andere Gruppe ein Scheinpräparat, das dem zu prüfenden Medikament zwar täuschend ähnlich sieht, jedoch keinen Wirkstoff erhält. Es wird als »Placebo« bezeichnet (lat. placebo = ich gefalle). Über die Zugehörigkeit der Patienten zu den Gruppen entscheidet das Los (randomisiert = zufallsverteilt). Bei einer einfach verblindeten Studie befinden sich lediglich die Patienten im Unklaren, ob sie das tatsächliche Medikament oder aber das Placebopräparat erhalten, bei einer Doppelblindstudie wissen darüber hinaus auch die Ärzte nicht, welcher Patient welcher Gruppe zugeordnet ist. Dies weiß nur der Studienleiter. Das Ganze dient dazu, durch die Unkenntnis sowohl von Patienten wie von Ärzten eine willkürliche Beeinflussung der Studienergebnisse zu vermeiden.

Definiert werden nun Prüfgrößen, meist eine Hauptgröße und ein bis zwei Nebengrößen, um gezielt zu untersuchen, welchen Einfluss der zu prüfende Gegenstand – das Medikament, die Therapiemaßnahme – auf diese Parameter hat. Angenommen, man untersucht eine bestimmte Ernährungsänderung. Dann könnte man als Prüfparameter definieren, welchen Einfluss diese Ernährungsänderung auf die Blutfette hat, die Eisenwerte, den pH-Wert des Urins usw. Man sieht: Die Ergebnisse einer Studie werden von dem Prüfgegenstand beeinflusst, aber auch von der gewählten Prüfgröße, den Gruppengrößen der Probanden, der Auswahl der Probanden, der Dauer der Studie usw.

Der Statistiker Rainer Lüdtke schreibt dazu: »Bei der empirischen Untersuchung einer Fragestellung wird versucht, möglichst alle anderen Faktoren konstant zu halten. Dieses Vorgehen nennt man das Prinzip der ›isolierenden Variation‹: Der interessierende Faktor wird isoliert von den anderen Faktoren systematisch variiert. Im Fall einer Studie zur Wirksamkeit einer Behandlung kann dies dadurch geschehen, dass man zwei möglichst gleiche Gruppen von Patienten unter möglichst gleichen Rahmenbedingungen bildet. Die eine Gruppe bekommt dann die Behandlung, das sogenannte ›Verum‹, die andere eine Kontrollbehandlung, z. B. ein Placebo. [...] Eine solche Studie ist also ein Experiment, in dem ein Vorgang, der objektiv beobachtet und bewertet werden soll, absichtlich und planmäßig ausgelöst wird. Es sollte prinzipiell von jedem unter gleichen Bedingungen wiederholt werden können und dann zu gleichen Ergebnissen führen.«[23]

All dies soll deutlich machen: Die »Schulmedizin« bemüht sich in Diagnose, Befund und Therapie um objektive Ergebnisse, die sichtbar, nachvollziehbar und reproduzierbar sind. Sie sucht Standards in der Therapie, die übertragbar sind. Informationen, die möglichst unabhängig sind vom Einzelfall.

Es ist wichtig, sich dies zu verdeutlichen – für Studien im Bereich Schulmedizin, aber auch, wenn es in diesem Buch viele Seiten weiter um die Studien im Bereich Komplementärmedizin gehen wird.

### Wissenschaft und Praxis

Das wissenschaftliche und analytische Denken prägt das Weltbild der Schulmedizin in Forschung und Lehre maßgeblich und damit auch das Medizinstudium, die Art, wie Therapien entwickelt und geprüft werden.

In der praktischen Tätigkeit des einzelnen Arztes tritt die Wissenschaft, das wird immer wieder deutlich, durchaus in den Hintergrund. Treffend hat dies auch eine Teilnehmerin auf einem Expertensymposium formuliert: »Wissenschaft ist Wissenschaft – und Arzt-Sein heißt Heilen!« Jeder praktisch tätige Arzt weiß: Medizin ist auch eine Erfahrungswissenschaft. Zu so mancher Therapie gibt es nur kleine Studien. Und vieles – so eine Ärztin – »weiß man einfach aus Erfahrung«.

### ●● WARUM KRANK?

Der Medizinhistoriker Professor Norbert W. Paul schreibt: »Mit der Integration naturwissenschaftlicher Konzepte in die Medizin wurden ontologische Krankheitsbegriffe – ihnen lag eine metaphysische Sicht der Natur zugrunde – von analytisch-wissenschaftlichen Krankheitsbegriffen abgelöst.«[24]

Dies bedeutet, dass die Klassifizierung von Krankheit nunmehr davon bestimmt wurde, was man im Körper, im Gewebe als Abweichung der Norm, des als gesund definierten Zustandes, feststellen konnte. Die Arbeiten von Rudolf Virchow gelten hier, so Paul »als wesentlicher Beitrag zu dieser Neukonzeption der Medizin«[25], insbesondere seine Arbeiten zur Zellularpathologie. Diese besagen, dass »jede krankhafte Störung einen lokalen Anfang und einen anatomischen Sitz im Körper hat«[26] Was heißt das? Es heißt, dass sich Krankheit in der Zelle, im Gewebe selbst zeigt: die verengte, verkalkte Arterie bei der Arteriosklerose, der abgenutzte Knorpel bei einer Arthrose, das geschwollene, rote Gewebe bei einer Entzündung.

Nicht mehr die Macht der Götter, der böse Geist, die Körpersäfte sind es, die krank machen, sondern die Veränderung am Ort des Geschehens, die sich beobachten und nachweisen lässt.

Wie nun zeigt sich dieses Krankheitsverständnis im Medizinstudium? Der Medizinstudent lernt – Sie erinnern sich an Rudolf Virchow – Krankheiten über die Veränderungen des Körpers kennen, er lernt, wie der physiologische, der normale Zustand von Zellen und Geweben aussieht, welche Abweichungen es gibt, ab wann man von Krankheit spricht.

Zudem lernt er Krankheiten vor allem im Rahmen einzelner Fachdisziplinen kennen, die er im zweiten Studienabschnitt nach und nach durchläuft, Entscheidet er sich im Anschluss an sein Studium für eine Facharztausbildung, wird er sich auf die Diagnose und Therapie von Erkrankungen eines bestimmten Organbereiches spezialisieren. Auch dies ist interessant, da es von anderen Systemen deutlich abweicht.

Was aber lernt der Medizinstudent darüber, wie er zu einer Krankheitsursache vordringt, eine Diagnose stellt? 1970 erstmalig und mittlerweile in 10., überarbeiteter Auflage erschienen ist der Klassiker der medizinischen Literatur *Anamnese und Befund* von Jürgen Dahmer, in dem der Prozess der Diagnose etwa wie folgt beschrieben wird.[27] Nach ausführlichem Krankengespräch (Aufnahme der Krankengeschichte, Anamnese), in der Haupt- und Nebenbeschwerden geschildert und systematisch erfragt werden sollten, stellt der Arzt eine Verdachtsdiagnose. Durch die körperliche Untersuchung, deren Ergebnis durch technische Diagnostik (Röntgen, Labor usw.) überprüft wird, ergibt sich eine Arbeitsdiagnose. Diese wird nun noch einmal hinterfragt, indem die auftretenden Symptome auf andere Ursachen abgeklärt werden. Wenn andere Ursachen ausgeschlossen werden können, ergibt sich die endgültige Diagnose.

So sollte es, nach Dahmer, sein. Nicht ganz uninteressant in diesem Zusammenhang ist, dass Dahmer in der Anamnese, der Erhebung der Krankengeschichte, ermahnt, den Menschen als Ganzes im Blick zu behalten. So schreibt er: »Sie erfassen erst den ganzen Menschen, wenn Sie nicht nur z. B. auf die Schmerzen oder seine Gelenkdeformierungen eingehen, sondern zu klären suchen, wie sich seine Erkrankung auf seine mitmenschlichen Beziehungen (Familie, Beruf, Sport, Freundeskreis), seine wirtschaftlichen Verhältnisse, seine Gewohnheiten (Schlaf, Ernährung, Urlaub usw.) und damit auf sein allgemeines Wohlbefinden auswirkt. Wenn Ihnen das gelingt, wird es IHR Patient im eigentlichen Sinn.«[28] Ein eindrucksvolles Zitat, das – wie so viele Aussagen großer Ärzte – zeigt, dass ein guter Arzt, egal welcher Couleur und Ausrichtung, zugewandt und aufmerksam ist.

Eine besondere Bedeutung in der Diagnostik haben – dies weiß jeder aus eigener Erfahrung – die objektiven Befunde, all die Untersuchungen also, die die Verdachtsdiagnose des Arztes erhärten: das Röntgenbild, das Blutbild, der Urinstatus, die Aufnahmen aus Kernspin oder Ultraschall. Sie zeigen schwarz auf weiß, was im Körper nicht stimmt, und geben wichtige Hinweise für die endgültige Diagnose. Der Gelenkverschleiß bei einer Arthrose. Die degenerative Veränderung bestimmter Gehirnbereiche beim Morbus Parkinson. Die Entzündung der Darmschleimhaut bei Schmerzen und Durchfällen.

Angenommen, der Arzt hat nun eine Krankheit diagnostiziert. Was lernt er in der Standardliteratur über deren Ursachen? Ausgewählt habe ich Bücher, die jeder Arzt, jeder Medizinstudent kennt: zum einen das klinische Wörterbuch *Pschyrembel*[29], zum anderen verschiedene Lehrbücher der Inneren Medizin[30] und schließlich der hervorragende Band *Differentialdiagnostisches Denken*[31] von Gerhard Klumbies und Holger Sigusch, der Ursachen etwa folgendermaßen klassifiziert.

- Zunächst werden häufig **primäre** und **sekundäre** Ursachen unterschieden; dies bedeutet, ob eine Erkrankung für sich auftritt oder als Folge einer anderen Erkrankung.
- Einen wichtigen Stellenwert hat die Unterscheidung in **infektiöse** Erkrankungen und **nicht-infektiöse** Erkrankungen. So gibt es die durch *Helicobacter pylori* verursachte Gastritis (Magenschleimhautentzündung) oder beispielsweise die stressbedingte Gastritis. Ist ein Erreger, also z. B. ein Virus, Bakterium, Pilz oder Parasit, nachweisbar – und dies wird bei vielen Entzündungen und Erkrankungen als Erstes geklärt –, so ist die therapeutische Strategie, den Erreger zu vernichten oder zumindest seine Vermehrung zu verhindern.
- **Genetische** Erkrankungen (und genetisch bedingte Erkrankungsneigungen z. B. zu Bluthochdruck oder erhöhten Blutfettwerten) gelten als eigene Klasse von Erkrankungen.
- Ebenso **bösartige** Erkrankungen, d. h. Krebs in jeder Variation.
- Ansonsten werden, vereinfacht gesagt, **externe** und **interne** Faktoren unterschieden. Externe Faktoren wären die heiße Herdplatte bei einer Verbrennung, der abgerutschte Hammer, die alkoholinduzierten Kopfschmerzen, die durch Asbest verursachte Atemwegserkrankung.
- Interne Ursachen befinden sich im Körper, im betroffenen System selbst oder in einem anderen Organsystem. Bluthochdruck kann ohne klar erkennbare Ursache auftreten (dann handelt es sich um primären Bluthochdruck) oder aber durch eine Störung in der Niere bedingt sein (richtig, dann ist er sekundär).
- Eine weitere Kategorie sind die **psychisch** oder **vegetativ** bedingten Erkrankungen und Symptome. Das Vegetativum ist das unwillkürliche Nervensystem, das empfindlich auf Herausforderungen, Stress und äußere Nervenreize reagiert. Vegetative Beschwerden sind beispielsweise die Reizblase, bei der kein Erreger nachweisbar ist, Kreislaufstörungen, Schlafstörungen, nervöse Magenschmerzen.

**WIE HEILEN?**

Sie alle wissen, wie es ist, kleinen Kindern beizubringen, sich die Schuhe zu binden. Das dauert. Und manchmal muss es eben schnell gehen, dann übernimmt man den Job als Erwachsener und verschiebt die Erziehung und Anleitung zum Schleifebinden auf einen späteren Zeitpunkt.

Die Therapie der Schulmedizin in ihrer konventionellen Form lässt sich in gewisser Weise mit dem Schlagwort »Hilfe von außen« umreißen – im Gegensatz zu anderen Konzepten, die demgegenüber eher Hilfe zur Selbsthilfe leisten. Schulmedizin greift ein, reguliert und regelt, aufbauend auf all den Erkenntnissen, über die wir mittlerweile verfügen. Gibt es ein gesundheitliches Problem, so wird dieses schulmedizinisch nicht selten durch eine Maßnahme von außen gelöst oder behoben, wird im übertragenen Sinne die Schleife gebunden. Bei einer Hüftarthrose bietet sich letztlich die Möglichkeit, das Hüftgelenk zu ersetzen. In der Krebstherapie kommen Operation, Bestrahlung und Chemotherapie zum Einsatz. Eine Warze kann weggeätzt, vereist oder mit dem scharfen Löffel abgetragen werden. Gegen eine übermäßige Magensäureproduktion sind Säureblocker verfügbar. Sicher versuchen auch Schulmediziner, ihre Patienten zu motivieren – nicht selten sind es aber gerade die Patienten, die nach einem Arzneimittel verlangen.

Die beiden Hauptsäulen dieser »Hilfe von außen« sind heute die Chirurgie und die Arzneimitteltherapie. Das war früher in der Medizingeschichte nicht so, wie Sie in den nächsten Kapiteln sehen werden. Die großen Fortschritte in der Chirurgie und vor allem der Arzneimittelforschung haben jedoch dazu geführt, dass in den letzten zwei Jahrhunderten in der Schulmedizin diese beiden Strategien deutlich in den Vordergrund getreten sind.

Zur Chirurgie. Täglich werden in Deutschland 500 künstliche Hüftgelenke eingesetzt.[32] Verengte Herzkranzgefäße, d.h. die Blutgefäße, die das Herz selbst mit sauerstoffreichem Blut versorgen, werden durch einen kleinen Ballon geweitet, den die Ärzte durch ein Blutgefäß in der Leiste bis zum Herzen hochschieben und dort aufblasen. Mikroinvasive OP-Techniken gibt es, wie bereits beschrieben, auch in anderen Bereichen, operiert wird mit Hilfe von Sonden, Kameras, Bildschirmen. Plastische Chirurgie ermöglicht Menschen mit Gesichtsverletzungen, Verbrennungs- oder Kriegsopfern eine höhere Lebensqualität. Transplantationen, die erstmals in der zweiten Hälfte des 20. Jahrhunderts durchgeführt wurden, werden auf mehr und mehr Organe ausgedehnt.

Zweiter und besonders dicker Pfeiler der Therapie, gerade bei internistischen Erkrankungen, ist die Pharmakotherapie, sprich: die Arzneimitteltherapie. Derzeit gibt es in Deutschland 58 769 zugelassene Arzneimittel, von denen über 37 000 verschreibungspflichtig sind. Vereinfacht lassen sich unter diesen zigtausend Arzneimitteln vier Kategorien ausmachen, die zu verstehen wichtig ist, um die Therapiegrundsätze zu begreifen:

- Die erste Kategorie von Arzneimitteln geht **antiinfektiös** vor, richtet sich gegen Krankheitserreger. Das beste Beispiel sind Antibiotika, die auf verschiedene Art und Weise den Stoffwechsel von Bakterien beeinflussen und lahmlegen können. Andere Medikamente richten sich gegen andere Krankheitserreger, töten sie ab oder verlangsamen zumindest das Wachstum.

Während die eben genannten Arzneimittel quasi den Feind von außen angreifen, setzen die anderen drei Kategorien auf die ein oder andere Weise im Organismus selbst an:

- Die zweite Gruppe **substituiert** d.h. ersetzt fehlende körpereigene Stoffe. Sie führt immer dort, wo ein Stoff zu wenig oder gar nicht produziert wird bzw. wo er über die Maßen verbraucht wird, selbigen von außen zu. Das bekannteste Beispiel hier ist das Bauchspeicheldrüsenhormon Insulin, unerlässlich für den Zuckerstoffwechsel, lebensrettend für Diabetiker. Eisentabletten helfen bei Blutarmut, auch Vitamine gehören in gewisser Weise zu dieser Gruppe, denn sie kann der Körper selbst nicht bilden.
- Die dritte große Gruppe umfasst »**antagonistisch**« wirkende Arzneimittel, also solche, die eine der Krankheit entgegengesetzte Wirkung haben. »Antagonistisch« kommt aus dem Lateinischen und setzt sich aus den Begriffen »anti« und »agon« zusammen. »Anti« heißt »gegen« und »Agon« war der antike Wettkampf. Auf Deutsch bedeutet »antagonistisch« so viel wie »entgegengesetzt« oder vielleicht: »im Wettstreit, aber in die entgegengesetzte Richtung«. Was bedeutet dies in der Medizin? Einem krankhaften Zustand wird entgegengewirkt: Fieber wird künstlich gesenkt, zu niedriger Blutdruck wird künstlich erhöht, zu hoher Blutdruck künstlich gesenkt, bei Verstopfung wird abgeführt, bei Angstzuständen gibt es Beruhigungsmittel. Man kann dieses Grundprinzip der Medizin an den vielen Arzneimitteln, die mit dem Begriff »anti« anfangen, erkennen: Antazida gegen Magensäure, Antirheumatika gegen rheumatische Beschwerden, Antidiabetika gegen Diabetes, Antiphlogistika gegen Entzündungen usw.
- Die vierte Arzneimittelgruppe schließlich ist die pfiffigste: Sie greift von außen ein, **reguliert**, manipuliert, ahmt quasi körpereigene Vorgänge nach. Erstes Beispiel: die Pille, durch die die hormonelle Situation der Schwangerschaft simuliert wird. Ein anderes Beispiel: Cortison. Das ist ein menschliches Hormon aus der Nebennierenrinde (daher auch der Name Cortison, von cortex = die Rinde). Als Arzneimittel wirkt Cortison (in etwas anderer Form) entzündungshemmend und unterdrückt bestimmte Aktivitäten des Immunsystems. Daher wird es als Arzneimittel gerne bei Ekzemen, Neurodermitis, Gelenkentzündungen, bestimmten hormonellen Erkrankungen oder Erkrankungen des Immunsystems eingesetzt.

### Nachgedanke

Ich habe mich bemüht, Merkmale der »Schulmedizin«, wie sie die Medizin in weiten Teilen prägt, zu umreißen. Dazu gehören die wachsenden Erkenntnisse über den Menschen und seine Körpervorgänge im kranken wie im gesunden Zustand und die technischen Möglichkeiten, diese abzubilden; die Bedeutung der Wissenschaft für Lehre und Forschung, damit auch ein linear-analytisches Denken, das Bemühen um objektive Erkenntnisse, ein hoher Stellenwert des objektiven Befundes in der Diagnose und Studien in der Therapieforschung, die optimalerweise doppelblind, randomisiert und placebokontrolliert sind, Arzneimittel mit standardisierten, häufig chemisch-synthetisch hergestellten Inhaltsstoffen, deren Wirkungen auf ausgewählte und definierte Prüfparameter untersucht wurde. Daneben scheint mir auch die Spezialisierung der Ärzte auf Fachbereiche typisch für dieses System. Das Therapieprinzip habe ich vereinfacht als »Hilfe von außen« charakterisiert, durch gezielte Eingriffe in Körpervorgänge. Vor allem die Arzneimitteltherapie, dann auch die operativen Verfahren stehen in der Schulmedizin mittlerweile deutlich im Vordergrund der Therapie.

Historisch gesehen ist all dies in den traditionellen Systemen, die auf den folgenden Seiten erklärt werden, nicht enthalten. Die Schulmedizin als »wissenschaftliche Medizin« stellt ein neues medizinisches Weltbild dar und führte zu zahlreichen Innovationen. Nie würde ich selbst auf eine schulmedizinische Diagnose bei mir oder meinen Kindern verzichten und auf ausgewählte Therapiemethoden. Wo aber liegen die Schwachstellen dieses Systems? Der Segen der Schulmedizin – ihre Möglichkeiten, die schnelle Wirkung der Medikamente, die verbesserten Operationstechniken – ist gleichzeitig in gewisser Weise ihr größter Haken: Sie macht bequem. Sie ist verführerisch. Sie nimmt dem Patienten die Verantwortung für die Krankheit in gewisser Weise ab. Viele Ärzte beklagen die mangelnde Eigeninitiative ihrer Patienten, die »Konsumhaltung«, die fehlende Mitarbeit.

Zweitens: Die moderne Medizin weckt beim Patienten Hoffnungen, die nicht immer erfüllt werden. Viele chronische Krankheiten sind nicht heilbar. Herzinfarkt und Schlaganfall sind lebensgefährliche Komplikationen von Herz-Kreislauf-Erkrankungen, bei denen die Ärzte im Wettlauf gegen die Zeit trotz bestem Bemühen und verbesserter Versorgung vielen nicht mehr helfen können.

Professor Gustav Dobos, Vorreiter der Integrativen Medizin in Deutschland, weiß die Segnungen der Schulmedizin als ausgezeichnet ausgebildeter Mediziner mit zahlreichen Facharztbezeichnungen zu schätzen. Er weist jedoch darauf hin, dass wir es heute mit einem anderen Spektrum von Erkrankungen zu tun haben. Nicht mehr die Infektionskrankheiten, die die Medizin des 19. und 20. Jahrhunderts prägten und die vorrangig mit antiinfektiösen Arzneimitteltherapien zu behandeln waren, stehen heute im Vordergrund, sondern Allergien, funktionelle Beschwerden – bei ihnen kommt es zu subjektiven Beschwerden, der objektive Befund ist jedoch unauffällig (»Organisch ist bei Ihnen alles in Ordnung!«) –, außerdem chronische Erkrankungen und stressbedingte Erkrankungen. Dieses veränderte Krankheitsspektrum erfordert ein Umdenken in der Medizin und im Therapiekonzept, eine Integrative Medizin, die Schulmedizin, Komplementärmedizin und Lebensstilveränderung kombiniert.

Eine solche Intergration ist nicht neu. Vielen Ärzten, insbesondere Allgemeinmedizinern und Hausärzten, ist sie selbstverständlich. Lassen Sie mich in diesem Zusammenhang noch einmal auf die bereits erwähnten Interviews von Dr. Zarmina Penner eingehen. Sie interviewte zehn Ärzte und Ärztinnen unterschiedlicher Fachrichtungen aus Deutschland, Belgien, Österreich und den Niederlanden, die über eine langjährige Berufserfahrung verfügten. Dr. Penner kommt zu dem Ergebnis: »Alle Interviews belegen, dass reife und erfahrene Ärzte auf natürliche Weise »komplementär« (im Sinne der vorliegenden Arbeit [...]) denken. Sie unterschätzen z.B. nicht den Wert natürlicher Selbstheilungskräfte und der eigenen Erfahrung bzw. ihrer Intuition. Sie verstehen, dass der Arzt selbst ein Teil der heilenden Wirkung, ein Teil der Medizin ist. Sie lassen nicht-konventionelle Methoden im Rahmen der Behandlung als dankbare Ergänzung zu, solange sie keinen Schaden anrichten und sie als Ärzte weiterhin dafür die Verantwortung tragen können. Es scheint, als wäre eine offene Einstellung bzw. eine umfassende Wertschätzung und Würdigung unterschiedlicher Heilmethoden Ausdruck ärztlicher, handwerklicher und menschlicher Reife.«[33]

### ... und was ist jetzt Komplementärmedizin?

Was früher Alternativmedizin genannt wurde, heißt heute Komplementärmedizin, von complementum (lat.) - Ergänzung. Der neue Begriff soll zum Ausdruck bringen: Es geht um ein Miteinander, nicht um Konkurrenz oder Alternativen.

Gleichzeitig hat es die Komplementärmedizin nicht leicht, handelt es sich doch um einen Überbegriff, der quasi alles umfasst, was eben nicht zur Schulmedizin gehört. Die »National Institutes of Health« definieren komplementäre und alternative Heilmethoden (complementary and alternative methods, CAM) »als eine Gruppe diverser medizinischer und Gesundheits-Systeme sowie Praktiken und Produkte, die aktuell nicht als Bestandteil der konventionellen Medizin angesehen werden.« Unter diesen weit gefassten Begriff fällt eine ganze Menge von Therapien - von Pfefferminztee und Wechselduschen bis hin zu spirituellem Heilen oder Biofeedback-Techniken. Genau dies ist der Grund, warum in einer unüberschaubaren Zahl von Podiumsdiskussionen oder Talkshows permanent aneinander vorbeigeredet wird: weil der Eine die Wadenwickel meint, der Nächste die Homöopathie, der Dritte die Akupunktur, der Vierte die Geistheilung, der Fünfte Geschäftemacherei und Scharlatanerie. Wenn dann noch Fragen gestellt werden wie: »Was ist jetzt - ganz allgemein - besser?« kann man eigentlich nur noch den Fernseher ausschalten, weil genau vorprogrammiert ist, wie die Sendung weitergeht. Stets gibt es den überzeugten Schulmediziner, stets wird jemand in die

Runde geholt, der ein naturverbundenes Leben im Kneipp'schen Sinne repräsentiert, dann eine Patientin, die von einem spirituellen Heiler geheilt wurde, schließlich vielleicht noch ein echter Vertreter der Außenseitermedizin, d.h. derjenigen Bereiche aus der Komplementärmedizin, die extrem umstritten sind. Der Moderator freut sich, weil es zu den immergleichen hitzigen Debatten kommt, natürlich kann man sich nicht einigen, weil die Fragen viel zu allgemein sind und viel zu viel in einen Topf geworfen wird; die wirklich kompetenten Experten werden oft gar nicht erst eingeladen, der Zuschauer ist verwirrt.

Also, noch einmal: Komplementärmedizin ist ein Überbegriff, der all das umfasst, was die Schulmedizin nicht für sich beansprucht. Das sind heute Dutzende Verfahren, alte und bekannte, neue und gänzlich unbekannte, ein echtes Sammelsurium.

In diesem Sammelsurium nun kann man durchaus verschiedene Kategorien festlegen, hier vor allem:
- die klassischen Naturheilverfahren
- die erweiterten Naturheilverfahren
- die besonderen Therapierichtungen
- traditionelle chinesische Medizin und Ayurveda
- ... und den Rest

Zu den **klassischen Naturheilverfahren** gehören:
- Hydrotherapie (Wasseranwendungen)
- Bewegungstherapie
- Phytotherapie (Anwendungen von Heilkräutern)
- Ernährungstherapie
- Ordnungstherapie (gesunde Lebensführung)

Zu den **erweiterten Naturheilverfahren** gehören:
- Elektrotherapie
- Licht- und UV-Therapie
- Massage
- manuelle Therapie
- Krankengymnastik
- Entspannungsverfahren
- Atemtherapie

Zu den **besonderen Therapieverfahren** werden gezählt:
- die Homöopathie
- die anthroposophische Medizin

Die folgende Abbildung versucht dies zu verdeutlichen. Sie zeigt, wie schwierig es ist, die gesamte Komplementärmedizin pauschal zu beurteilen – und dass bei allen Diskussionen und Gesprächen über Komplementär- oder Alternativmedizin erst einmal geklärt werden muss, wer was darunter versteht.

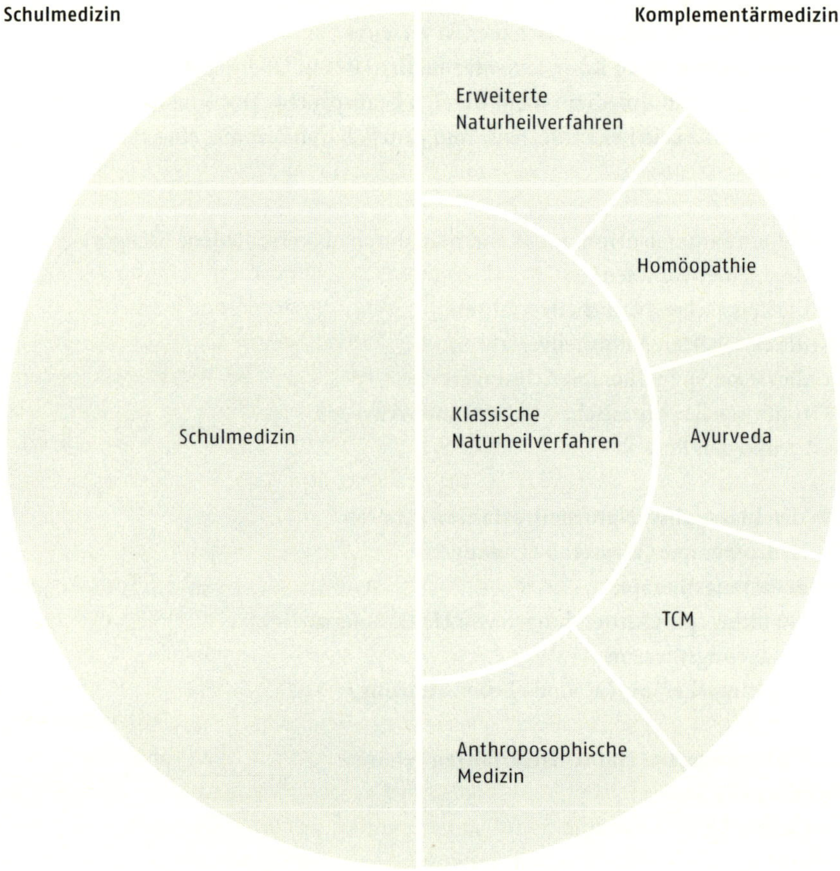

## Krankheiten und ihre Behandlung aus Sicht der Schulmedizin

Wie nun geht die Schulmedizin mit ganz konkreten Erkrankungen um, die jeder von uns kennt, denen er schon einmal begegnet ist? Wie erklärt sie die Ursache dieser Krankheiten, wie werden sie therapiert?

---

**Beispiel Schnupfen** Der Schnupfen ist die häufigste Infektionskrankheit. Nasentropfen zum Abschwellen der Schleimhaut zählen zu den am häufigsten verkauften Arzneimitteln.[34]

Ganz korrekt wird der Schnupfen als Rhinitis bezeichnet, von »rhin« (= die Nase) und der Endung »-itis« für Entzündung. Die Schulmedizin unterscheidet die akute und die chronische Rhinitis, die allergische Rhinitis, die Rhintis atrophicans, bei der sich in der Nasenschleimhaut grünliche und bräunliche Borken bilden, die Rhinitis hypertrophicans (Volumenzunahme der Schleimhaut), die Rhinitis medicamentosa und die trockene Rhinitis (Rhinitis sicca).

Ein normaler kleiner Alltagsschnupfen wird in der schulmedizinischen Literatur als infektiös bedingte Rhinitis beschrieben. Verursacht wird er von Viren, hier insbesondere von über 100 verschiedenen Arten von Rhinoviren. Die Übertragung dieser Viren erfolgt durch Tröpfcheninfektion – Anhusten, Anniesen – oder durch direkten Kontakt, beispielsweise das Händeschütteln.

Über den typischen Ablauf braucht man keine großen Worte zu verlieren, außer vielleicht, dass die Viren gerne den Weg frei machen für die nächste Kampftruppe, die Bakterien, die nun – bei entzündeter und angeschwollener Nasenschleimhaut, schlecht belüfteten Nasengängen und erschwertem Sekretabtransport – in den Nasennebenhöhlen geradezu paradiesische Bedingungen vorfinden.

Und wie sieht die Therapie aus gegen den Schnupfen? Schulmedizinisch wird hier weitgehend symptomatisch behandelt. Auf dem Markt sind zahlreiche Nasensprays mit abschwellender Wirkung auf die Nasenschleimhäute, um die Nase frei zu halten. Diese wirken übrigens häufig (wenn es sich um so genannte Sympathomimetika handelt) über das vegetative Nervensystem, indem sie die Wirkung des vegetativen Nervensystems auf einen Stressreiz nachahmen. Dadurch werden die Blutgefäße in der Nase zusammengezogen, die Nasenschleimhaut schwillt ab. Problematisch wird die Anwendung erst, wenn der Schnupfen partout nicht weichen will und die Nasentropfen quasi zur Alltagsroutine werden. Dann kann es zum Gewöhnungseffekt, außerdem zur Schädigung der Nasenschleimhaut kommen.

**Beispiel Rückenschmerzen** Wer Rückenschmerzen hat, wendet sich in der Regel an den Facharzt für Orthopädie. Dieser untersucht, röntgt oder ordnet sogar eine Kernspintomographie an, um die Ursache der Beschwerden zu klären – schließlich können Rückenschmerzen durch Verspannungen, rheumatische Erkrankungen, Osteoporose und vieles mehr verursacht sein. Möglicherweise sieht er auf dem Bild, dass eine Bandscheibe im Beschwerdebereich vorgewölbt ist (Protrusion) oder dass es bereits zu einem Bandscheibenvorfall (Prolaps) gekommen ist. Drückt die Bandscheibe nun auf einen der Nervenstränge in den Zwischenwirbellöchern, kommt es zu Irritationen, Schmerzen, Lähmungs- oder Ausfallerscheinungen. Die Schmerzen wiederum bewirken eine Schonhaltung des Körpers. Und das geht in der Regel mit schmerzhaften Muskelverspannungen einher.

Die konventionelle Therapie nun sieht folgendermaßen aus: Bereits in der Praxis gibt es bei Bedarf eine Spritze gegen die Schmerzen. Vielleicht zieht der Arzt die Gabe von muskelentspannenden Medikamenten (Muskelrelaxantien) oder, wenn erforderlich, entzündungshemmenden Mitteln in Betracht. Krankengymnastik (Physiotherapie) wird verordnet. Hier lernt man einige Übungen, die – solange die Schmerzen anhalten – auch bereitwillig durchgeführt, jedoch nicht selten wieder vergessen werden, wenn es dem Patienten wieder besser geht. Das kenne ich aus eigener Erfahrung.

In sehr schweren Fällen wird die Operation der Bandscheibe in Erwägung gezogen, mittlerweile gibt es hier minimal-invasive Therapien mit computergestützten Sonden, in denen sich Glasfaserkabel mit winzigen Zangen, Bohrern oder Fräsern befinden. Alternativ gibt es Laser, die überstehende Bandscheibenanteile einfach verdampfen.[35]

**Beispiel Krebs** Krebs ist eine Krankheit mit zahlreichen Formen und Verläufen. Ihnen allen gemeinsam ist, dass es die Körperzellen selbst sind, die kleinsten Einheiten unseres Organismus also, die Krebs entwickeln. Und zwar alle möglichen Körperzellen in jedem nur denkbaren Gewebe oder Organ – Krebs kann überall auftreten. Zweiter gemeinsamer Nenner: der Verlauf. Die betroffene Zelle verändert sich, man spricht von »Entartung«. Dies bedeutet auch: Die Zelle funktioniert nicht mehr richtig, sie hält sich nicht mehr an die Regeln der Zellteilung. Sie erfüllt ihre Funktion nicht mehr, wächst überschießend und unkontrolliert. Im Gegensatz zu gesunden Zellen ist sie fast »unsterblich«, teilt und teilt und teilt sich – auf Kosten des gesunden Gewebes, in das sie einwächst, durch das sie sich bis zu den Blut- und Lymphbahnen hindurchfrisst, um dann über diese Wege an anderen Orten im Körper Tochtergeschwulste (Metastasen) zu bilden. Ein weiterer Unterschied zur gesunden Zelle: Die Krebszelle ist etwas empfindlicher gegenüber Zellgiften. Das ist unser Glück.

Die konventionelle Krebstherapie basiert auf den drei Säulen Operation, Chemotherapie und Bestrahlung.

Mit Hilfe der Operation soll die Krebsgeschwulst entfernt werden, möglichst komplett. Schwierig wird dies beispielsweise, wenn der Tumor ungünstig liegt oder das Blut- und Lymphsystem befallen hat.

Bei der Chemotherapie werden chemische Substanzen eingesetzt, so genannte Zytostatika (zyto = Zelle, stase = Stillstand), um das Zellwachstum zu hemmen. Da es schwierig ist, die Wirkung der Stoffe auf den Tumor zu beschränken, leiden bei einer Chemotherapie insbesondere diejenigen Körperzellen, die schnell wachsen, z. B. Haare, Nägel und Schleimhäute. Außerdem wird die körpereigene Abwehr vorübergehend beeinträchtigt.

Zur Bestrahlung schließlich werden so genannte ionisierende Strahlen eingesetzt. Sie dienen dazu, die Tumorzellen auf Dauer zu schädigen, wirken jedoch auch auf normale Zellen ein – die sich allerdings vergleichsweise schneller erholen können.

Die konventionellen Krebstherapien können mit zahlreichen Nebenwirkungen wie Müdigkeit und Erschöpfung, Übelkeit und Erbrechen einhergehen. Um die Krebszellen zu zerstören, werden diese Nebenwirkungen aber in Kauf genommen. (Nein, ich will nicht warten, bis Sie noch 100 Seiten weiter gelesen haben: Die Komplementärmedizin kennt zahlreiche Strategien, diese Nebenwirkungen abzumildern. Ich selbst hatte die große Freude, mit Dr. Günther Spahn, Onkologe und Internist, einen kleinen Ratgeber über die Möglichkeiten zur Behandlung von *Nebenwirkungen einer Krebstherapie*[36], so der Titel, zu schreiben.)

# I.
# Geschichte der Medizin in Europa – Gründer und Querdenker

Das erste Kapitel zur »Schulmedizin« hat Sie mit einigen Überlegungen zu dem Konzept der modernen, wissenschaftlich orientierten Medizin vertraut gemacht.

Blicken wir jetzt zurück, zu den Anfängen der Medizingeschichte. Hier geht es weniger ordentlich zu. Böse Mächte machen krank, die Götter des Olymp, wenn sie schlecht gelaunt sind, oder die Säftemischung im Inneren des Körpers. Das Denken der vorwissenschaftlichen Systeme ist nicht linear, nicht systematisch, wie wir es von heute kennen, sondern bildlich, und es ist spirituell. Am besten wir fangen ganz vorne an, in prähistorischen Zeiten.

## Prähistorische Medizin

Die Medizin der prähistorischen Zeit wird als »vorrationale Medizin« bezeichnet. Hier herrscht die Vorstellung, dass übernatürliche Geister oder Dämonen Krankheiten auslösen – und sich ebenso zur Heilung bewegen lassen. Bereits zu dieser Zeit werden Heilpflanzen eingesetzt, beispielsweise als Auflage aus Blättern zur Wundheilung oder zur Schmerzlinderung. Besonders stark wirksame Pflanzen und Rauschdrogen wie der Kakteenwirkstoff Mescalin, aber auch Haschisch, Fliegenpilz oder schwarzes Bilsenkraut sind in rituelle Handlungen eines magischen Heilwesens eingebettet.

## Hochkulturen

In China, Indien, Persien, Babylonien und Ägypten entstehen Hochkulturen mit umfassenden Medizinsystemen oder Lehren der Heilkunde. Der Beginn der traditionellen chinesischen Medizin (TCM), um die es viele Seiten weiter in diesem Buch in einem eigenen Kapitel geht, wird in vielen Büchern auf ca. 2000, im *Pschyrembel* sogar auf 6000 v. Chr. zurückdatiert, der Beginn der Babylonischen Medizin auf 1500 v. Chr. Das ägyptische *Papyrus Ebers*, ein wichtiges Dokument der Medizingeschichte aus der Zeit um 1500 v. Chr., verweist auf noch ältere Quellen und enthält über 700 Rezeptvorschläge. Auch in den altindischen Veden, den heiligen Schriften der altindischen Religion, finden sich die Ursprünge einer außerordentlich reichen und differenzierten Heilkunde (1./2. Jahrtausend v. Chr.). All diese Lehren der Heilkunde sind große Konzepte; sie zeugen von Tiefe, Lebenskultur, umfangreichem Verständnis von Gesundheit, Krankheit und Heilung. Über die bloße Arzneimittelkunde gehen sie weit hinaus.

## Europa

In Europa, vor allem in Griechenland, herrscht derweil noch ein naives Weltbild, das auf der als selbstverständlich angenommenen Existenz der olympischen Götter beruht. Die Anfänge der europäischen Heilkunde werden dabei auf den ersten ärztlichen Bericht des Sängers und Dichters Homer zurückdatiert, der 800 v. Chr. in seinem Epos *Ilias* hervorhebt, dass der Arzt für die gesamte griechische Besatzung von großer Bedeutung war:

*Ein Arzt wiegt viele andere Männer auf.*[37]

Nach der Vorstellung der griechischen Antike sind Wohl und Wehe durch die Gunst der Götter bestimmt. Die Götter sind es, die über Krankheit und Gesundheit, Leben und Tod regieren – und dabei willkürlich und unberechenbar, kaltherzig und grausam sein können. So verhängt Zeus selbst das Urteil, dass Prometheus durch einen Adler Tag für Tag ein Stück seiner Leber herausgerissen wird, als Strafe dafür, dass er die Menschen geschaffen und vor allem ihn selbst, Zeus, getäuscht hat. 30 Jahre lang wird Prometheus gequält, bis Herakles ihn rettet.

Einer der »guten« Götter, die den Menschen wohl gesonnen sind und entsprechend um Heilung angerufen werden, ist Apoll. Wir kennen ihn als Gott des Frühlings, Gott der Künste, der Dichtung und Musik, als echte Lichtgestalt also.

Apoll ist nicht nur eine der großen olympischen Gottheiten, sondern auch der Vater des Heilgottes Asklepios. Und wie so oft in der griechischen Mythologie ist die Geschichte des Asklepios von Drama und großen Gefühlen geprägt: Apoll zeugt Asklepios mit der Sterblichen Koronis. Als diese, bereits schwanger, den Gott mit einem Sterblichen betrügt, erfährt Apoll von der Untreue durch seine Botin, eine (zu diesem Zeitpunkt noch) weiße Krähe. Apoll, der vor Eifersucht kocht, färbt zunächst die an sich unschuldige Krähe schwarz, dann schießt er Koronis nieder. Nachdem er sich wieder beruhigt hat, kann er das ungeborene Kind aus dem Leichnam retten und übergibt es dem heilkundigen Kentaur Cheiron – halb Pferd, halb Mensch –, der Asklepios in der Heilkunde unterweist. Asklepios wird kundig in Medizin, Chirurgie und Kräuterkunde, ein heldenhafter Krieger und untadeliger Arzt. Und damit fängt unsere Geschichte an.

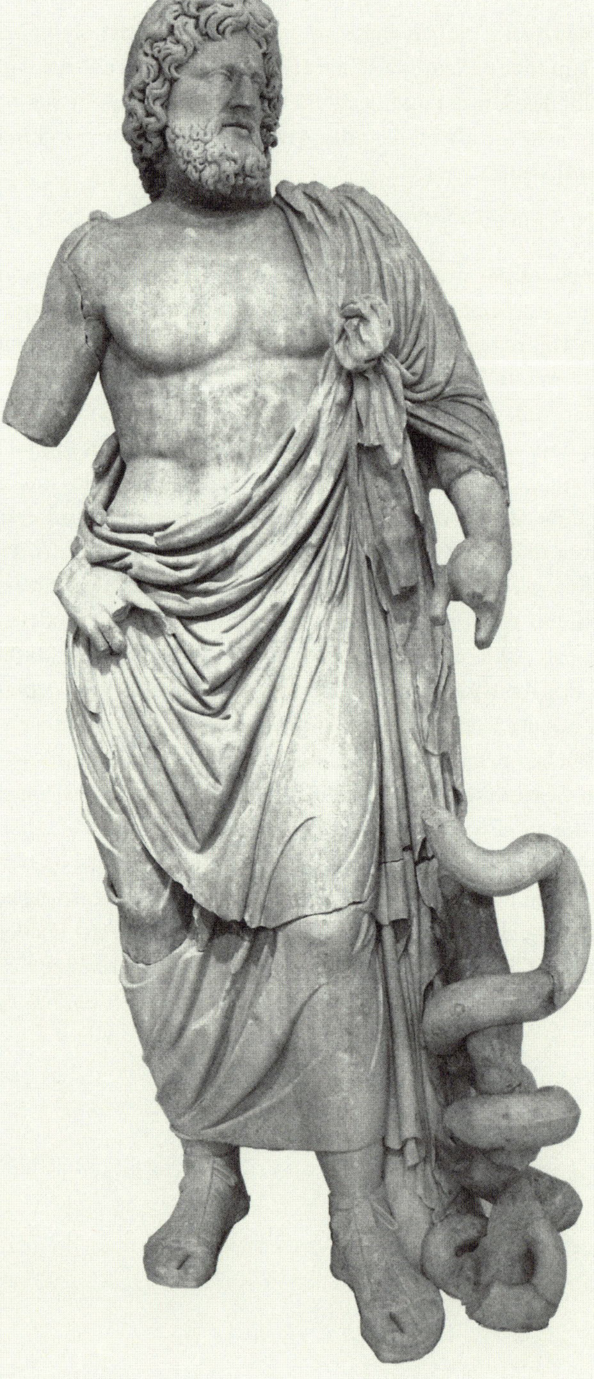

← Asklepios-Statue aus dem Asklepios-Tempel in Epidauros

# Die Macht der Götter – Heilung im Schlaf

## Der Heilgott Asklepios

Asklepios zu Ehren werden seit dem 6. Jahrhundert v. Chr. Tempel gebaut. In diesen Tempeln, so glaubte man, würde Asklepios die Kranken während eines heilsamen Schlafes gemeinsam mit seiner Tochter Hygiea heilen (woraus sich bereits andeutet, dass Hygiene nicht nur etwas mit Händewaschen zu tun hat).

Asklepios wird zumeist dargestellt mit einem Wanderstab, um den sich eine Schlange ringelt, auch heute noch das Symbol vieler Apotheken und Ärzte. Dieser so genannte Äskulapstab hat seinen Namen von der römischen Bezeichnung des griechischen Heilgottes »Aesculapius«, welche entstand, als man 293 v. Chr. unter Anrufung des griechischen Gottes eine hartnäckige Pest zu behandeln versuchte. Die Schlange übrigens ist Asklepios' wichtigste Begleiterin, oft spuckt sie ihr heilsames Gift in eine Schale.

Die Kultstätten des stets hilfreichen Heilgottes Asklepios verbreiten sich von der Ursprungsstätte Epidauros, das ca. 50 km von Athen entfernt liegt, über ganz Griechenland, die Inseln der Ägäis und diejenigen Küstengebiete Kleinasiens, die von Griechen besiedelt sind, sogar bis nach Rom, Portugal und Oberägypten. Viele der Tempel sind angeblich günstig gelegen: an einer heilkräftigen Quelle, einem der Gesundheit förderlichen Ort, oft von einem Hain umgeben. Untergebracht werden die Kranken, die häufig über weite Strecken zu den Tempeln pilgern, in Herbergen, die sich in der Nähe der Tempelanlagen befinden, denn Krankenhäuser gibt es noch nicht.

Asklepios, der sanfte und gütige Heilgott – er würde helfen, er würde den Kranken im Traum heilen oder ihm erscheinen und einen Hinweis zur Heilung geben, der dann von dem Priester gedeutet wird. Dieser Schlaf, auch als Heilschlaf oder Tempelschlaf bezeichnet, als »Inkubation«, steht im Mittelpunkt des Heilungsritus. Vollzogen wird er in speziellen »Inkubationskammern« im Tempel selbst, die mit Bildern von Asklepios ausgestattet sind.

Die Tempelanlage, so wird berichtet, besteht aus mehreren Ebenen. Über eine Freitreppe gelangen die Besucher zunächst auf die erste Ebene, wo sie sich rituellen Waschungen unterziehen, Massagen, Räucherungen. Die nächste Freitreppe führt sie zu einer Ebene, in der ein Opfer gebracht wird, eine Geldspende zu entrichten ist. Über die dritte Freitreppe schließlich gelangen die Besucher zu der höchsten

Terrasse, auf der sich Säulenhallen befinden, außerdem die Inkubationskammern. Hier hoffen die Kranken, ein »Traumorakel« zu erhalten, das am nächsten Tag von den Priestern gedeutet wird und aus dem sich eine Therapieempfehlung ableitet.[38]

Nicht selten ist die Therapie erfolgreich. Dankbare Patienten stellen ein Denkmal oder eine Tafel zu Ehren des Asklepios auf. Auf einer dieser Tafeln heißt es beispielsweise:

*Hermodikes von Lampsakos war am Körper gelähmt.*
*Im Schlafe wurde er vom Gott geheilt.*[39]

Heilung im Schlaf? Weisungen durch Träume? Tatsächlich, so schreiben Jutta Kollesch und Diethard Nickel in ihrem Buch über antike Medizin, sei »anzuerkennen, dass in der Tempelmedizin Heilerfolge zu verzeichnen waren, denn die Asklepios-Priester verfügten über einen Fundus solider medizinischer Kenntnisse, die empirisch gewonnen worden waren. Und bei gewissen Krankheiten hat sich darüber hinaus ohne Zweifel das psychologische Moment als ein die Heilung begünstigender Faktor ausgewirkt«.[40]

●● **WARUM KRANK?**

Wie bereits erwähnt, gingen die Menschen zur damaligen Zeit davon aus, dass die **Götter** über das Wohlbefinden der Sterblichen entschieden. Und die Götter, das wissen wir aus der Mythologie, waren nicht gerade zimperlich. So wie Zeus von wilden Begierden, Eifersuchtsattacken und cholerischen Anfällen gepackt wurde, so wie auch die anderen Götter miteinander umsprangen, so konnte es eben auch die Menschen treffen. Dass man selbst etwas damit zu tun hatte, dass man in gewisser Weise auch Kontrolle über das eigene Leben, den eigenen Gesundheitszustand hatte, war zu dieser Zeit noch ein fremder Gedanke.

○○ **WIE HEILEN?**

Die Hinweise auf die Heilungsrituale in den griechischen Asklepios-Tempeln muten, modern gesprochen, wie eine Mischung aus Schlafkur, Fasten und Urlaub im Kloster an. Hinzu kommen die Hoffnung auf einen Rat von höherer Stelle und der feste Glaube, dass einem geholfen wird. »Heilgott Asklepios, ich lege mein Schicksal in deine Hand und befolge, was du sagst!« – so etwa ist die Haltung desjenigen, der sich im Tempel niederlegt.

## Asklepios heute

Vor zweieinhalbtausend Jahren war der Asklepios-Kult gebräuchlich, längst wurde er durch andere Methoden der Heilung abgelöst. Aber heißt das gleichzeitig, dass seine Elemente in toto überholt sind? Wohl kaum. Erstaunlicherweise sind nämlich genau diese Elemente – Pilgern, Ruhe, Fasten, Baden, Schlafen, Entspannung – derzeit äußerst beliebt, wenn auch nicht als Teil der Medizin, so doch im Rahmen einer neuen Freizeit- und Wellness-Kultur. Das Buch *Ich bin dann mal weg* von Hape Kerkerling wurde in einem Jahr 59-mal neu aufgelegt, drei Millionen Mal verkauft und zählt damit zu den großen Bestsellern unserer Zeit. In dem Buch beschreibt Kerkeling seine Pilgerreise auf dem Jakobsweg, unternommen nach einer eigenen gesundheitlichen Krise. Das Buch, das von Aufbruch, Krisen, Grenzerfahrungen und den Strapazen der Tour berichtet, trifft den Nerv unserer Zeit. Hier heißt es: »Dieser Weg ist hart und wundervoll. Er ist eine Herausforderung und eine Einladung.
Er macht dich kaputt und leer. Restlos. Und er baut dich wieder auf. Gründlich. Er nimmt dir alle Kraft und gibt sie dir dreifach zurück. Du musst ihn alleine gehen, sonst gibt er seine Geheimnisse nicht preis.«[41]
Auch die Reinigungszeremonien, wie man sie sich in den Asklepios-Tempeln vorstellen kann, haben derzeit – wenn auch in kommerzieller Form – Hochkonjunktur, so z. B. in Wellness-Hotels mit ausgefeilter Badelandschaft. Altes wird abgelegt, Neues kann beginnen. Mit Wasser, Sauna, vielleicht sogar einem Honig-Milch-Bad, mit Fango und Thalasso.
Dieser Ansatz, als Element der Heilung eine Auszeit zu nehmen, leuchtet mir unmittelbar ein. Und zwar am besten, bevor es zum Zusammenbruch kommt. Ich selbst werde, wenn dieses Buch beendet ist, das mich Jahre beschäftigt hat, ebenfalls meinen Rucksack packen und in die Dolomiten fahren, um oben auf den Bergen die Energie wieder in die Beine zu lenken und den Geist zur Ruhe kommen zu lassen.
Ein wichtiges Element des Asklepios-Kultes war Fasten. Wer sich auf den Tempelschlaf vorbereitete, der fastete. Gar nicht dumm, sagen auch heute zahlreiche Naturheilkundler, die zur jährlichen Fastenkur raten. »Warum schickt Ihr Euer Auto einmal im Jahr zur Inspektion samt Ölwechsel, macht das Gleiche aber nicht mit Euch selbst?«, fragen sie, nicht ganz zu Unrecht.
Schließlich der Heilschlaf selbst. Schlaf ist auch heute ein mehr als aktuelles Thema. 25 % aller Deutschen leiden an Schlafstörungen. Sie können nicht einschlafen, nicht durchschlafen oder wachen unausgeschlafen auf. Eine wichtige Regenerationsquelle fehlt. Denn im Schlaf sinken Herzschlag und Blutdruck, die Atmung wird langsamer, die Nebenniere fährt die Produktion von Adrenalin herunter. Entspannung stellt sich ein. Während Herz und Kreislauf runterfahren, werden Dickdarm, Leber, Lunge und Nieren aktiviert – es kommt zu Ausschei-

dung und Entgiftung. Gleichzeitig wird das Hormonsystem aktiviert. Wachstumshormone werden ausgeschüttet, Hormone zur Regeneration unserer Zellen, außerdem Hormone zur Bildung von Immunzellen.

Dass all dies passieren kann, hat etwas mit dem vegetativen oder unwillkürlichen Nervensystem zu tun. Erlauben Sie mir einen kleinen Exkurs, denn für viele Beschwerden der heutigen Zeit ist das Verständnis des vegetativen Nervensystems unerlässlich. Das Nervensystem des Menschen besteht aus dem willkürlichen und dem unwillkürlichen (vegetativen oder autonomen) Nervensystem. Letzteres steuert alle Vorgänge im Körper, die unwillkürlich ablaufen: Atmung, Stoffwechsel, Verdauung, Herzschlag usw. Das vegetative Nervensystem besteht aus zwei Schenkeln: Der eine (Sympathikus) ist für »Action«, für schnelle Leistung, Reaktion, Flucht oder Angriff zuständig, der andere (Parasympathikus) für Erholung, Verdauung, Regeneration. Schlafen können wir nur, wenn der Sympathikus nicht voll aktiv ist, wenn wir nicht in Hab-Acht-Stellung sind, dass gleich ein Feind um die Ecke kommt. Schlafen können wir nur, wenn wir nicht gestresst sind, keine Informationen zu verarbeiten haben. So gesehen könnte man heute ganze Busladungen aus der Großstadt zu Schlafkuren fahren, in die Abgeschiedenheit der Natur. Wer dies von sich aus regelmäßig tut, ist weder ein Aussteiger noch selbstverliebt, sondern praktiziert aktive Gesundheitsfürsorge, sorgt für den Ausgleich, der uns im modernen Leben allzu schnell fehlt.

Zurück zu Asklepios. Die Schilderungen über die Reisen zum Asklepios-Tempel sind vor allem eines: Berichte von Menschen, die daran glaubten, dass dieser Besuch ihnen helfen würde, die an den Heilgott Asklepios glaubten und auf sein Wohlwollen hofften. Die sich ihm anvertrauten und ihr Leben in seine Hand legten. Aus komplementärmedizinischer Sicht ist der Glauben einer der wichtigsten Motoren im Heilungs- oder Krankheitsprozess. Herbert Benson, der Begründer des Mind/Body Medical Institute, schrieb bereits 1996 ein dickes Buch mit dem Titel *Heilung durch Glauben* bzw. *Timeless Healing*.[42] Benson ist überzeugt von der Existenz des Placebo-Effekts und betont seine Bedeutung. Er zitiert zahlreiche Studien, die belegen, welchen positiven Effekt der Glaube an neue Medikamente, der Glaube an Gott, Spiritualität und positives Denken haben, aber auch die destruktive Kraft schlechter Nachrichten oder Prognosen in der Medizin.[43] »Machen Sie Ihren Patienten Hoffnung!«, fordert er die Ärzte auf, »nutzen Sie das Vertrauen, dass der Patient auch an Sie und Ihre Kompetenz glaubt. Und stärken Sie das Vertrauen des Patienten in sich selbst und die Kraft seiner Gedanken«.

## Krankheiten und ihre Behandlung aus Sicht des Asklepios-Heilkultes

Nein, ich muss Sie enttäuschen: Quellen darüber, wie zu Zeiten des Asklepios-Kultes Schnupfen, Rückenschmerzen oder Krebs behandelt worden sind, habe ich nicht gefunden. Wir müssen also unsere Phantasie bemühen, uns vorstellen, wir befänden uns in der Zeit um 500 v. Chr. Noch herrschen die olympischen Götter. Selbst wenn also die kalten griechischen Nächte oder ein erstes Bad im Frühling im Meer für den Schnupfen verantwortlich gewesen sein mögen – nach dem Verständnis des Betroffenen ist es wohl eher ein göttlicher Streich gewesen, vielleicht von Neptun, dem Gott des Meeres. Die Rückenschmerzen kamen damals nicht wie heute von langen Tagen am Schreibtisch, sondern vielleicht von einseitiger körperlicher Arbeit, wurden jedoch als Willkür oder Strafe der Götter angesehen. Vielleicht hat Artemis, die Göttin der Jagd, einen Pfeil abgeschickt, so wie man auch heute von einem »Hexenschuss« spricht. Ähnlich werden die Überlegungen zum Thema Krebs gewesen sein.

Die Therapie bestand bei all diesen Krankheiten aus dem beschriebenen Ablauf der Regeneration und Reinigung, dann der Weisung im Schlaf und der Empfehlungen der Priester. Heute würde man die ersteren Maßnahmen als eine gezielte Entspannung, eine aktive Stimulation des Parasympathikus bezeichnen. Durchaus aktuell: Man weiß, dass anhaltende Stressbereitschaft nicht nur das Immunsystem belastet (Schnupfen), zur unwillkürlichen, unbewussten Anspannung der Muskeln führt (Rückenschmerzen), sondern auch zu Burn-out und Erschöpfung.

Herbert Benson, von dem bereits die Rede war, prägte bereits 1975 den Begriff der »Relaxation Response«, auf Deutsch: der Entspannungs-Antwort, die er als bewusste Alternative zur »Stress Response«, einer sympathikusbetonten Reaktion auf äußere Reize sah.[44] Entspannungsverfahren, Achtsamkeitsübungen, gezielte Stressreduktion bzw. Stressmanagement stellen heute Weiterentwicklungen dieser Tendenz dar. Sie sollen uns helfen, mit der Fülle an sensorischen Eindrücken, Informationen, Bildern, Geräuschen und vor allem Veränderungen fertig zu werden, ohne dass unser vegetatives Nervensystem ständig verrückt spielt. Was damals in den Asklepios-Heiltempeln praktiziert wurde, ist heute wesentliches Element der Heilkunde gerade bei allen stressbedingten Erkrankungen. Und das sind eine ganze Menge.

Die Weisung im Traum schließlich kann aus moderner Sicht als ein Hinweis des eigenen Unterbewusstseins betrachtet werden. Die Psychoanalytiker wissen, wie aussagekräftig diese Botschaften sein können. Auch in der Heilkunde spricht man heute gerne vom »inneren Arzt«, der inneren Instanz, die weiß, was für uns gut ist, der wir nur Gehör schenken müssen.

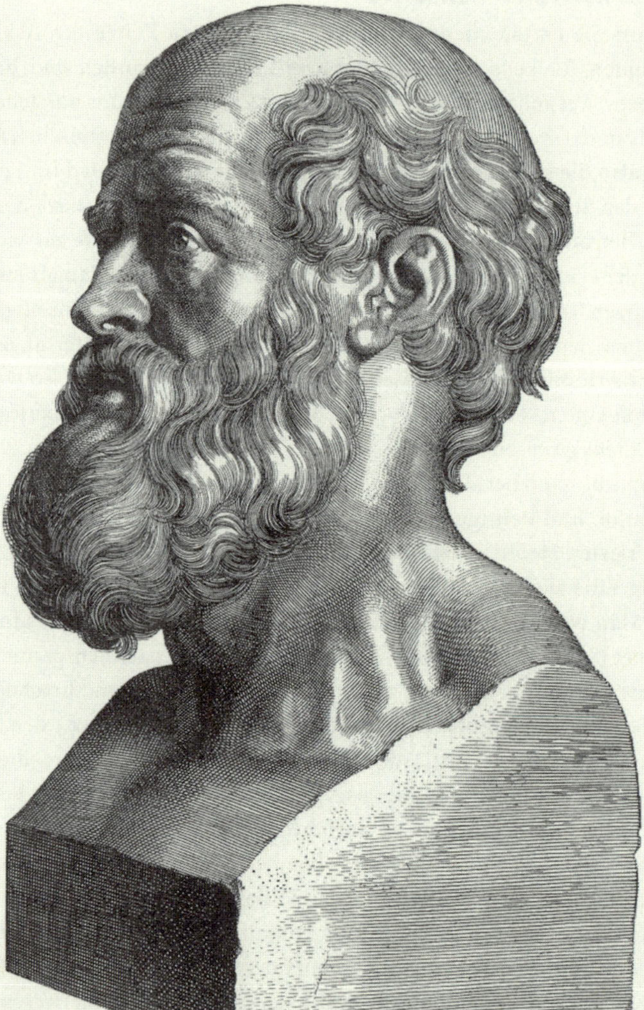

← Hippokrates, imaginäres Porträt
Peter Paul Rubens

# Hippokrates und die Diaita

*Diät (griech: diaita: Lebensweise): im hippokratischen Sinne die gesamte Lebensweise; im engeren Sinne Krankenernährung zu präventiven oder kurativen Zwecken.*

Pschyrembel Naturheilkunde und alternative Heilverfahren 2006

Auch wenn die Asklepios-Tempel noch lange fleißig frequentiert werden, vollzieht sich parallel zum Asklepios-Heilkult und beginnend um 500 v. Chr. in der gesamten Kultur Griechenlands eine gewaltige Veränderung: Die olympischen Götter werden vom Olymp gestürzt – und damit auch die Annahme gekippt, dass Krankheiten und Heilmittel gottgegeben seien. Und der Arzt? Seine Aufgabe ist es jetzt nicht mehr, die Götter milde zu stimmen, sondern dem Kranken beizustehen, ihn zu beobachten, zu untersuchen und zu befragen. Und ihm zu helfen.

Die olympischen Gottheiten weichen damit einem weltlichen Pragmatismus, der Wissenschaft und Philosophie den Weg ebnet. So sind auch Medizin und Philosophie zunächst noch eng miteinander verwoben.

## Naturphilosophische Medizin

Wenn es nicht die Götter sind, die die Erde erschaffen, wenn es nicht die Launen von Zeus sind, die über Wohl und Wehe auf Erden entscheiden, was ist es dann, fragen sich die ionischen Naturphilosophen der Zeit vom 7. bis 4. Jahrhundert v. Chr. Und sie fragen: Was ist der Urstoff des Lebens?

Die Antworten auf diese Frage sind vielfältig. Thales von Milet (um 624 bis 546 v. Chr.) sucht im Wasser den Ursprung allen Seins. Sein Freund und Schüler Anaximander (um 610 bis 547 v. Chr.) beschreibt als den Urstoff das so genannte Apeiron, eine für den Menschen nicht zugängliche Qualität. Aus besagtem Apeiron entstehen, so Anaximander, die Polaritäten feucht/trocken einerseits und kalt/warm andererseits. Diese Polarität prägt die antike Medizin. Denn die Begriffspaare kalt und heiß, trocken und feucht werden auch für die Beschreibung von Krankheiten und Heilmitteln eingesetzt.

Anaximenes, ein anderer Naturphilosoph, der ca. 585–526 v. Chr. lebt, hat wieder eine andere Idee, wie der Urstoff der Natur und des Lebens aussehen könnte: Er sieht in der Luft den Ursprung aller Dinge. Dabei wird zwischen dem Menschen und der ihn umgebenden Natur nicht unterschieden, zudem spricht er von der Physis als Kraft und biologischem Prinzip. Physis, so der Medizinhistoriker Professor Klemens Dieckhöfer später, »bedeutete damals Wachsen und Werden, Wandel und Gestaltetsein aller Dinge«.[45] Es gibt also die Vorstellung einer Kraft, die dafür sorgt, dass Knospen durch den Boden brechen, Kleinkinder sich am Tisch hochziehen und laufen lernen oder Wunden verheilen. Auch heute lernen Medizinstudenten etwas über »Physiologie«. Gemeint damit ist jedoch lediglich die Lehre der Körpervorgänge im gesunden Organismus. Einen eigenen oder neuen Namen für dieses Prinzip des Werdens gibt es in der konventionellen Medizin nicht, anders als in den Schriften beispielsweise von Samuel Hahnemann und Rudolf Steiner, um ein wenig vorzugreifen. So spricht Hahnemann von der »Lebenskraft« und definiert Krankheit in erster Linie als eine Störung eben dieser Lebenskraft. Rudolf Steiner prägt den Begriff des »Ätherleibs«, er meint damit die aufbauenden Kräfte, wie sie uns in der belebten Natur begegnen.

Zurück in die Antike. Pythagoras (ca. 570–520 v. Chr.) formuliert nicht nur den Satz des Pythagoras, den wir alle in der Schule lernen (Sie erinnern sich, es ging um rechtwinklige Dreiecke, in denen $a^2 + b^2 = c^2$ ist …). Nachdem seine Vorgänger den Urstoff in Elementen, in der Luft, dem Wasser, dem Feuer sahen, ist für ihn die Zahl der Urstoff, das formende Prinzip des Lebens. Pythagoras ist Philosoph und Arzt. Und so haben seine Überlegungen auch Auswirkungen auf die Medizin. Unter den Pythagoräern gilt der vollkommen gesunde, schöne, körperlich und geistig leistungsfähige Mensch als Verkörperung von Gleichklang und Harmonie, als vollkommen.

Von Natur jedoch, das wissen Pythagoras und seine Zeitgenossen sehr wohl, ist der Mensch weder vollkommen noch unbedingt auf Harmonie und Gesundheit aus. Sie wissen, dass, um das Ideal der Harmonie und Gesundheit zu erreichen, eine bewusste Disziplinierung und Regelung der Lebensführung notwendig ist. Diese Lebensführung – sie sollte als »Diaita« bezeichnet werden – stellt wiederum eine Möglichkeit dar, die naturphilosophischen Vorstellungen praktisch umzusetzen. Bei dieser Umsetzung allerdings sind die Pythagoräer mehr als streng mit sich: Sie treiben Gymnastik und versuchen, körperliche Begierden unter Kontrolle zu halten. Mit Heilmitteln sind sie zurückhaltend, erlaubt ist lediglich die Anwendung von Wärme und Kälte.

## Ärzteschulen

Dietrich Schwanitz vergleicht in seinem Werk *Bildung* die griechische Kultur, insbesondere die Situation in Athen, mit einem »permanent tagenden Debattierclub«.[46] Debattieren wird dabei verstanden als eine ganz besondere Gesinnung, einen »way of life«, eine innere Haltung, auf die man stolz ist.

Das öffentliche Gespräch, die Diskussionen und Dialoge, daneben aber auch Experimente und Beobachtung, Offenheit und Neugierde – das sind auch die Merkmale der neuen wissenschaftlichen Betrachtungsweise, die sich auf die Medizin auswirkt und die ersten drei »Ärzteschulen«, besser gesagt »Ärztekollektive«, im Mittelmeerraum prägt. Der wichtigste Arzt der Römer, Galen (200 n. Chr.), der im nächsten Kapitel vorgestellt wird, spricht hier von den »drei bewunderungswürdigen Chören wetteifernder Ärzte«[47]: den Schulen von Kroton, Knidos und Kos.

- Die älteste Schule ist die von *Kroton*, gegründet um 500 v. Chr. in Crotone (Italien). Berühmte Vertreter sind Alkmaion, der Gesundheit als Gleichgewicht, Krankheit als Ungleichgewicht bezeichnet und zudem wegen seiner Tiersektionen bekannt ist; des Weiteren Demokedes und Pythagoras, den Sie ja bereits kennen.
- Die Schule von *Knidos* (um 450 v. Chr.) gilt als Wiege der »Solidarpathologie«. Gemeint ist eine Lehre, nach der die Krankheiten ihren Sitz in den festen Teilen des Körpers haben. Später wird es, als Gegenentwurf dazu, die »Humoralpathologie« geben, beschrieben im nächsten Kapitel, die die Krankheitsursachen in den Körperflüssigkeiten vermutet.
- Die Schule von *Kos* schließlich (um 400 v. Chr.) befindet sich auf der gleichnamigen Insel direkt neben der Halbinsel Knidos. Hippokrates (ca. 460–370 v. Chr.) und Polybos, vermutlich sein Schwiegersohn, sind die herausragendsten Ärzte dieser Gruppe. Hippokrates gilt als »Vater der Heilkunde«. Aristoteles nannte ihn »den Großen«.

## Zur Person Hippokrates'

Hippokrates ist ein Mann, von dem wir kaum etwas wissen. Die historischen Fakten über seine Person sind mehr als dürftig. Dies rührt vor allem daher, dass die ersten Biographien und Bildnisse lange nach seinem Tod entstanden, zu einem Zeitpunkt also, als das Andenken an den großen Arzt zu legendenhaften Ausschmückungen seiner Vita führte. Einzig zeitgleiches Zeugnis sind Platons Schriften *Protagoras* und *Phaidros*, in denen Hippokrates als Zeitgenosse des Sokrates, als renommierter Mediziner und Dozent beschrieben wird. Auch wird er hier »der Asklepiade« genannt, Familienmitglied der Asklepiaden also, die ihren Ursprung auf den Heilgott Asklepios zurückführen und seit Generationen als Ärzte tätig sind.

Angeblich wird Hippokrates ca. 460 v. Chr. auf der Insel Kos geboren. Angeblich verlässt er Kos als junger Mann, kehrt dann wieder dorthin zurück und gründet, wie oben beschrieben, ein Ärztekollektiv, die »Ärzteschule« von Kos. Später jedoch verlässt Hippokrates Kos wieder und stirbt in Larissa ca. 370 v. Chr.

Ebenso unsicher wie die Lebensdaten ist die Frage nach Hippokrates Aussehen. Die eindrucksvollen Abbilder Hippokrates' entsprechen weniger der Realität als dem Bild, das man sich damals von ihm machte.

## Werk

So dürftig die historische Gestalt des Hippokrates bleibt, so üppig ist das *Corpus Hippocraticum*. Es umfasst rund 60 Bücher und ist wohl zum Großteil in der zweiten Hälfte des 5. und im 4. Jahrhundert v. Chr. entstanden. Eine Reihe von Aufsätzen wird als »echte Hippokratika« Hippokrates zugeschrieben, andere Texte werden anderen Autoren zugeordnet, bei vielen Texten ist der Ursprung unklar.

Auch wenn viele historische Fragen nicht beantwortet sind und möglicherweise nie beantwortet werden können – Hippokrates steht für eine Epoche des geistigen und sozialen Umbruchs, für eine Zeit, in der die Medizin ihre eigene Sprache und Methodik entwickelt. Das *Corpus Hippocraticum*, das über Jahrhunderte uneingeschränkte Autorität als medizinisches Standardwerk besitzt, bezeugt die Geburt der Medizin als eigenständige wissenschaftliche Disziplin. Erstmalig wird das Wissen notiert und aufgeschrieben, so dass sich damit auch die Möglichkeit ergibt, es lehrbar zu machen. Im Gegensatz zur Medizin des Asklepios-Kultes werden Gesundheit und Krankheit hier nicht mehr durch Götter oder andere übernatürliche Phänomene verursacht. Nein, ab jetzt gilt: Gesundheit und Krankheit lassen sich durch Beobachtung, durch logisches Nachdenken über die Gesetze der Natur erklären.

Bezeichnend für die präzise Beobachtung sind die Krankengeschichten des Hippokrates. Ein Beispiel dafür:

*Silenos wohnte auf dem Flachlande […]. Infolge von körperlichen Anstrengungen, Zechgelagen und unzeitigen Leibesübungen bekam er Fieber. Zuerst hatte er Beschwerden an der Hüfte und Schwere des Kopfes und Spannungsgefühl im Nacken. Am ersten Tage gingen aus dem Unterleib gallertartige, ungemischte, schaumartige dunkle Mengen ab. Urin schwarz, mit schwärzlichem Bodensatz. – Durstig. Zunge trocken, nachts keinen Augenblick Schlaf. Am zweiten Tag hohes Fieber, mehr Stuhl, dünner, mit Schaum vermischt. Urin schwarz. Die Nacht sehr schlecht. Leichtes Phantasieren. Am dritten Tag allgemeine Verschlechterung. Spannung der Weichen auf beiden Seiten bis zum Nabel hin, etwas locker. Dünner Stuhl, schwarz. Urin trübe, schwärzlich.*[48]

## Eid und Aphorismen

Hippokrates und seine Kollegen sind kluge, bedachte Männer. Sie denken nicht nur über die Behandlung von Kranken nach, sondern auch über die ärztliche Ethik. Die damaligen Verhältnisse scheinen diesbezüglich recht wüst gewesen zu sein.

Der berühmte »Eid des Hippokrates« ist das älteste Dokument ärztlicher Ethik. Sein Ursprung ist nicht ganz sicher. Dennoch entspricht der Eid vielen von Hippokrates formulierten Auffassungen und erhielt unter seinem Namen Allgemeingültigkeit. Sein erster Absatz lautet:

*Ärztliche Verordnungen werde ich treffen zum Nutzen der Kranken*
*nach meiner Fähigkeit und meinem Urteil, hüten aber werde ich mich*
*davor, sie zum Schaden und in unrechter Weise anzuwenden.*[49]

Hippokrates selbst schreibt im ersten seiner Aphorismen:

*Ars longa, vita brevis.*
*Kairos onyx.*
*Experimentia fallax.*
*Judicium difficile!*[50]

Übersetzt bedeutet dies: »Die Kunst ist lang, das Leben kurz. Der richtige Augenblick ist flüchtig. Der Versuch [das Experiment] trügerisch, die Entscheidung schwierig.« Was meint Hippokrates damit? Vielleicht etwa dies: Es gibt viel zu lernen in der Medizin, so viel, dass man all dies in einem einzigen Leben gar nicht schaffen kann. Es kommt darauf an, im richtigen Moment das Richtige zu tun. Auch die Erkenntnisse aus der Forschung und Wissenschaft (experimentia) können nicht ohne Weiteres auf die Praxis übertragen werden, sie müssen interpretiert werden. Schließlich müssen Entscheidungen getroffen werden, darüber, was zu tun ist und wie die Therapie auszusehen hat. Auch dies ist nicht immer leicht.

Dazu der Direktor des Instituts für Medizin- und Wissenschaftsgeschichte der Universität zu Lübeck und Vorsitzende des Klinischen Ethikkomitees Prof. Dietrich von Engelhardt in einem Vortrag: »› Der Versuch ist trügerisch ‹ – experientia fallax. Das möchte ich meinen Studenten auch immer wieder klarmachen. Wir sprechen von evidenzbasierter Medizin, müssen die statistischen Ergebnisse aber auf den einzelnen Kranken anwenden, müssen sie interpretieren. […] Der vierte Satz zieht die Summe: › Die Entscheidung ist schwer – judicium difficle ‹. Die Therapie muss begonnen werden oder unterlassen bleiben, eine Entscheidung muss fallen. Diese Sätze der Antike gelten für die Medizin heute wie damals. Die Notfallmedizin kann nicht vor Ort die Diagnostik in allen Bereichen durchführen, sondern muss therapeutisch beginnen, ohne alles abgesichert zu haben […] Man muss ja handeln, etwas tun, eine Entscheidung fällen. Ich bin voller Bewunderung für Hippokrates, so viel in seiner Zeit schon begriffen zu haben.«[51]

Im Übrigen, nicht ganz uninteressant, geht der Text des Aphorismus wie folgt weiter:

*Der Arzt muss nicht nur selbst bereit sein, das Erforderliche zu tun,
sondern auch der Kranke, seine Umgebung und die äußeren Umstände
müssen dazu beitragen.*[52]

●● **WARUM KRANK?**

War noch bei Homer die Krankheit durch Götter verursacht und durch Götter heilbar, so verlagert sich die Verantwortung für Krankheit und Heilung mit der hippokratischen Medizin auf die Menschen. Nun sind sie es, die die eigene Gesundheit gefährden, beispielsweise durch Völlerei, Faulheit oder Exzesse.

○○ **WIE HEILEN?**

Vice versa kann der Mensch einen Beitrag zur Gesundheit leisten. Gesundheit ist – so die Überzeugung der antiken Medizin – auch eine Frage von Mäßigung, Weisheit, kurz: von vernünftiger Selbstkontrolle. Man kann etwas tun für die eigene Gesundheit, durch maßvolles Essen, maßvolles Trinken, maßvolle Sexualität und durch Bewegung.

Die Medizin der Antike, wie sie von Hippokrates mitbegründet wurde, ruht in der Therapie auf drei Säulen:

- die Diaita oder Diätetik, die (Neu-)Regelung der gesamten Lebensführung zur Vorbeugung oder auch als Bestandteil der Therapie
- die Materia medica oder Pharmakologie als Arzneimittellehre und
- die Chirurgie als die Kunst der operativen Behandlung

Was nun die Reihenfolge dieser drei Therapiemethoden angeht, so sind Hippokrates und seine Kollegen offensichtlich weitaus strenger als die heutigen Ärzte. Sie schonen die Patienten nicht.

*Erst das Gespräch,
dann die Pflanze,
dann das Messer.*[53]

fordert Hippokrates. Entsprechend stellt die Diätetik, die Änderung der Lebensweise, in der Medizin der Antike die erste und zunächst einzige Maßnahme der Therapie dar. Diätetische Vorschriften im umfassenden Sinne sind – ganz eindeutig – die bevorzugte Behandlungsstrategie der griechischen Ärzte.

Erst wenn der Kranke die »diätetischen Empfehlungen« (heute würde man von Empfehlungen zur Lebensstilmodifikation sprechen) – umgesetzt hat, sie jedoch keinen Fortschritt bringen, werden nun, im nächsten Schritt, Arzneimittel verordnet.

Hilft auch dies nicht, führt also auch der Mix aus Lebensstiländerung und Medikation nicht zu einer Besserung des Befindens, dann – aber erst dann – tritt der dritte Bereich der antiken Medizin, die Chirurgie, in Kraft.

## Diaita

Bedeutsame Schriften des *Corpus Hippocraticum* befassen sich mit der Diaita, der Regelung der Lebensweise. Diese Regelung der Lebensordnung, so die Überzeugung der antiken Ärzte, ergibt sich nicht von alleine, nicht aufgrund der Natur des Menschen. Im Gegenteil: die Diaita, die Kunst der rechten Lebensführung, muss vom Menschen erlernt und geübt werden wie das tägliche Zähneputzen. Sie muss zur Gewohnheit gemacht werden, und zwar von Kindesbeinen an.

Den alten Griechen, später auch den Römern, war offensichtlich klar, dass uns die Diaita nicht in die Wiege gelegt wird. So sinnierte selbst Cicero (106–43 v. Chr.), der römische Anwalt, Redner, Politiker und Philosoph:

*Unsere Pflicht ist es, meine jungen Freunde, dem Alter zu widerstehen;*
*seine Fehler wachsam und sorgfältig auszugleichen; es zu bekämpfen,*
*wie wir eine Krankheit bekämpfen würden; uns einer gesunden*
*Lebensweise zu befleißigen; mit Maßen Sport zu treiben; und gerade*
*genug zu essen und zu trinken, um unsere Kräfte wiederherzustellen und*
*nicht zu überlasten.*[54]

Auch Seneca, römischer Philosoph, Staatsmann und Schriftsteller, sieht die Gesundheitspflege als Pflicht an, die menschlichen Laster dagegen als kleine, aber heilbare Schwächen:

*An heilbaren Schwächen kranken wir,*
*und die Natur selbst hilft uns,*
*die wir zum Rechten geboren sind,*
*wenn wir uns bessern lassen wollen.*[55]

Einige Jahre zuvor hat sich Hippokrates ähnlich geäußert:

*Man muss sich selbst aufraffen,*
*wenn man die Götter anruft.*[56]

Die antiken Ärzte, Staatsmänner und Philosophen wussten: Von nichts kommt nichts. Von alleine ist der Mensch schwach. Ein Wesen, das es sich gerne bequem macht, damals auf der Liege, mit gebratenen Hühnern, Tauben und Met, heute auf der Couch, mit Schokoriegeln oder Chipstüte, Bierchen, Rotwein oder Eierlikör, je nach Alter; das zwar monatlich einen Beitrag fürs Fitnessstudio vom Konto abbuchen lässt, aber dennoch immer wieder neue Erklärungen findet, warum es gerade heute schlecht passt.

| Die antike Kunst der rechten Lebensführung | | | | | |
|---|---|---|---|---|---|
| Der geordnete Umgang | Der maßvolle Gebrauch | Der Rhythmus | Der Wechsel | Das Gleichgewicht | Die Beherrschung |
| mit Licht Luft Wasser Wärme | von Speise und Trank | von Bewegung und Ruhe, Arbeit und Freizeit | von Schlafen und Wachen | bei Ausscheidungen und Absonderungen | der Gemütsbewegungen. Seelischer Gleichmut |

Die antike Diaita

Aber es gibt Hoffnung für all jene, deren Geist willig und deren Fleisch schwach ist, das weiß auch Seneca, wenn er schreibt: Wenn wir uns bessern lassen wollen, dann hilft uns die Natur. Dann hilft uns auch der Arzt, der uns zu den Gesetzen der Natur zurückführt.

Wer nun willig ist, wer sich bessern lassen will, für den gibt es klare Vorgaben. Die antike Diaita, wie sie später von Galen weiterentwickelt wird, unterscheidet zunächst drei Bereiche[57]:

- die res naturales, die »natürlichen Dinge«, womit die Gegebenheiten der Natur gemeint sind, der Physiologie unseres Körpers wie auch der Umwelt, die nach Gesundheit streben;
- die res contra naturam, die »Dinge gegen die Natur«, die Krankheitsursachen in jeder Form darstellen: Gifte, Krankheitskeime, Gewalt und »säfteverderbende Materie«;
- der Mensch nun kann mit seiner Lebensführung einen gewissen Schutz des gesunden Körpers vor den krank machenden Faktoren aufbauen.

Diese Lebensführung, als »res non-naturales« bezeichnet, ist in sechs Bereiche untergliedert. »Res non-naturales«, dies drückt aus: Die gesunde Lebensführung ist nach antikem Verständnis nicht der menschlichen Natur eigen. Dabei handelt es sich um:

- den geordneten Umgang mit Licht, Luft, Wasser, Wärme,
- den maßvollen Gebrauch von Speise und Trank,
- den Rhythmus von Bewegung und Ruhe sowie Arbeit und Freizeit,
- den Wechsel von Schlafen und Wachen,
- das Gleichgewicht bei Ausscheidungen und Absonderungen,
- die Beherrschung der Gemütsbewegungen und seelischer Gleichmut.

Diese Ordnung einzuhalten ist die Forderung der Diaita. Da sie dem Menschen nicht in die Wiege gelegt ist, also keine naturgegebene Anlage darstellt, ist sie ein Element der Kultur, der Gesellschaft. Die griechische Kultur stellt für diese Diaita Ressourcen zur Verfügung: Zeit, Geld, öffentliche Sportanlagen, Bäder usw.

Wie nun ein solch gesunder Alltag aussehen konnte, beschreibt Diokles von Karystos, ein Schüler Hippokrates', in seinem Text Die gesunde Lebensweise:

*Es ist zweckmäßig, dass der junge Mann und der Mann im besten Alter kurz vor Sonnenaufgang ungefähr zehn, im Sommer ungefähr fünf Stadien läuft.*

Ein Stadion, das nur nebenbei, sind 180 m.

*Nach dem Erwachen soll man nicht sofort aufstehen, sondern liegen bleiben, bis die durch den Schlaf verursachte Unbeweglichkeit und Trägheit nachlässt. Es ist angebracht, nach dem Aufstehen gegen die von den Kopfkissen herrührenden Verspannungen des Halses den Hals und den Kopf richtig und in angenehmer Weise zu massieren. Danach ist es recht gut [möglichst nach dem Entleeren des Darmes] den ganzen Körper mit wenig Öl einzureiben, im Sommer unter Beimischung von Wasser, im Winter so, wie es ist, eine ziemlich lange Zeit, leicht und gleichmäßig, indem man grundsätzlich alle Körperteile, bei denen es möglich ist, häufig streckt und beugt; denn so dürfte man wohl für die Gesundheit und auf jede Belastung besser eingerichtet sein. Danach spüle man das Gesicht und die Augen mit kaltem, sauberem Wasser und wasche sie jeden Tag mit sauberen Händen, das Zahnfleisch und die Zähne reibe man entweder so mit den Fingern selbst oder mit glattgeriebenem Polei [eine Minzeart] ab, sowohl innen als auch außen, und man entferne, was sich von den Speisen an ihnen festgesetzt hat, die Nase und die Ohren salbe und reibe man beide innen ein, am besten mit angenehm duftender Salbe, anderenfalls mit möglichst reinem und wohlriechendem Öl, und zwar salbe man sie innen und außen mit den flachen Händen.*[58]

So viel allein zur Morgentoilette. Nun geht man eine Runde spazieren, frühstückt, widmet sich seinen beruflichen Angelegenheiten. Daran schließt sich die sportliche Betätigung an, eine Massage, ein zweites Frühstück, eine Ruhephase. Dann wieder ein wenig Arbeit, ein weiterer Spaziergang. Und ab geht es zur Übungsstätte, zur Gymnastik. Die Jüngeren trainieren, reiben sich danach mit Sand ab und baden kalt. Die Älteren reiben sich ebenfalls mit Sand ab, lassen sich massieren, baden warm. Dann kommt die Hauptmahlzeit, die man mit leerem Magen und »unverdauten Rückständen der zuvor genossenen Speisen« einnimmt. Was gegessen wird, das hängt von der Konstitution und von der Jahreszeit ab.

Ein derartiger Tagesablauf stellte in der Antike offenbar das Optimum dar. Hört sich gut an. Aber auch ziemlich anders, als wir heute leben, oder?

**Diaita heute**

Die antike Diaita stellt nach modernem komplementärmedizinischem Verständnis eine Ordnungstherapie dar, die Ordnung ins Leben bringt und damit Krankheiten vorbeugt, außerdem im Krankheitsfall die Heilung unterstützt. Der geordnete Umgang mit der Natur, der maßvolle Gebrauch von Speise und Trank, der Rhythmus von Bewegung und Ruhe, Arbeit und Freizeit, der Wechsel von Schlafen und Wachen, das Gleichgewicht bei Ausscheidungen und Absonderungen und die Beherrschung der Gemütsbewegungen können auch heute noch als Säulen der Gesundheit gelten.

Derartige Ansätze einer Gesundheitskultur gibt es in allen großen Lehren der Heilkunde. Im europäischen Kulturraum finden wir sie bei Sebastian Kneipp wieder – aber auch heute, in modernem Gewand. So hat Professor Gustav Dobos (einziger Lehrstuhlinhaber für Naturheilkunde und Integrative Medizin in Deutschland und Chefarzt der Abteilung Innere Medizin, Naturheilkunde und Integrative Medizin, Kliniken Essen-Mitte) in Zusammenarbeit mit seiner leitenden Ordnungstherapeutin Dr. Anna Paul einen ordnungstherapeutischen Ansatz entwickelt und etabliert, der mit großem Erfolg am Knappschaftskrankenhaus Essen in der von ihm geleiteten Klinik für Naturheilkunde und Integrativer Medizin umgesetzt wird. Verbunden werden dabei u. a. Elemente der naturheilkundlichen Ordnungstherapie – gesunde Ernährung und Bewegung – mit Elementen der europäischen Naturheilkunde und der in den USA etablierten Mind-Body-Medizin (siehe auch S. 213). Diese naturheilkundliche Ordnungstherapie umfasst die intensive Anwendung von verschiedensten Entspannungsverfahren und Stress-Reduktionstechniken, aber auch weiterführende Maßnahmen, die einem helfen, Verantwortung für das eigene Leben zu übernehmen, den Lebensstil zu verändern und zu strukturieren und auf die Anforderungen von außen kreativ und dynamisch reagieren zu können. Auch andere Ärzte mahnen schon lange, den Patienten mehr in die Pflicht zu neh-

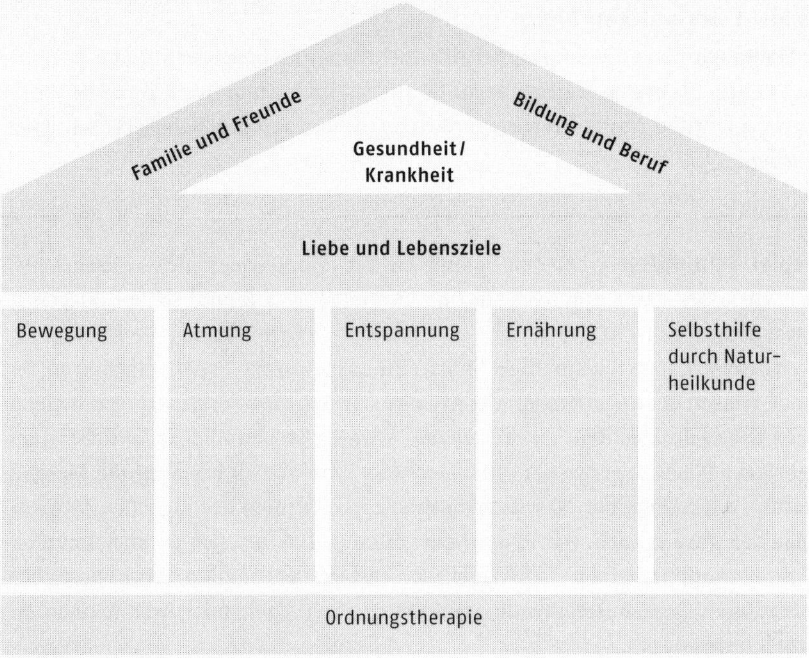


»Der Tempel der Gesundheit« (Paul/Dobos)

men, als dies heute vielfach üblich ist. Unter dem Titel »Hippokrates würde sich im Grabe umdrehen ...« schrieb Privatdozent Dr. Horst Krüger bereits 1993: »Wie will der Arzt aber heilen, wenn er die Sünden des Kranken wider die Natur toleriert? Denn es ist nicht der Arzt, der heilt, sondern die Natur, so sagt uns Hippokrates in aller Deutlichkeit. Wenn man zulässt, dass der Kranke weiter gegen die Naturgesetze verstößt, wenn man ihm weiter erlaubt, den ganzen Unrat der Zivilisation in sich hinein zu schlauchen, wenn er von schädlichen Genüssen nicht lassen will, dann müssen wir so ehrlich sein, den Heilauftrag wegen Undurchführbarkeit abzuweisen und die Behandlung niederlegen.«[59]

## Krankheiten und ihre Behandlung aus Sicht der antiken Diaita

Die Diaita wurde in diesem Kapitel als wesentliches Element der antiken Therapie beschrieben, als ersten Schritt, bevor es mit Arzneimitteln und Chirurgie weiter ging. Wie würden antike Ärzte entsprechend bei unseren drei Beispielkrankheiten vorgehen?

---

**Beispiel Schnupfen** Über den Schnupfen hat Hippokrates nichts geschrieben. Aber wir können uns durchaus zusammenreimen, was er und seine Kollegen zu diesem Thema gedacht haben: dass eine gesunde Lebensführung die Infektanfälligkeit mindert, dass regelmäßiger Sport, eine ausgewogene Ernährung und ausreichende Phasen der Regeneration die Abwehr stärken, dass der Besuch von Badeanstalten mit all ihren kalten, lauwarmen und warmen Becken abhärtet und die Atemwege stärkt. Nicht zu vergessen – man denke an die Kurzbeschreibung der Morgentoilette – das Salben der Nasenschleimhäute im Rahmen der täglichen Hygiene. Genau das wäre es auch, was er uns heute raten würde, um sich gegen Schnupfenerreger zu wappnen und gar nicht erst krank zu werden: Saunen, Wechselduschen, Schleimhautpflege, ausreichende Trinkmenge, Schlafen und Power-Walken das ganze Jahr hindurch.

---

**Beispiel Rückenschmerzen** Wesentliche Ursache für Rückenschmerzen ist Bewegungsmangel und einseitige Belastung des Haltungsapparates. Sicher gab es viele Krankheiten, mit denen die alten Griechen zu kämpfen hatten und denen sie hilflos ausgesetzt waren: Über die Epilepsie haben sie geschrieben, über Epidemien, über die Malaria – aber Rückenschmerzen werden nicht zu den Standarderkrankungen zumindest der aktiven, wohlgebauten und durchtrainierten Griechen gehört haben, die sich nackt im Stadion tummelten und ihrem Körper eine Aufmerksamkeit widmeten, die heute wahrscheinlich als Körperkult verschrien wäre. Wie wichtig Bewegung und Gymnastik ist, das weiß jeder, der einmal Rückenschmerzen oder einen Bandscheibenvorfall hatte: So angenehm die Fangopackung auch ist, so gut es einem nach einer osteopathischen Behandlung geht – um Bewegung und Muskeltraining kommt man nicht herum, um die Schmerzen auf Dauer loszuwerden.

**Beispiel Krebs** Ein Zitat von Hippokrates zum Thema Krebs habe ich nicht zu bieten, möchte jedoch auf eine herausragende Einrichtung hinweisen, die einen durchaus »antiken« Ansatz bei Krebserkrankungen praktiziert: die naturheilkundliche onkologische Ambulanz an der Uniklinik Jena, ein Förderprojekt der Carstens-Stiftung, führt regelmäßig ein Gesundheitstraining durch. In wöchentlichen Treffen werden die Patienten darin unterstützt, einen eigenverantwortlichen, gesundheitsbewussten Lebensstil im Alltag zu finden, Selbsthilfetechniken zur Krankheitsbewältigung, Fähigkeiten zum Zeit- und Stressmanagement zu erlernen, die Aufmerksamkeit für den eigenen Körper und die eigene Befindlichkeit zu üben – und zwar auch für die Zeit nach der eigentlichen onkologischen Behandlung.

2007 legte Dr. Katja Zulkowski, zu diesem Zeitpunkt leitende Ärztin der Ambulanz, nach fünfjähriger Ambulanztätigkeit einen Zwischenbericht vor. Alle Teilnehmer des Gesundheitstrainings, so schilderte sie, hätten in einer Umfrage angegeben, dass sich ihr Leben positiv verändert habe und sie auch noch im Nachhinein, nach Abschluss der eigentlichen Krebstherapie, von den Veranstaltungen und Empfehlungen profitierten. Wenn das nichts ist! Hippokrates hätte sich gefreut.

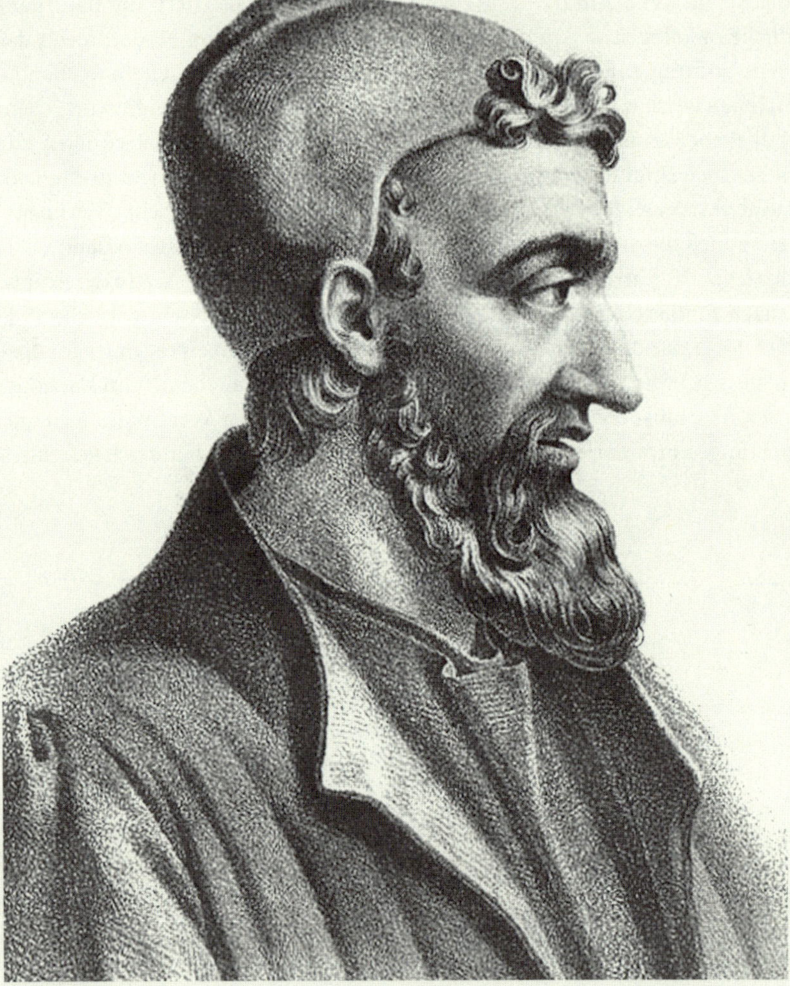

← Galenos von Pergamos
Lithografie von Pierre Roche Vigneron, um 1865

# Galenos und die Humoralpathologie

*Humoralpathologie (lat. umor – Flüssigkeit, Feuchtigkeit, pathos – Leiden): seit der Antike bis in das 19. Jahrhundert vorherrschendes Modell zur Nosologie (Krankheitslehre) und Anthropologie in der Medizin, Philosophie und Kunst; den Eigenschaften und Prinzipien der 4 Elemente antiker Naturphilosophie Erde, Wasser, Luft und Feuer entsprechen im Menschen die 4 Körpersäfte (Humores) schwarze Galle, Schleim, Blut und gelbe Galle. Ihnen sind die Organsysteme und Funktionen der Milz, des Gehirns, des Herzens und der Leber/Galle zugeordnet, später auch das melancholische, phlegmatische, sanguinische und cholerische Temperament. Von großer Bedeutung sind die speziellen Qualitäten des mehr Trockenen und Kalten (schwarze Galle), des mehr Feuchten und Kalten (Schleim), des mehr Feuchten und Warmen (Blut) sowie des mehr Trockenen und Warmen (gelbe Galle). Diese Qualitäten werden gleichzeitig auf einer körperlichen und seelischen sowie einer physischen und einer metaphysischen Ebene untersucht. Sie dienen auch zur Charakterisierung von Heilpflanzen und Nahrungsmitteln.*

Pschyrembel Naturheilkunde und alternative Heilverfahren 2006

Die antike Diaita, um die es im letzten Kapitel ging, ist aktueller denn je. Doch es gibt noch einen anderen Aspekt der antiken Medizin, der Aufmerksamkeit verdient: die Humoralpathologie oder Viersäftelehre. Diese Lehre ist nicht nur deshalb von Bedeutung, weil sie in Europa die Grundlage der Medizin bis ins 18. und 19. Jahrhundert darstellte und damit unsere Medizingeschichte entscheidend prägte. Sie ist außerdem interessant, weil sie völlig andere Ursache-Wirkungs-Beziehungen herstellt, als wir sie kennen, und damit auch andere Therapieansätze. Oder würden Sie darauf kommen, einem antriebsschwachen Menschen mit Hilfe scharfen Essens »einzuheizen«, d. h. über die Verdauung den Gesamtorganismus und damit auch das Gemüt anzukurbeln?

Hippokrates und sein Schwiegersohn Polybos, so wird angenommen, entwickelten die ersten Ansätze der Viersäftelehre. Verfeinert und zu einem komplexen System weiter entwickelt wurde sie von dem römischen Arzt Galenos von Pergamos (129 bis ca. 200 n. Chr.). Einem System, das die nächsten Jahrhunderte quasi ein unumstößliches Gesetz darstellte. Galenos war die unanfechtbare medizinische und naturphilosophische Autorität, der »princeps medicorum«. Er war damit – neben Hippokrates – der bedeutendste Vertreter der antiken Medizin. Über Jahrhunderte wurden seine Erkenntnisse gesammelt, zusammengefasst, neu geordnet und vereinfacht.

## Zur Person Galens

Anders als bei Hippokrates weiß man über Galenos (oder auch Galen) viel, vor allem durch seine eigenen Schriften. Geboren wird er in Pergamon in Kleinasien im Jahr 129 n. Chr. als Sohn eines berühmten Mathematikers und Architekten. Den Vater beschreibt Galen als »leidenschaftslos, gerecht, brav und menschenfreundlich«[60], die Mutter als derart jähzornig, »dass sie mitunter ihre Mägde biss, fortwährend schrie und mit dem Vater zankte, schlimmer als Xanthippe mit Sokrates«. Der junge Galenos genießt eine hervorragende Ausbildung. Der Vater selbst unterrichtet ihn in Mathematik. Zudem erhält Galenos Unterricht in Philosophie, vor allen in den Lehren Platons und Aristoteles'. Bereits als 15-Jähriger kommentiert er die damaligen philosophischen Ansichten. Auch später wird er der Philosophie verbunden bleiben und in der Abhandlung *Dass der vorzügliche Arzt auch Philosoph sein muss* vom Ärztestand eine umfassende Kenntnis der philosophischen Disziplinen fordern:

*Der Arzt hat die Philosophie in allen ihren Teilen zu beherrschen, in der Logik, der Physik und der Ethik.*[61]

Den Anspruch einer enzyklopädischen Ausbildung des Arztes teilt er damit nicht nur mit seinem uneingeschränkten Vorbild Hippokrates, sondern auch mit seinem späteren Kritiker Paracelsus. Die ausschließlich philosophische Laufbahn des begabten Schülers wird jedoch unterbrochen, da Galenos' Vater seinen Sohn angeblich im Traum als Arzt sieht und dieser daraufhin 17-jährig auf die Medizin umsattelt. Nach dem Tod des Vaters geht Galenos drei Jahre später nach Smyrna, von dort nach Korinth, Palästina, Lycien, Lemnos, Zypern. Er vollendet sein medizinisches Studium in der berühmten Ärzteschule von Alexandria. 28-jährig kehrt er nach Pergamon zurück »und curierte daselbst die Gladiatores glücklich an ihren Wunden«.[62] Offenbar ist Galenos ein hervorragender Wund- und Sportarzt – über fünf Jahre wird er jährlich aufs Neue vom Oberpriester zum Arzt der Gladiatorenschule wiederernannt.

Mit 34 Jahren zieht Galen nach Rom und erwirbt dort Ruhm und Ansehen durch seine ärztliche Tätigkeit einerseits, durch öffentliche Vorlesungen andererseits, zu denen sich »die vornehme Welt förmlich drängte«. Spektakulär sind bei diesen Veranstaltungen nicht nur die große Redegewandtheit und scharfe Polemik des Gelehrten, sondern auch seine öffentlichen Tiersektionen an lebendigen Tieren, an Schweinen, Affen, selbst an einem Elefanten. Mit Hilfe dieser Sektionen, in denen er Nervenstränge freilegt, das Rückenmark durchtrennt, die Harnleiter oder Blutgefäße abbindet, versucht er, die Funktionszusammenhänge des Körpers zu ergründen – und geht damit später auch als Begründer der experimentellen Physiologie in die Medizingeschichte ein.

Im Jahr 168 zieht Galen zurück nach Pergamon, wird jedoch ein Jahr später von Kaiser Marc Aurel nach Rom gerufen, um dort als Leibarzt zunächst von Marc Aurel selbst und dann von dessen Sohn Commodus zu arbeiten. Um das Jahr 200 stirbt er, nach einem ruhmreichen, angesehenen Leben.

### Das Werk

Die Fülle der von Galen verfassten Schriften ist gewaltig. Von über 400 (!) Werken wird berichtet, wobei jedoch ein Großteil beim Brand des Friedenstempels in Rom im Jahr 191 in Flammen aufgeht, da die Bibliothek dem Tempel unmittelbar benachbart ist.

»Sein ganzes Leben lang, in allen Lagen hat Galenos diktiert und geschrieben.«[63] schreibt der Biograph Sudhoff. So diktiert Galen beispielsweise auch während einer Sektion am Tierkörper. Physiologie, Anatomie und Pathologie machen einen Schwerpunkt seiner Schriften aus.

Galens experimentell-physiologische und anatomische Studien sind, besonders was das Nervensystem angeht, herausragend. Doch sie weisen einige Irrtümer auf. So vermutete Galen beispielsweise einen Knochen im Herzen und Poren zwischen den beiden unteren Herzkammern, ein siebenteiliges Brustbein, eine fünflappige Leber. Seine Vorstellungen über Blutbildung und Blutfluss sollten erst mit der Entdeckung des Blutkreislaufs durch Harvey im Jahr 1628 widerlegt werden.

Neben seinen anatomischen und physiologischen Arbeiten kommentiert Galen das umfangreiche *Corpus Hippocraticum*, verfasst eine Fieber-, Puls- und Verdauungslehre, schreibt über die Erhaltung der Gesundheit, die Kräfte der Nahrungsmittel, über die Arzneimittelwahl und -zubereitung, die Temperamentenlehre, aber auch die Philosophie, Grammatik und Rhetorik. In seinen über 400 Schriften sichtet, ordnet und bündelt Galen das medizinische und philosophische Wissen seiner Zeitgenossen. Er selbst bezeichnet sich als Eklektiker (von griech. eklegein = auswählen), der auswählt, zusammenfasst, bündelt, verbindet. Aus den vielen verschiedenen Elementen der damaligen geistigen Strömungen in Kombination mit seinen eigenen Beobachtungen und Anschauungen entwickelt er ein in sich geschlossenes Lehrgebäude der Heilkunde, welches erst in der Neuzeit seine Stabilität verlieren wird.

»Das Volk will Heilmittel, und möglichst viele!« sagt Galen angeblich und handelt entsprechend. Viele der Darreichungsformen zusammengesetzter Heilmittel gehen auf ihn zurück: aromatische Essige, Pastillen oder Pillen, Pulver und Pinselsäfte, Aufgüsse und Absude, Pflaster, Auflagen, Zäpfchen, Salben, Sirupe, Niesmittel. Sie werden auch heute noch als »Galenika« oder »galenische Präparate« bezeichnet.

## Die Humoralpathologie

Bereits Hippokrates und Polybos hatten erste Überlegungen angestellt, nach denen der menschliche Gesundheitszustand von den vier auch als Kardinalsäften bezeichneten Körpersäften Blut, Schleim, gelbe Galle und schwarze Galle bestimmt wird. Gesundheit basiert auf einer »Eukrasie«, einer ausgewogenen, harmonischen Mischung der Kardinalsäfte, jegliche Krankheit wird durch eine »Dyskrasie«, ein Ungleichgewicht verursacht. Galen baut diese Ansätze aus, greift auf die bereits von den Vorsokratikern angelegte Elementen- und Qualitätenlehre zurück, berücksichtigt die Schriften von Aristoteles und Platon – und entwickelt ein umfassendes System, in dem die Körpersäfte in Bezug stehen zum Temperament, aber auch zur den Menschen umgebenden Natur.

So herrscht seiner Vorstellung nach bei jedem Menschen von Geburt an einer der vier Säfte vor: Beim Choleriker ist es die gelbe Galle (griech. cholos = Galle), beim Sanguiniker das Blut (lat. sanguis = Blut), beim Melancholiker die schwarze Galle (griech. melanos = schwarz, cholos = Galle), beim Phlegmatiker der Schleim (griech. phlegma = Schleim). Das Blut nun (sanguis) entspricht dem Element Luft, den Qualitäten warm und feucht, im Jahreslauf dem Frühling. Der Choleriker repräsentiert das Feuer, damit die Qualitäten warm und trocken, und den Sommer. Im Organismus entspricht dies mit der gelben Galle dem Stoffwechselprinzip, dem Verdauungssaft. Der Melancholiker wird in Beziehung gesetzt zur schwarzen Galle, zum Herbst und zu den Qualitäten kalt und trocken. Der Phlegmatiker ist durch ein Übermaß an Schleim und Phlegma gekennzeichnet, welches von kalter, feuchter Natur ist und dem Winter entspricht bzw. hier in besonderem Maße vermehrt wird.

Die Qualitäten und Körpersäfte werden von Galen nicht nur mit dem Jahreslauf in Verbindung gesetzt, sondern auch mit den verschiedenen Lebensphasen – in denen die entsprechenden Körpersäfte vorherrschen. Das Alter ist, so die antike Vorstellung, durch ein Übermaß an Phlegma, damit auch an Kälte und Feuchtigkeit gekennzeichnet. Dieser Zustand ist jedoch aus Sicht der antiken Ärzte nicht krankhaft, sondern eher normal. Der alte Mensch, so meinen sie, braucht einfach etwas mehr Wärme als der Mensch in der Lebensmitte. Der alte Mensch braucht – damals wie heute – Tees und Suppen, wärmende Öle für die äußere Anwendung, warme Socken, Bettjäckchen und Ingwerstäbchen, Zuwendung und Herzenswärme. Auch die Jugend, die jungen Erwachsenen können den Alten gut und gerne etwas von ihrem Feuer, ihrer Begeisterung abgeben.

**Die vier Kardinalsäfte der antiken Medizin (Riha 2008)** [64]

| Körpersaft | Blut | Gelbe Galle | Schwarze Galle | Schleim |
|---|---|---|---|---|
| Qualitäten | warm, feucht | warm, trocken | kalt, trocken | kalt, feucht |
| Element | Luft | Feuer | Erde | Wasser |
| Jahreszeit | Frühling | Sommer | Herbst | Winter |
| Lebensphase | Kindheit | Jugend | Erwachsenen-alter | Greisenalter |
| Tageszeit | Morgen | Mittag | Abend | Nacht |
| Himmels-richtung | Osten | Süden | Westen | Norden |
| Temperamente | Sanguiniker | Choleriker | Melancholiker | Phlegmatiker |
| Organe | Herz<br>Mund<br>Augen<br>Leber<br>Lunge<br>Rippen | Galle<br>männliche<br>Geschlechts-organe | Zunge<br>Hände<br>Milz<br>Knochen | Hirn<br>Magen, Darm<br>Lippen<br>weibliche<br>Geschlechts-teile |
| Farbe | rot | gelb | schwarz | weiß |
| Geschmack | süß | bitter | sauer | salzig |
| Planeten | Sonne, Jupiter | Mars | Merkur, Saturn | Mond, Venus |
| Metalle | Gold, Kupfer | Eisen | Quecksilber, Blei | Silber, Zinn |

## WARUM KRANK?

Dass Krankheit nach Ansicht der Humoralpathologen auf einer »**Dyskrasie**« **der Säfte** beruht, wissen Sie ja bereits. Aber was heißt das? Es heißt, dass die vier Säfte unausgewogen in der Menge sind, es von dem einen Saft zu viel, von dem anderen zu wenig gibt. Oder aber die Säfte sind ungünstig »vermischt«, gestockt, gestaut oder schlicht von schlechter Qualität.

Ein solches Ungleichgewicht der Säfte ist, auch das wissen Sie, bereits vor der Geburt angelegt, was Auswirkungen auf das Temperament, aber auch auf die Erkrankungsneigung hat.[65] Der Choleriker hat ein Übermaß an gelber Galle. Psychisch betrachtet ist der Gelbgallige cholerisch, schnell erregt, aufbrausend, ungeduldig und ungerecht. Auf körperlicher Ebene neigt er – nach antikem Verständnis – zu Erkrankungen von Galle und Leber, etwas weiter gefasst zu allen »hitzigen Erkrankungen«: zu akuten Entzündungen, Fieber, Organüberfunktionen beispielsweise.

●● Die Humoralpathologie

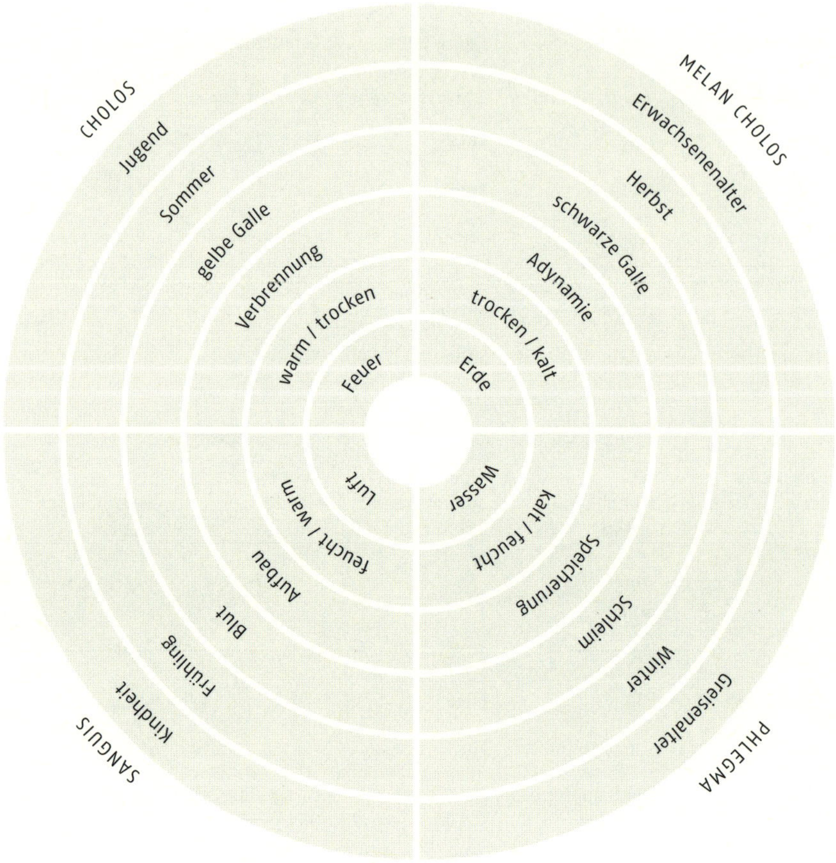

Der Phlegmatiker dagegen hat mit anderen Problemen zu kämpfen. Ihm fehlt der Antrieb, ihm fehlt auch im körperlichen Bereich die Energie, die Hitze, die Stoffwechselaktivität, um Krankheiten zu überwinden. So neigt er wiederum zu Krankheiten mit schleimigem, zähfließendem Ausfluss – beispielsweise bei Erkrankungen der Atemwege –, also zu Krankheiten, die sich hinziehen, nicht ausheilen und chronifizieren, zu Fettpölsterchen und der Unterfunktion von Organen. Dem Melancholiker mangelt es an aufbauenden Kräften, er leidet unter Antriebsschwäche, ihm fehlen die Energiereserven, er neigt nicht nur zu Depressionen, sondern auch zu degenerativen Prozessen und Krebs. Der Sanguiniker hat am ehesten mit kurz dauernden, fieberhaften Infekten zu tun, so wie sie ja auch im Kindesalter, das dem Sanguis-Prinzip entspricht, am häufigsten sind.

Das anlagebedingte Ungleichgewicht der Säfte, der Einfluss von Jahreszeiten, Alter, Klima usw. – all dies geht noch nicht mit einer Krankheit an sich einher. Es bedeutet vielmehr, dass die Neigung, ganz bestimmte Krankheiten zu bekommen, vorhanden ist. Dass man sein Augenmerk auf diese Anlage lenken sollte, und – wenn man klug ist – bewusst vorbeugt und einen Ausgleich schafft.

### WIE HEILEN?

Basiert die Krankheit auf einem Ungleichgewicht der Säfte, so ist die Voraussetzung von Gesundheit – und Heilung – der **Ausgleich der Körpersäfte**. Bei krankhaft vermischten Säften bedeutet dies die »Entmischung«, bei krankhaft gestockten oder gestauten Säften ihre Anregung, ihre Weiterbewegung.

Kam nun ein Kranker zu einem Arzt wie Galen, so diagnostizierte dieser erst einmal, um welche Art von Störung im Säftehaushalt es sich genau handelte und wie stark diese Störung war. Galen hatte hier verschiedene Grade eingeführt, wie trocken oder feucht, warm oder kalt eine Erkrankung letztlich war. Hinweise lieferte dafür die körperliche Untersuchung, hier die Pulsmessung, die Rückschlüsse über den Zustand des Blutes erlaubte, daneben als zweiter wesentlicher diagnostischer Pfeiler die Urinschau.

Ziel der Therapie nun war, dieses Ungleichgewicht, diesen Zustand der Dyskrasie auszugleichen. Wie auch Hippokrates gaben Galen und seine Kollegen zunächst zu Beginn jeder ärztlichen Behandlung Empfehlungen zur rechten Lebensführung, der Diätetik. Im Falle eines Cholerikers bedeutete dies konsequenterweise: zu kühlen. Genau entgegengesetzt sahen die Weisungen für den Phlegmatiker aus: Er brauchte Maßnahmen, die Hitze und Trockenheit mit sich brachten, um das Übermaß an Kälte und Feuchtigkeit auszugleichen.

Neben den Empfehlungen zur Lebensführung dienten zwei große Therapiestrategien dazu, einen direkten Einfluss auf den Säftehaushalt zu nehmen: die Ausleitung überschüssiger Säfte und die Anwendung von Heilmitteln. »Ausleitung« bedeutet, dass ein Körpersaft aus dem Körper hinausbefördert wird. Die Ausleitung des überschüssigen Saftes erfolgt – zu Galens Zeiten noch nach strengen Regeln –

dabei durch alle möglichen Körperöffnungen, durch Schröpfen, Aderlass, Blutegel, Abführen, Brechmittel, harntreibende Mittel, Schwitzen, sogar Niesen u. Ä.

Zur Regulation der Säfte wurden neben den Ausleitungsverfahren Heilmittel eingesetzt, und zwar ebenfalls nach dem Grundsatz »contraria contrariis = Gegensätzliches mit Gegensätzlichem heilen«. Dies heißt: bei Hitze wurde gekühlt (Fieber), bei Trockenheit befeuchtet (z. B. Darmträgheit), bei Kälte gewärmt, bei Feuchtigkeit »getrocknet« (z. B. bei Durchfall) – ein Behandlungsprinzip, das wir auch heute von der »Schulmedizin« kennen.

Sie wissen jetzt, dass im alten Rom zunächst die ursächliche Störung im Säftehaushalt ermittelt wurde und dann mit Empfehlungen zum Lebensstil, mit Heilmitteln und ausleitenden Verfahren versucht wurde, einen Ausgleich zu schaffen. Wie jedoch kann man sich das ganz konkret vorstellen, insbesondere die Arzneimitteltherapie?

Zunächst einmal wurden den Heilmitteln die Qualitäten warm, kalt, trocken oder feucht zugeschrieben. Galen differenzierte diese Wirkqualitäten in vier verschiedene Grade, die einzelnen Grade wieder in drei Abstufungen, und er führt zudem zahlreiche Kombinationen und Untergruppen auf. Die Rose, so Galen, kühlt leicht, Opium dagegen kühlt im vierten Grade.

Krankheit und Heilmittel wurden nun regelrecht miteinander »verrechnet«. Beruhte also die Krankheit eines Menschen auf einem Übermaß an Kälte und Feuchtigkeit, so wurden bei der Therapie Heilmittel gewählt, deren Qualitäten der Krankheit diametral entgegengesetzt waren, deren Wirkungsgrad aber etwa dem Grad der Krankheit entsprach – so dass sich hinterher alles sozusagen auf »± 0« addierte. In der *Geschichte der Pharmazie* heißt es dazu: »Jetzt war das Schreiben eines Rezepts im Grunde nur ein einfaches Multiplikationsexempel, dessen Fazit richtig sein musste, wenn außer der Richtigkeit der Wirkungsgrade auch der zweite Faktor, die richtige Klassifikation der Krankheit nach Maßgabe derselben Erwägungen, die des Galenos Humoralpathologie darstellen, vorhergegangen war.«[66] So einfach sich das in der Theorie anhört, so kompliziert ist es in der Praxis. Offenbar wurde schon damals geschludert, denn Galen schimpfte bereits zu seinen Lebzeiten:

*Dies werfe ich nun […] fast allen Ärzten vor, dass sie die Wirkungen aller einfachen Heilmittel nicht nach ihrem höheren und geringeren Grad unterschieden haben, sondern dass es ihnen genügte, gegebenenfalls zu sagen, die einen erwärmen, andere kühlen, andere trocknen und andere machen feucht. Denn es ist nicht nützlich, wenn man dies so schlechthin erkannt hat, sondern man muss wissen, bis zu welchem Grade Flohkraut und bis zu welchem Grade Nachtschatten, Venuskamm oder Bleiweiß, Portulak und Lattich kühlen und bis zu welchem Grade […] Zimt oder Majoran erwärmen.*[67]

Gottlob wusste Galen nicht, dass die Zustände zu seinen Lebzeiten nur der Anfang allen Übels waren. Er wusste nicht, dass seine Anweisungen in den nächsten 1500 Jahren mehr und mehr missachtet wurden, dass die Ärzte irgendwann in großem Umfang Aderlässe durchführen würden, die die Patienten schwächten und an denen sie häufig starben.

## Humoralpathologie heute

Die Vorstellung der Humoralpathologie erscheint auf den ersten Blick überholt. Wie soll man sich so etwas Komplexes wie Gesundheit und Krankheit mit dem Modell von vier Säften vorstellen, von denen der eine – die »schwarze Galle« nämlich – noch nicht einmal real im gesunden Körper existiert?

### Kardinalsäfte als Funktionsprinzipien

Einer der wichtigsten Vertreter der Humoralpathologie in modernem Gewand ist der Heilpraktiker Friedemann Garvelmann.[68] Für ihn stellt die Humoralpathologie ein »biokybernetisches Arbeitsmodell für Physiologie und Pathophysiologie« dar, ein Arbeitsmodell also für die Vorgänge im gesunden und kranken Körper. In diesem Modell sind die Kardinalsäfte nicht als Körperflüssigkeiten im engeren Sinne zu verstehen, sondern als Funktionsprinzipien. Entsprechend stellt die Humoralpathologie einen funktionellen Denkansatz dar.

Was heißt das? Nach Garvelmann haben exogene Faktoren, endogene Faktoren, aber auch die konstitutionelle Situation einen Enfluss auf die Funktionen von Geweben, auf ihre Reaktionsmuster. Werden Gewebsfunktionen und Reaktionsmuster gestört – was dann den antiken Begriffen der »fehlerhaften Mischung der Kardinalsäfte bzw. pathologisch veränderte Kardinalsäfte« entspricht – so führt diese Funktionsstörung im weiteren Verlauf zu organischen Veränderungen. Mit anderen Worten: Erst kommt die Funktionsstörung, die pathologische Reaktion eines Gewebes und dann, viel später, die organische Manifestation. Erst kommen die Rückenschmerzen, dann irgendwann der Bandscheibenvorfall. Erst die Magenschmerzen, dann das Magengeschwür. Entsprechend beschreiben die schulmedizinischen Diagnosen, so Garvelmann, lediglich das »Endergebnis« einer funktionellen bzw. humoralen Entgleisung.

### Somatopsychische Erkrankungen

Jeder von uns kennt den Begriff »psychosomatisch«. Als psychosomatisch werden Erkrankungen mit einer psychischen Komponente bezeichnet, wenn nicht gar mit einer psychischen Ursache.

Die Humoralpathologie lenkt den Blick auf einen entgegengesetzten Ursache-Wirkung-Zusammenhang: Somatopsychische Erkrankungen, bei der psychische »Beschwerden« die Folge einer körperlichen Situation darstellen.

Beispiele hierfür wären überaktive und unruhige Kinder, die auf Nahrungsmittel oder Zusatzstoffe reagieren. Müdigkeit durch Vitaminmangel. Konzentrationsstörungen durch Sauerstoffmangel. Verwirrung durch fehlende Trinkmenge. Blässe durch Eisenmangel. All jene Beschwerden, die durch eine gestörte Verdauung entstehen, durch mangelnde Entgiftung und Ausscheidung. Die Humoralpathologie hält uns dazu an, unabhängig von dem konkreten Beschwerdebild zunächst einmal die »Körpersäfte« in Ordnung zu bringen, hier vor allem Verdauung (Magensäfte, Enzyme, Stuhlgang usw.), Leber und Galle, Blut (Blutdruck, Blutbeschaffenheit usw.). Die Ernährung umzustellen, die Verdauung in Ordnung zu bringen, die Darmflora wieder aufzubauen – das ist für viele naturheilkundliche Praktiker auch heute Maßnahme Nr. 1, um das Fundament für weitere therapeutische Eingriffe zu schaffen. Maßnahme Nr. 2: Leber und Nieren stärken, um die Entgiftung anzuregen, zu einer tiefen Atmung animieren, Bürstenmassagen für die Haut oder Saunagänge.

**Moderne Aus- und Ableitungsverfahren**

Die von Galen ursprünglich angedachten und entwickelten Verfahren wie Aderlass, Schröpfen, abführende Mittel usw. verrohten im Lauf der Jahrhunderte völlig: Sie schwächten die Patienten maßlos und wurden wahllos eingesetzt. Samuel Hahnemann entwickelte eine neue Therapieform auch deshalb, weil er die damalige Praxis der häufigen Aderlässe nicht ertragen konnte und neue Wege suchte. So gerieten die Aus- und Ableitungsverfahren medizinisch in Verruf und therapeutisch in Vergessenheit. Erst der Wiener Wissenschaftler und Gynäkologe Bernhard Aschner (1883–1960) machte erneut auf die ab- und ausleitenden Verfahren aufmerksam, so dass sie heute eine wichtige Säule in der naturheilkundlichen Praxis darstellen und immer größere Beachtung finden. Moderne Ableitungsverfahren sind, wie man sich denken kann, sehr viel milder oder zumindest kontrollierter in ihrer Anwendung als in früheren Zeiten. Zu ihnen zählen beispielsweise auch harntreibende Tees, leberanregende Wickel, Fastenkuren, Darmmassage zur Förderung der Verdauung, Fußbäder bei Nasennebenhöhlenentzündungen, alle Maßnahmen, die eine verstärkte Durchblutung der Haut bezwecken, z. B. Öle mit durchblutungsfördernden Wirkstoffen wie Arnika, unblutiges Schröpfen usw. Andere Beispiele wären Brustwickel, die die bessere Ausleitung über die Lunge unterstützen oder alle Maßnahmen, die das Schwitzen anregen, so wie Schwitzbäder oder der Saunabesuch. Aus heutiger Sicht dienen die modernen Ab- und Ausleitungsverfahren der Anregung körpereigener Reaktionen durch einen gezielten pharmakologischen oder physikalischen Reiz, beispielsweise der Verstärkung von Ausscheidungs- und Entgiftungsvorgängen, der Stoffwechselentlastung, einer Umstimmung des Immunsystems und der Schmerzlinderung über die in der Haut befindlichen Reflexzonen.

Übrigens: Die neuen Helden der Naturheilkunde, und zwar auch genau des humoralpathologischen Ansatzes, wie ihn der alte Römer Galen vertrat, sind klein, schwarz und eklig. 2007 durften sie sogar auf der Titelseite des führenden amerikanischen Wissenschaftsmagazins *the lancet* posieren – Blutegel! Dass die kleinen schwarzen Sauger die Weihen des amerikanischen Fachjournals erhielten, ist dabei einer Studie zu verdanken, die an der Klinik für Integrative Medizin und Naturheilkunde in Essen unter der Leitung von Dr. Andreas Michalsen bei Patienten mit schwerer Kniearthrose durchgeführt wurde.

### Krankheiten und ihre Behandlung aus Sicht der Humoralpathologie

Nachdem die Literatur zu den ersten beiden Kapiteln, zum Asklepios-Kult und zu der antiken Diaita, im Bezug auf die Beispielkrankheiten doch etwas dürftiger waren, können wir nun auf aktuellere Literatur zurückgreifen, hier vor allem *Pflanzenheilkunde in der Humoralpathologie* von Friedemann Garvelmann. Denn es geht ja nicht darum, was Galen selbst zum Schnupfen, zu den Rückenschmerzen, zum Krebs gesagt hat, sondern wie der humoralpathologische Ansatz als solcher mit diesen Krankheitsbildern verfährt.

---

**Beispiel Schnupfen** Schnupfen kann, so die antike Lehre, warm und trocken sein (verstopfte Nase, raue Lippen, wunde, rote Schleimhäute) oder kalt und feucht (die Nase tropft, alles läuft, man fühlt sich kalt und ist blass). In letzterem Fall liegt ein Übermaß an Phlegma vor. Die konsequente Therapie ist nun die Anwendung von Maßnahmen, die erwärmen und austrocknen, mit Heilpflanzen oder ausleitenden Verfahren.

Folgende Pflanzen würden bei einem kalten und feuchten Schnupfen eingesetzt, da sie in der Humoralpathologie als warm und trocken mindestens im zweiten Grade gelten[69]: Knoblauch, Senf, Küchenzwiebel, Enzian, Kümmel, Oregano, Rosmarin, Ysop und Zimt, Brennnessel, Beifuß, Engelwurz, Wermut, Andorn, Lavendel, Hafer, Holunder und Primel. Daneben wurden den Pflanzen damals Eigenschaften zugeordnet, die sich auf die Körpersäfte beziehen: Brennnessel »fördert das Sanguis-Prinzip, erwärmt, zerteilt und löst«, der Fenchel »verzehrt den zähen, kalten Schleim, stärkt und erwärmt den Kopf und die Bauchorgane«, Holunder »leitet übermäßige Feuchtigkeit aus«, Rosmarin »zerteilt die grobe Feuchtigkeit und entfernt sie aus dem Blut«, Thymian wirkt »stark und anhaltend erwärmend und trocknend, eröffnend, verdünnend, durchdringend« und Wermut »zerteilt und leitet dicken Schleim aus«.

Nach modernem Verständnis handelt es sich bei den genannten Pflanzen um Scharfstoffdrogen (z. B. Zwiebel, Knoblauch, Senf), Bitterdrogen (Andorn, Enzian, Engelwurz, Wermut, Beifuß) oder Ätherisch-Öl-Drogen (Rosmarin, Lavendel, Ysop, Majoran usw.). Das ist erwähnenswert, weil diese Pflanzen heute nicht bei Schnupfen eingesetzt werden, sondern eher bei Erkrankungen der unteren Atemwege (Zwiebel), des Verdauungstraktes (Bitterstoffe), zur Kreislaufanregung (Rosmarin) oder zur Entspannung (Lavendel). Während die Humoralpathologie nach übergeordneten Störungen fragt, setzt die moderne Phytotherapie die Pflanzen gemäß ihren Inhaltstoffen und den unmittelbaren Wirkungen dieser Substanzen ein.

Und was wäre ein typisches Ausleitungsverfahren bei Schnupfen? Der Schnupftabak! Dass seine Verwendung auf dem Verständnis der Humoralpathologie basiert, bringt übrigens auch die Aufschrift auf dem original Schneeberger Schnupftabak zum Ausdruck: »Dieses edle, gerechte und approbierte Schneeberger Haupt-, Hirn- und Flusspulver des Tages etliche Mal gebraucht, ist gut für den Schwindel, verzehret die Flüsse, stärket das Gedächtnis und führet viel Feuchtigkeit aus dem Gehirn.«[70]

---

**Beispiel Rückenschmerzen** Rückenschmerzen, das ist klar, stellen zunächst nur ein Symptom dar. Genau so, wie der moderne Orthopäde nach abgeflachten Bandscheiben und abgenutzten Deck- und Bodenplatten der Wirbelkörper fahndet, würde ein humoralpathologischer Therapeut sich zunächst ein Bild vom Gesamtzustand machen, vom Zustand der Körpersäfte, der »Gewebefunktionen«, würde er den Blutdruck messen, nach der Verdauung fragen, nach dem Urin, um ein Bild von der Leistung der Verdauungsorgane oder auch der Nierenleistung zu bekommen. Wie ist der Muskeltonus – zu lasch oder zu angespannt? Wie ist der Zustand des Bindegewebes, das zwischen Oberhaut und Muskeln oder Knochen liegt? Ist es verschieblich, unbeweglich, »verklebt« oder »knotig«? All dies würde der Humoralpathologe wahrscheinlich berücksichtigen, bevor er geeignete Therapiemaßnahmen auswählt.

Ein Arzt, der die traditionellen Verfahren in modernem Gewand in seiner Praxis zum Einsatz bringt, ist der naturheilkundliche Arzt Dr. Michael Elies, Vorsitzender der Arzneimittelkommission für homöopathische Arzneimittel. Neben der Homöopathie setzt er in der ärztlichen Praxis die traditionelle chinesische Medizin ein, klassische Naturheilverfahren, ebenso aus- und ableitende Verfahren. In dem gleichnamigen Handbuch führte er 1998 verschiedene Maßnahmen zur Behandlung von Beschwerden im Lendenwirbelsäulenbereich auf.[71] Dazu gehören die Stärkung der Nieren durch Tees oder Wärme (bei Nierenschwäche), die Symbioselenkung (bei Mitbeteiligung des Darms), die Anregung der Leber durch Leberwickel, die Anregung der Durchblutung im schmerzhaften Bereich, das Schröpfen als Ausleitungsmaßnahme und andere mehr.

**Beispiel Krebs** Zum Krankheitsbild Krebs finden wir im Hinblick auf die Humoralpathologie eine interessante Quelle aus dem 11. Jahrhundert, den *Schachtafeln der Gesundheit* des arabischen Arztes Ibn Butlan, die eine deutliche Anlehnung an Hippokrates und Galen zeigen, zusätzlich jedoch mit eigenen Erfahrungen sowie persischen, indischen und abendländischen Einflüssen verbunden wurden. Ibn Butlan, so der Medizinhistoriker Johannes G. Mayer, »begründete die Tradition der Gesundheitsbücher in Tabellenform«, die gemeinten Schachtafeln der Gesundheit wurden vom Arabischen ins Lateinische und dann später ins Deutsche übertragen und erfreuten sich in Europa überaus großer Beliebtheit.[72] Über den Krebs – der damals bereits als »Krebs« bezeichnet wurde – heißt es hier, dass er vorrangig im Alter auftrete und eine »kalte, trockene Complexion« habe. Kalt und trocken, das sind die Eigenschaften der Melancholie, und so heißt es entsprechend zur Ursache: »Von melancholey so ein theyl in den adern ist.«[73]

Kleiner Zeitsprung in die Gegenwart: Melancholera oder auch Schwarzgalle entsteht, so Friedemann Garvelmann, wenn das aktive, energetische, ernährende Prinzip fehlt. Krankheiten, die durch Schwarzgalle gekennzeichnet sind, zeichnen sich entsprechend dadurch aus, dass den Patienten der innere Antrieb fehlt, eine Adynamie vorliegt, selbst die Reaktionsfähigkeit des Organismus auf äußere Reize gestört ist. Diese mangelnde Reaktionsfähigkeit des Organismus kann u. a. dadurch verursacht werden, dass die Energiereserven leer sind.

Auch die Therapie von Krebserkrankungen würde aus humoralpathologischer Sicht eine Regulierung der Körpersäfte bzw. der Organ- und Gewebsfunktionen zum Ziel haben. Diese Auffassung teilen noch heute viele naturheilkundliche Therapeuten, die bei einer Krebserkrankung in der Therapie auch an die Verbesserung des Blutes, der Verdauung, der Nieren- und Leberleistung denken. Dabei handelt es sich nicht um Krebstherapie im engeren Sinne, vielmehr wird eine Verbesserung der Gesamtsituation angestrebt.

So spielt bei Josef Karl, seit 1962 in München praktizierendem Heilpraktiker, ehemaligem Mitglied der Kommission E für Phytotherapie des früheren Bundesgesundheitsamtes (sie erstellte u. a. die gültigen Pflanzenmonographien), in diesem Zusammenhang die Fokalsanierung (Auslöschung von chronischen Entzündungen beispielsweise an Zahnwurzeln oder Mandeln), eine wichtige Rolle, um den Körper nicht zusätzlich zu belasten, die Leber- und Nierenentgiftung, um den Abbau von Stoffwechselgiften der Krebsgeschwulst zu verbessern, daneben die Sanierung der Darmflora, die Stärkung der Körperabwehr usw.[74]

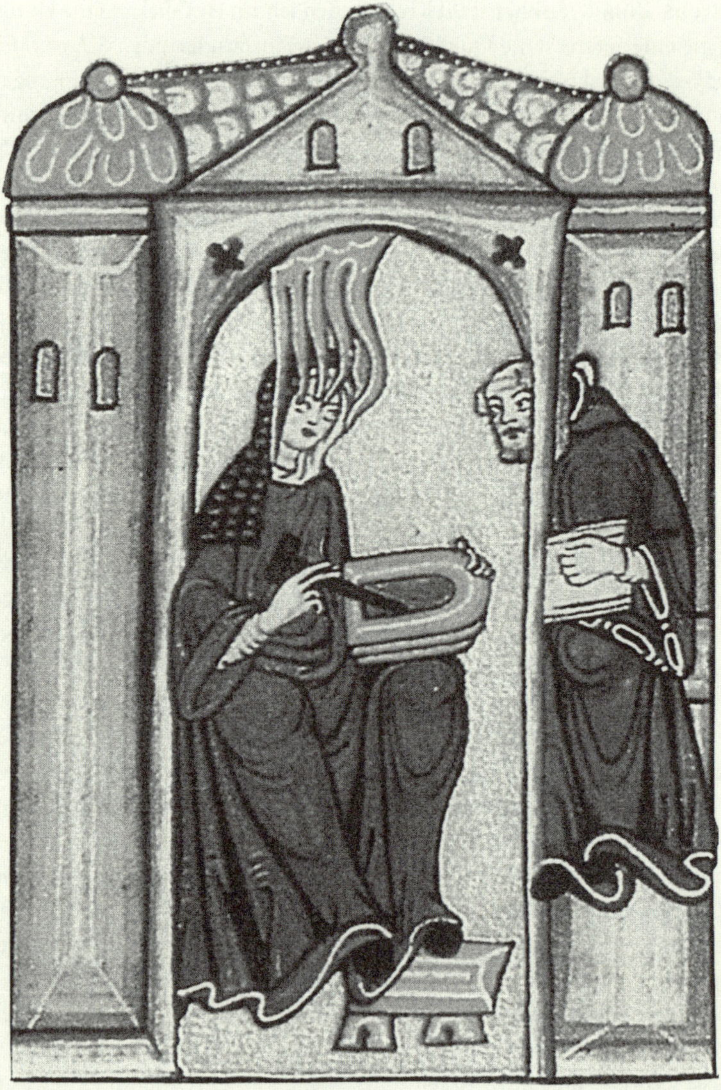

← Hildegard von Bingen
Miniatur aus *Sci vias*

# Hildegard von Bingen und die mittelalterliche Klostermedizin

*Hildegard-Medizin: wissenschaftlich unhaltbare, v. a. an kommerziellen Interessen ausgerichtete Bezeichnung für therapeutische Mittel (z. B. Pflanzen und Edelsteine), die sich an den Schriften der Hildegard von Bingen orientieren.*

Pschyrembel Naturheilkunde und alternative Heilverfahren 1995

Oh je, der *Pschyrembel Naturheilverfahren* in der ersten Auflage von 1995 urteilt über die Hildegard-Medizin nicht gerade freundlich. Wobei es sich der Autor, wer auch immer das war, ein wenig leicht gemacht hat, indem er gleich das gesamte System in Bausch und Bogen verdammt.

In der dritten, vollständig überarbeiteten Auflage des gleichen Wörterbuches von 2006 sieht der entsprechende Eintrag schon ganz anders aus – und wurde offensichtlich von jemandem geschrieben, der hier deutlich offener ist und selbst die sechs Lebensregeln der heiligen Hildegard zeitgenössisch formuliert:

*Hildegard-Medizin: religiös geprägtes Heilsystem, das die seelisch-leibliche Ganzheit des Menschen berücksichtigt; sechs goldene Lebensregeln (sex rei naturales) sollen eine Ordnung und ein Lebensgefühl vermitteln, an denen sich die allgemeine Lebensführung und die Behandlung von Krankheiten orientieren soll. Wissenschaftlich umstrittenes Verfahren, das sich vielfach an kommerziellen Interessen ausrichtet. Die sechs goldenen Lebensregeln:*
*1. Heilmittel aus der Schöpfung: In der gesamten Schöpfung, in den Bäumen, Kräutern, Pflanzen, Tieren, Vögeln, Fischen ja sogar in den Edelsteinen sind geheime Subtilitäten (Heilungskräfte) verborgen, die man nicht wissen kann, wenn sie uns nicht von Gott geoffenbart werden.*
*2. Eure Lebensmittel sollen eure Heilkräfte sein.*
*3. Ruhe und Bewegung zur Bewältigung von Leistungsverlust durch Stress.*
*4. Schlafen und Wachen zur Regeneration des gesamten Organismus.*
*5. Ausleitungsverfahren zum Reinigen schlechter Körpersäfte in Blut und Bindegewebe: Aderlass, Schröpfen, Moxibustion.*
*6. Seelische Reinigung zur Wandlung von seelischen Risikofaktoren (Lastern) zu seelischen Heilungskräften (Tugenden).*

Pschyrembel Naturheilkunde und alternative Heilverfahren 2006

Die beiden Zitate zeigen: Die Empfehlungen der heiligen Hildegard sind umstritten und lösen auch heute noch kontroverse Diskussionen aus. Es gibt überzeugte Anhänger, es gibt schärfste Kritiker.

Sicher ist: Der Begriff »Hildegard-Medizin« ist als solcher eher unglücklich gewählt. Hildegard von Bingen selbst hat nie von einer eigenen Heilkunde gesprochen. Tatsächlich lag die Frage ihrer therapeutischen Empfehlungen über viele Jahrhunderte quasi im Dornröschenschlaf – erst 1932 wurde eine Handschrift mit dem Titel *Causae et curae* (Ursachen und Behandlungen) vollständig von Hugo Schulz ins Deutsche übersetzt herausgegeben, die man Hildegard von Bingen zuschrieb (wenngleich es sich nur um eine Abschrift des Originals handelte). Kein Geringerer schrieb ein Vorwort als der berühmte Chirurg Ferdinand Sauerbruch. Der Salzburger Arzt Dr. Gottfried Hertzka machte das Werk zum Fundament seiner Naturheilkunde, der Arzt Dr. Wighard Strehlow baute in seinen therapeutischen Ansätzen und Veröffentlichungen darauf auf – und so wurde die »Hildegard-Heilkunde« immer bekannter. – Aber eins nach dem anderen.

## Zeitsprung ins Mittelalter

Das letzte Kapitel befasste sich mit dem römischen Arzt Galen, mit der Humoralpathologie. Nur ganz kurz, was dann geschah, basierend auf der *Geschichte der Medizin* von Wolfgang Eckart[75]: Nach der Teilung des Römischen Reiches verlagert sich das antike medizinische Wissen in den arabisch-islamischen Sprach- und Kulturraum, wird hier gesammelt, neu geordnet und in Form von Kompendien veröffentlicht. Nach und nach fließen arabische, persische und indische Einflüsse ein. Es ist die Zeit der byzantinischen Medizin, die von ca. 400 bis 1450 angegeben wird. (Hier wirkt Ibn Butlan, der einige Seiten zuvor unter dem Stichwort Krebs genannt wurde.) Bedeutender arabischer Arzt ist Avicenna (980–1037).

Während im persischen Raum medizinische Ausbildungszentren entstehen, entwickeln sich nach dem Zusammenbruch des Römischen Reiches in Europa die Klöster zu den wichtigsten heilkundlichen Zentren. Hier werden die überlieferten Texte zusammengetragen, teilweise aus dem Griechischen ins Lateinische übersetzt und abgeschrieben von den klösterlichen Kopisten.

Daneben haben die christlichen Klostergemeinschaften für die Gesundheit ihrer Mitglieder Sorge zu tragen, auch für die Gesundheit von Laien. Sie verfügen über Krankenpflegeräume, Ärztehäuser, bisweilen sogar ein Haus für den Aderlass. Dies kommt vor allem auch dadurch, dass der heilige Benedikt von Nursia, Gründer des Benediktinerordens, angeordnet hat: »Die Sorge für die Kranken muss vor und über allem stehen: man soll ihnen so dienen als wären sie wirklich Christus.«[76] So stehen die Klöster den Kranken offen, werden Hospitäler eingerichtet.

Und noch etwas anderes passiert in den Benediktinerklöstern: Bereits im frühen Mittelalter werden hier Kräutergärten angelegt, ein Bemühen, das durch die Kaiser Karl der Große (747–814) und Ludwig der Fromme (778–840) unterstützt wird; denn diese beiden geben in ihrer Landgüterordnung, dem *Capitulare de villis*, die Anordnung zum Kräuteranbau – und holen damit auch viele Heilpflanzen nach Deutschland.

So etwa ist die Situation zur damaligen Zeit. Und dann? Dann taucht eine Frau auf der klösterlichen Bühne auf, schwächlich, oft krank, äußerlich unscheinbar. Eine Frau, die politisch aktiv ist, für ihre Nonnen kämpft, mit kirchlichen und politischen Würdenträgern korrespondiert und von Kaiser Barbarossa als Ratgeberin gefragt wird – und als erste Nonne öffentlich predigt.

## Zur Person Hildegard von Bingens

*Erkennt der Mensch aber die Freude, die ihm von einem anderen entgegenkommt, dann empfindet er in seinem Herzen ein großes Entzücken. Denn dann erinnert sich die Seele, wie sie von Gott geschaffen ist.*

Hildegard von Bingen

Es ist nicht ganz einfach, zwischen – so die Biographin Charlotte Kerner – »einem dünnen Faktenwissen und gläubiger bis abergläubischer Verherrlichung«[77], ein Bild von Hildegard von Bingen zu gewinnen. Äbtissin war sie. Mystikerin, Dichterin, Schriftstellerin, Komponistin. Heilkundige, Sammlerin von Rezepten der Volksheilkunde. Gleichzeitig eine »Ungebildete«, wie sie sich selbst bezeichnet, ohne offizielle schulische oder akademische Ausbildung.

Geboren wird Hildegard von Bingen 1098 als zehntes und letztes Kind des Edelfreien Hildebert von Bennersheim. Dieser schickt Hildegard als »Zehnten« im Alter von acht Jahren in die Frauenklause eines Benediktinerklosters auf dem Disibodenberg – die Klosterruine des von dem irischen Mönch Disibod gegründeten Klosters kann man auch heute noch ca. 25 km südwestlich von Bad Kreuznach bei Odernheim am Glan finden.

Zwischen dem 14. und 17. Lebensjahr legt Hildegard das ewige Gelübde ab. Zwar äußert sie sich später scharf dagegen, die Kinder schon so früh einem Klosterleben zu überantworten, dennoch scheinen die Eltern in ihrem Fall eine richtige Entscheidung getroffen zu haben: Glaube, Arbeit, Gebet und mystische Erfahrungen – bereits mit drei Jahren hatte Hildegard ihre erste Vision – sind für sie von zentraler Bedeutung. So entspricht das klösterliche Leben ihrer Wesensart. Hinzu kommt, dass sie ihr Leben lang von schwacher und kränklicher Konstitution ist. Keine gute Ausgangssituation für ein weltliches Leben.

Hildegard geht ins Kloster, lebt zurückgezogen, womöglich sogar eingemauert mit einigen anderen Nonnen als »Inklusin«. Unterrichtet wird sie von Jutta von Sponheim, die die Begabungen ihrer Schülerin erkennt und fördert.

30 Jahre später stirbt Jutta von Sponheim im Jahr 1136. Hildegard bleibt weiter in der Klause, mit einigen jüngeren Schülerinnen, deren Leitung sie nunmehr übernimmt. Sie ist jetzt 38 Jahre alt.

In den nächsten vier Jahren werden ihre Visionen, die sie als Zeichen der Gnade Gottes empfindet, differenzierter und mächtiger. Im Gegensatz zu anderen Mystikern ihrer Zeit erfährt Hildegard ihre Visionen nicht in außergewöhnlichen Lebenssituationen, weder beim Fasten, noch im Schlaf oder in der Ekstase, sondern in alltäglichen Situationen:

*Die Gesichte, die ich schaue, empfange ich nicht in traumhaften Zuständen, nicht im Schlafe oder in Geistesgestörtheit, nicht mit den Augen des Körpers oder den Ohren des äußeren Menschen und nicht an abgelegenen Orten, sondern wachend, besonnen und mit klarem Geiste, mit den Augen und Ohren des inneren Menschen, an allgemein zugänglichen Orten, so wie Gott es will.*[78]

Über das Licht, das sie sieht, schreibt sie später:

*Das Licht, das ich schaue, ist an keinen Ort gebunden, es ist unendlich heller als eine Wolke, die die Sonne trägt. Ich sehe an ihm keine Höhe, keine Länge und keine Breite. Es wird mir als der »Schatten des lebendigen Lichtes« bezeichnet. Und so wie die Sonne, der Mond und die Sterne im Wasser erscheinen, so formen sich mir und erglänzen mir die Schriften, Gespräche, Tugenden und mancherlei Werke der Menschen in ihm [...] Die Gestalt dieses Lichtes vermag ich in keiner Weise zu erkennen, wie ich ja auch nicht voll in die Sonnenscheibe schauen kann. In diesem Licht sehe ich zuweilen, freilich nicht oft, ein anderes Licht, das mir als das »lebendige Licht« bezeichnet wird; wann und wie ich es sehe, kann ich nicht angeben; solange ich es aber schaue, wird jede Traurigkeit und Beängstigung von mir genommen, so dass ich dann wie ein einfältiges Jungmädchen und nicht wie eine alte Frau bin.*[79]

Im Alter von 42 Jahren erhält Hildegard in einer visionären Schau den Auftrag: »Sage und schreibe, was du siehst und hörst!« Und weiter: »Doch weil du schüchtern bist zum Reden und einfältig zur Auslegung und ungelehrt, das Geschaute zu beschreiben, sage und schreibe aus der Gabe heraus, die dir in himmlischen Gesichten zuteil wird.«[80] Zunächst zögert Hildegard, fühlt sich dieser Aufgabe nicht gewachsen. Der innere Zwiestreit wirft sie auf das Krankenbett. Eine »Zeit der vielen Leiden« folgt, während derer sie sich entschließt, der göttlichen Stimme zu folgen – mit Hilfe des vertrauten Seelsorgers und Probstes Volmar und der Schülerin Ricardis. Hildegard beginnt, ihre Schauungen, Bibelauslegungen und prophetischen Szenarien niederzuschreiben, in einfachem, oft schwer verständlichem und sperrigem Latein. Das Schreiben wird ihre Hauptbeschäftigung. Und so sieht man Hildegard auf vielen Abbildungen, wie sie ihre Aufzeichnungen mit einem Griffel in Wachstafeln niederschreibt. Sie richtet sich eine Klosterzelle ein, an der Grenze zwischen »Frauen-« und »Männerbereich«. Sie selbst sitzt, alleine oder mit Ricardis, auf der einen Seite, Probst Volmar auf der anderen Seite hinter einem Sprechgitter, korrigiert Hildegards Texte oder überträgt sie mit Tinte und Schreibfeder auf Pergamentblätter.

Die ersten fünf Jahre schreibt Hildegard von Bingen im Verborgenen. Doch dann wendet sie sich an den Zisterzienserabt Bernhard von Clairvaux, um von ihm eine Bestätigung zu erhalten. Clairvaux ermutigt Hildegard vorsichtig, mit ihren Aufzeichnungen fortzufahren, bald darauf auch der Mainzer Erzbischof Heinrich, schließlich Papst Eugen III: Nun ist Hildegard als Prophetin anerkannt. Mit diesem Rückhalt der Kirche beschließt sie, sich vom Disibodenberg zu trennen und ein eigenes Kloster in Rupertsberg bei Bingen am Rhein zu gründen. Diese eigenmächtige Entscheidung jedoch passt dem leitenden Abt Kuno vom Disibodenberg überhaupt nicht. Sein Widerstand ist so groß, dass Hildegard über den Streit schwer krank wird und zwei Jahre lang wie gelähmt im Bett liegt. Dennoch bleibt sie unverrückbar in ihrer Forderung und wird erst gesund, als Kuno einlenkt.

1150 siedelt sie in das Kloster in Rupertsberg über. Freudig ziehen die Nonnen ein. Doch das Leben ist hart. Die Häuser sind halbfertig, es fehlt an Erträgen aus den Ländereien und an Unterstützung seitens der Mönche des Disibodenbergs. Ein Teil der Nonnen begehrt unter diesen Lebensumständen auf. Zudem verlässt Ricardis, der Hildegard besonders zugetan war, 1151 das Kloster, um Äbtissin in Bassum zu werden. Hildegard tritt in harte Auseinandersetzungen mit den vorgesetzten Äbten, fordert Lebensmittel und Ländereien ein. Mit den Jahren gelingt es ihr, das Kloster zu Reichtum und Blüte zu bringen, ein weiteres Kloster in Rüdesheim-Eibingen zu erwerben und aufzubauen. Hildegards letzter Sekretär, der Mönch Wibert von Gembloux, nennt die Gründung der Abtei auf dem Rupertsberg ein Wunder, denn sie sei »nicht etwa von einem Kaiser oder Bischof, einem Mächtigen oder Reichen dieser Erde, sondern von einer armen, zugezogenen, schwachen Frau«[81] bewerkstelligt.

Sich selbst als die »geöffnete Tür, durch die Gott hindurchtritt« verstehend, schreibt und veröffentlicht Hildegard weiter: Ihr Hauptwerk *Sci vias – Wisse die Wege* gibt ihre mystischen Erfahrungen über die Entstehung der Schöpfung und die Erlösung der Welt wieder. Sie schreibt eine Sittenlehre *(Liber vitae meritorum)*, ein Buch von den göttlichen Werken *(Liber divinorum operum)*, ein Predigtbuch über die Evangelien, eine Auslegung der benediktinischen Regeln, zwei Biograpien und Tagebuchaufzeichnungen, zudem verschiedene Werke über die Natur und natürliche Heilmittel. Darüber hinaus komponiert Hildegard von Bingen ein Singspiel und 77 Gesänge. Egal ob es sich um allgemeine Verhaltensregeln, die Musik, die Behandlung von Kranken dreht: Angelpunkt bleibt für Hildegard ein tiefer Glaube an Gott und die göttliche Ordnung. In diesem Glauben streitet sie für ihre Auffassung des Christentums, eine Reform des kirchlichen Lebens, kämpferisch und eigenwillig: So empfangen die Nonnen ihres Klosters die heilige Kommunion mit goldenen Fingerringen geschmückt, mit bodenlangen, leuchtend weißen Seidenschleiern und offenen Haaren – Sinnbild für die Bräute Jesus Christi. Öffentlich predigt sie als erste Nonne ihre Glaubensvorstellungen, reist auch noch in hohem Alter viel, hat ein selbstbewusstes Auftreten und eine große Ausstrahlung, unterhält eine umfangreiche Korrespondenz zu weltlichen und kirchlichen Würdenträgern. Am 17. September 1179 stirbt Hildegard von Bingen im Alter von 82 Jahren. Ihre Reliquien befinden sich in Eibingen.

## Heilkunde

Hildegard von Bingen sammelte und veröffentlichte über 500 Rezepte zur Behandlung Kranker, insbesondere in dem ihr zugeschriebenen Werk *Causae et curae* (Ursachen und Behandlung). Es ist nicht überliefert, inwieweit Hildegard selbst behandelte, doch die Angaben über Herstellung und Anwendung, Dosierung und Wechselwirkungen legen nahe, dass sie über ein umfangreiches praktisches Wissen verfügte.

Die Lektüre von *Causae et curae* lohnt sich. Eindrucksvoll und erstaunlich ist vieles, was man hier liest. Hildegard nimmt dabei kein Blatt vor den Mund. Sie schreibt über das Leben, die Liebe, über Sex und Leidenschaften, über Sinnlosigkeit, Wahnsinn und Verzweiflung, über Ehebruch, über Empfängnis bei Vollmond, über Essen und Trinken, über unmäßiges Lachen, Zorn und Traurigkeit, die unterschiedlichsten Erkrankungen mit den interessantesten Ursachen, beispielsweise »Kopfschmerz durch Verqualmung des Magens«[82]. In aller Regel werden die Rezepte gleich dazu genannt, beim verqualmten Magen z. B. eine selbstgemachte Salbe aus Salbei, Majoran, Fenchel und Andorn.

### ●● WARUM KRANK?

Hildegards Auffassung ist von der Überzeugung geprägt, dass vor allem ein maßloser Lebensstil die meisten Krankheiten verursacht. Unter dem »rechten Maß« versteht sie eine innere Ordnung und Harmonie, ein gesundes Verhältnis von Tugend und Laster, d. h. auch die charakterliche Schulung. Daneben spielen die Beziehungen des Menschen zu Gott, zur Natur und zum Kosmos eine wichtige Rolle.

Entsprechend entsteht ihrer Vorstellung nach Krankheit in vier Bereichen:

- Der **göttliche** Bereich: Krankheiten können auftreten, wenn die Beziehung des Menschen zu Gott gestört ist oder unterbrochen wird.
- Der **kosmische** Bereich: Wie in der Humoralpathologie sind die vier Elemente nicht nur auf die den Menschen umgebende Natur beschränkt, sondern werden im Menschen in bestimmten Organen repräsentiert. So wirkt nach Hildegard von Bingen das Feuer im Gehirn und zeigt sich in der Lebhaftigkeit des Sinnenausdrucks oder der Bewegung. Die Luft zeigt sich im Atem und in der Verstandestätigkeit. Das Element Wasser findet sich in den Körperflüssigkeiten und dem Blut des Menschen wieder, erhält die Lebenskraft in ihm frisch. Die Erde

schließlich korrespondiert im Menschen mit Muskeln und Knochen. Gesundheit bedarf der Harmonie dieser vier Elemente.

- Der **körperliche** Bereich. Das Menschenbild der heiligen Hildegard weicht von der Humoralpathologie leicht ab und verwendet eigene Begriffe. Doch auch ihrer Meinung nach führt ein Ungleichgewicht, eine Disharmonie der Säfte zu Krankheit. Hildegard von Bingen sieht hier eine enge Verbindung von Körper und Psyche, sie leitet aus ihrer Säftelehre die Anlage zu 24 Krankheiten und Gemüts- oder Geisteszuständen ab, die von Depression über Dummheit, Verzweiflung und Jähzorn bis zu Wahnsinn oder Besessenheit und ewiger Unzufriedenheit reichen, daneben die Anlage von Krankheiten wie Krebs, Gicht, Selbstmordneigung oder Rheuma. Entsprechend bedeutet die charakterliche Schulung ein wesentliches Element ihrer Lehre und sie sieht auf der anderen Seite die Möglichkeit, dass Störungen auf körperlicher Ebene zu seelischen Beschwerden führen.
- Der **seelische** Bereich. Hier entstehen Krankheiten durch einen »Mangel an seelischen Abwehrkräften«. Diese seelischen Abwehrkräfte sind Tugenden wie Liebe, Barmherzigkeit, Hoffnung oder Tapferkeit. Hildegard von Bingen empfiehlt, die eigenen Schwächen zu erkennen und das »seelische Abwehrsystem« zu stärken, beispielsweise durch das Fasten, welches der Reinigung des gesamten Menschen dient.

Einige Elemente des »Hildegard-Systems« (nennen wir es jetzt einfach mal so) erinnern deutlich an die Humoralpathologie. Das Besondere an den Schriften der heiligen Hildegard ist jedoch: Die spirituelle oder religiöse Dimension nimmt eine weitaus größere Bedeutung ein, als dies verständlicherweise bei den Griechen oder Römern der Fall war. Der Schöpfergott ist es, der Heilmittel nennt, der Heilmittel zur Verfügung stellt, der über Gesundheit oder Tod entscheidet. Der Schöpfergott ist es, dem wir dienen, in dessen Hand wir unser Leben legen.

## WIE HEILEN?

Entsprechend zu den Krankheitsursachen kann sich Heilung als ganzheitlicher Prozess nur dann vollziehen, wenn Ungleichgewichte innerhalb der Körpersäfte, aber auch in den vier zuvor genannten Lebensbereichen behoben werden: die Zuwendung zu Gott, also die Gesundung in religiösem und daneben in kosmischem, seelischem Bereich. Und schließlich auch auf körperlicher Ebene.

Ein ausgeglichener Lebensstil, eine ausgewogene Ernährung, kurz: das »rechte Maß in allen Dingen« sind – so Hildegard von Bingen – die beste Vorbeugungsmaßnahme: »Wer aber Maß hält im Essen und Trinken, wird gutes Blut und einen gesunden Körper haben!«, mahnt sie. So empfiehlt sie beispielsweise, die Speisen weder zu roh noch zu fett, weder zu heiß noch zu kalt zu sich zu nehmen. Bei der Ernährung sollten zudem stets der individuelle Gesundheitszustand, die Konstitution, aber auch äußere Umstände wie die Tages- oder Jahreszeit berücksichtigt werden.

In der Ernährung legt Hildegard von Bingen ansonsten besonderen Wert auf den Dinkel als Basisgetreide, den Fenchel, die Gewürze Bertram, Galgant, Quendel (Feldthymian) und Ysop, die leider heute vielfach in Vergessenheit geraten sind. Eine fett- und zuckerarme Dinkeldiät setzt Hildegard an oberste Stelle bei allen Magen-Darm-, Haut- und Stoffwechselerkrankungen, bei Rheuma und Gicht, chronisch entzündlichen Erkrankungen, Geschwulsterkrankungen, Nervenleiden, Arzneimittelschäden, Allergien.

Neben den genannten Ernährungsvorschriften werden Ausleitungsverfahren empfohlen, wie der Aderlass – hier vor allem ein auch heute noch praktizierter »Mini-Aderlass«[83], der besonders schonend ist, da nur 30–80 ml Blut abgenommen werden, die langsam »abtropfen« – oder das Schröpfen, daneben das Abbrennen von getrockneten Kräutern über bestimmten Bereichen auf der Haut. Letzteres wird übrigens interessanterweise auch in der traditionellen chinesischen Medizin praktiziert (Moxibustion). Des Weiteren ist das Fasten zur innerlichen Reinigung wichtig. Schließlich verfügt die Hildegard-Medizin über eigene Heilmittel, die aus Pflanzen, Tieren, Metallen und (Edel-)Steinen gewonnen und in Form von Elixieren, Tabletten, Badezusätzen, Ölen, Pulvern, Packungen, Keksen und Weinen verabreicht werden. Besonders beliebt bei ihr ist die Darreichung einer Arzneisubstanz als »gelöschter Wein«. Dafür werden Heilpflanzen oder andere Arzneistoffe in Wein gekocht. Ein Klassiker der Hildegard-Therapie ist beispielsweise der »Petersilien-Honig-Wein«, auch als »Herzwein« bekannt. Seine therapeutische Wirkung beruht vermutlich auf der entwässernden Wirkung der Petersilie; Wein und Honig wirken zudem stärkend.

**Hildegard heute**

Erbittert streiten sich auch heute die Geister, ob nun etwas dran sei an der »Hildegard-Heilkunde« oder nicht. Lassen wir sie streiten. Die Arbeitsgruppe Klostermedizin der Universität Würzburg sind die Sachverständigen zur Beurteilung der einzelnen Empfehlungen und Rezepte.[84]

Ich selbst möchte an dieser Stelle vor allem darum bitten, ihr Gesamtkonzept im Auge zu behalten, ihre Aufforderung, auf ein Gleichgewicht im eigenen Leben zu achten, ein maßvolles Leben zu führen, auf Ernährung, Entgiftung und Entschlackung zu achten und die Seele samt Charakterschulung nicht zu kurz kommen zu lassen.

Darüber hinaus scheint mir eine konkrete Therapiemaßnahme der heiligen Hildegard das Spektrum auch der modernen Medizin zu bereichern: die Anwendung der Heilpflanze Galgant. Ein Ingwergewächs, ein Verwandter des Ingwers.

Im Gegensatz zu seinem scharfen asiatischen Verwandten ist der Galgant jedoch von den Inhaltstoffen etwas weniger scharf und enthält dafür einige Bitterstoffe. Galganttabletten sind die einzigen vom Bundesamt für Arzneimittel und Medizinprodukte zugelassenen Arzneimittel der »Hildegard-Medizin«. Galgant regt den Appetit an, fördert die Magensaftproduktion und damit die Verdauung. Angeboten wird es auch in der Kombination mit dem milden Fenchel. Hildegard von Bingen schreibt über den Galgant: »Wer im Herzen Schmerzen leidet und wem vonseiten des Herzens ein Schwächeanfall (Ohnmacht) droht, der esse sogleich eine hinreichende Menge Galgant, und es wird ihm besser gehen.« Dies legt die Anwendung auch bei Herzbeschwerden nahe, die durch Verdauungsstörungen, Blähungen usw. mit nachfolgendem Zwerchfellhochstand verursacht werden (Roemheld-Syndrom).

## Krankheiten und ihre Behandlung aus Sicht der »Hildegard-Heilkunde«

**Beispiel Schnupfen** Über den Schnupfen schreibt Hildegard von Bingen in ihrem Werk *Causae et curae*:

*Wenn auch das menschliche Gehirn zumeist gesund und rein ist, so erheben sich doch zuweilen Stürme der Luft und der anderen Elemente zum Gehirn hinauf, die allerlei Säfte zum Gehirn hin und wieder von ihm weg ziehen und einen nebeligen Rauch im Wege der Nasen und der Kehle auftreten lassen, so dass sich dort ein schädlicher Schleim ansammelt, wie der Rauch nebelnden Wassers. Dieser Schleim zieht dann dort das Krankhafte der schwachen Säfte zusammen, so dass diese unter Schmerzgefühl aus Nase und Kehle ausgeschieden werden.*[85]

Wenn das keine phantasievolle Beschreibung davon ist, wie es zum Schnupfen kommt! Gemeint damit ist in gewisser Weise, dass Schnupfen auch eine Selbstreinigungsmaßnahme des Körpers ist, um sich von schlechten Säften zu befreien.

Zur Therapie des Schnupfens heißt es:

*Wenn ein allzu großer Schmerz durch den starken Fluss in der Nase eines Menschen aufgetreten ist, soll er Fenchel und viermal soviel Dill nehmen und auf einen am Feuer erhitzten, steinernen Dachziegel oder einen dünnen Ziegelstein legen, den Fenchel und den Dill hin- und herwenden, bis sie rauchen, und dann den Rauch und ihren Geruch durch Nase und*

*Mund in sich aufziehen, außerdem auch denselben Fenchel und denselben Dill, auf dem angegebenen Stein erwärmt, mit Brot zusammen essen. [...] Denn die Wärme und die Feuchtigkeit des Fenchels sammelt die widernatürlich ergossenen und zu Unrecht ausgeschiedenen Säfte und zieht sie zusammen, und die trockene Kälte des Dills trocknet dieselben ein, wenn beide Kräuter gleichzeitig auf dem heißen Stein erwärmt werden.*[86]

Ich habe das Rezept noch nicht ausprobiert, weiß jedoch aus der Dokumentation von Erfahrungsberichten, dass »Räuchern«, beispielsweise auch das Räuchern von Wacholderzweigen, eine durchaus verbreitete Anwendungsform der traditionellen Medizin ist.

---

**Beispiel Rückenschmerzen** Rückenschmerzen werden, so die Anhänger der heiligen Hildegard, vor allem durch einen falschen Lebensstil verursacht: Giftstoffe und Schadstoffe belasten den Organismus, Ernährungsfehler und Stress. Charakterliche Schwäche wie Ungeduld, Angst und Zorn tun das ihre.

Die Behandlung von Schmerzzuständen und Beschwerden des Bewegungsapparates sieht daher zum einen eine Fastenkur mit nachfolgender Ernährungsumstellung vor, daneben einen Mikro-Aderlass, zum anderen diverse Heilmittel, hier z. B. Galgantwurzelwein, Lorbeerfruchtöl und Wermutsalbe.[87]

---

**Beispiel Krebs** Wenn schon bei Schnupfen und Rückenschmerzen auf Lebensstil und Charakter hingewiesen wird, so liegt nahe, dass dies auch bei Krebserkrankungen ganz ähnlich ist. Hildegard nennt verschiedene Faktoren, die die Erkrankung begünstigen, hier wieder die Ernährung, ganz allgemein den Lebensstil, daneben seelische »Risikofaktoren«, insbesondere Hoffnungslosigkeit oder Verzweiflung, Unglaube und Weltschmerz. Entsprechend kann ein maßvoller, gesunder Lebensstil dazu beitragen, auch einer Krebserkrankung vorzubeugen.

Eine besondere Rolle in der Hildegard-Medizin spielt die Ernährung, hier u. a. die Verwendung von Dinkel. Dazu eine kleine Anmerkung: Vor über zehn Jahren schrieb ich eine Buchbesprechung über ein Dinkelkochbuch. 1995 hatte der Koch Albert Singler dieses Buch – *Ein kulinarischer Streifzug durch die Dinkelküche* – im Selbstverlag herausgegeben[88], die Tochter hatte die Fotos gemacht, ein echtes Familienprojekt. Als ich Singler am Telefon nach seinem Beweggrund für das Buch, vor allem aber für die Abwandlung der vielen klassischen Koch- und Backrezepte mit Dinkel fragte, erzählte er, dass er durch die Ernährungsumstellung von Weizen und Roggen auf Dinkel und eine allgemeine Änderung des Lebensstils eine Krebserkrankung hatte überwinden können.

Ganz konkret empfiehlt die Hildegard-Heilkunde als unterstützende Maßnahme bei einer Krebsoperation die Einnahme von Schafgarbenpulver und -tee, um den Heilungsverlauf zu begünstigen.

Ganz allgemein schreibt Hildegard von Bingen über die Kennzeichen des Lebens:

*Wenn ein Mensch körperlich gesund ist, wenn er klare, helle Augen hat, gleichgültig von welcher Farbe, so besitzt er das Zeichen des Lebens [...] Mächtig ist nämlich der Ausdruck der Seele in den Augen dieses Menschen, wenn seine Augen klar und durchsichtig sind, weil die Seele kraftvoll in seinem Körper wohnt, damit sie viel Werke in ihm vollbringe. Denn die Augen des Menschen sind die Fenster der Seele. [...] Ebenso trägt ein gesunder Mensch, dessen Farbe auf den Wangen unter der Haut rot oder hellrot ist, so dass diese Färbung unter der Haut sichtbar wird, wie bei einem Apfel, der ganz blank und sauber ist, das Zeichen des Lebens, wenn die rote Farbe seiner Wangen unter Haut zu sehen ist, wie dies bei einer weißen Wolke vorkommt, durch die zwischendurch eine gläserne Wolke sichtbar wird. [...] So wird an den Wangen sichtbar, dass die Seele sicher im Körper sitzt und nicht bald herausgehen wird.*

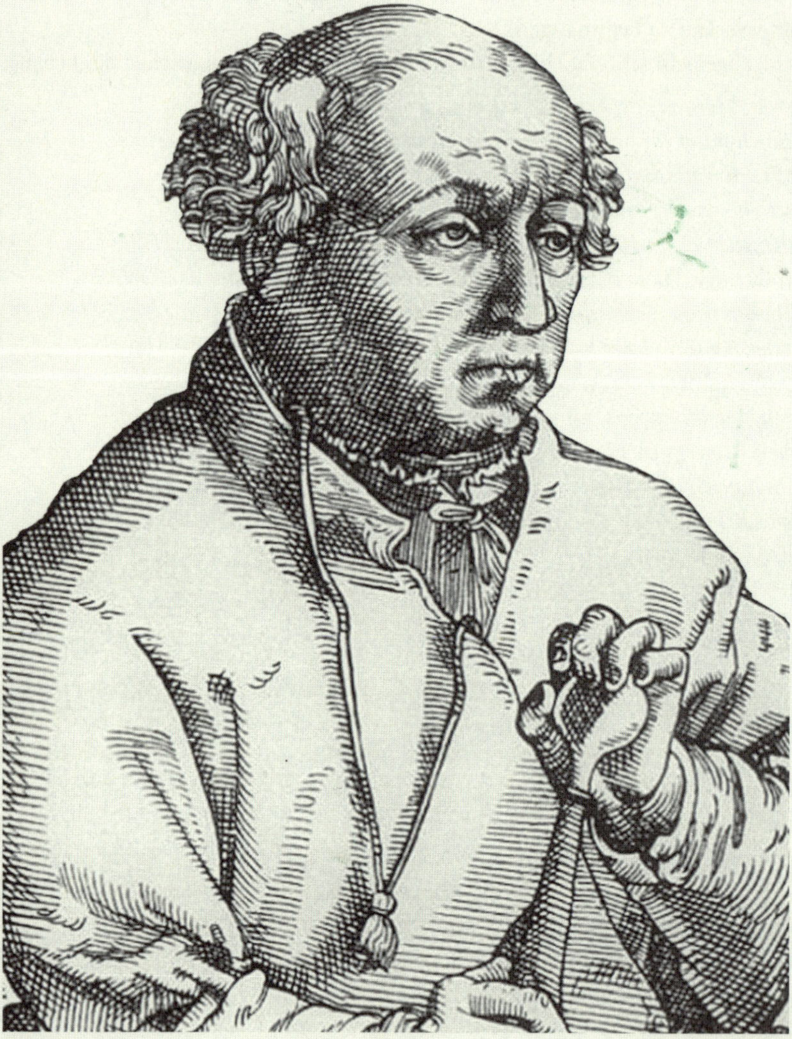

← Paracelsus
Holzschnitt Tobias Stimmer, 1541

# Paracelsus

Nein, ein Zitat aus dem Pschyrembel zu Paracelsus oder zur Paracelsusmedizin gibt es nicht. Wie wäre es stattdessen mit der Beschreibung der Alchemie?

*Alchemie: wahrscheinlich aus dem altägyptischen Wort al kimiya abgeleitete Bezeichnung für die Chemie des Altertums und Mittelalters, die versuchte, unedle Metalle in Gold oder Silber zu verwandeln, das Leben unbegrenzt zu verlängern oder ein künstliches Leben zu schaffen; diese Ziele sollten mit Hilfe des Steins der Weisen erreicht werden. Die Hochblüte der Alchemie lag in der Zeit des Paracelsus; er verstand darunter eine der 3 Säulen der Medizin (neben Philosophie und Astronomie) und sah insbesondere die Scheidekunst als wesentlichen Teil der Alchemie an.*

Pschyrembel Naturheilkunde und alternative Heilverfahren 2006

Hildegard von Bingen wirkte im 11. Jahrhundert. Unser nächster Protagonist lebte 500 Jahre später. In dieser Zeitspanne verrohten die Maßnahmen des ursprünglich genau ausgetüftelten galenischen Systems weiter. Wichtiges Zentrum der Medizin war weiterhin das oströmische Reich, auch die Araber setzten wichtige Impulse, z. B. der Arzt Avicenna (980–1038). Auch wenn es nicht ganz in den Zusammenhang dieses Buches gehört: Im 14. Jahrhundert wütete die Pest und löschte innerhalb einiger Jahre fast ein Viertel der europäischen Bevölkerung aus.[89] Ein Viertel der Bevölkerung, das muss man sich einmal vorstellen! Dank Koch, Pettenkofer, Jenner & Co. sind Seuchen, zumindest bakterielle Seuchen, kein Thema mehr.

Das Medizinstudium dieser Zeit orientierte sich immer noch an den Lehren von Galen und Hippokrates, es wurde lateinisch gesprochen und lateinisch auswendiggelernt, über Hunderte von Jahren. Bis Theophrastus Bombastus von Hohenheim kam, der sich später Paracelsus nennen sollte.

## Zur Person Paracelsus'

*Nicht Titel und Beredsamkeit, nicht Sprachkenntnisse,*
*nicht die Lektüre zahlreicher Bücher [...] sind Erfordernisse eines Arztes,*
*sondern die tiefste Kenntnis der Naturdinge und Naturgeheimnisse.*
Paracelsus

So viele Unklarheiten es über Paracelsus auch gibt: Ein einfacher Mensch scheint er nicht gewesen zu sein. Im Gegenteil. Der berühmte Arzt der Renaissance, der u. a. als Begründer der pharmazeutischen Chemie gilt, zählt zu den umstrittensten Persönlichkeiten der Medizingeschichte – heute, aber auch zu seiner Zeit. Sein umfangreiches Wissen belegen vielfache Veröffentlichungen zu Medizin und Pharmazie, Botanik, Astronomie, Astrologie und Theologie, Philosophie, Naturkunde und Alchemie.

Großartige Fähigkeiten und bahnbrechende Erkenntnisse sind ihm genauso zu eigen wie unbeugsame Radikalität, Streitsucht und Kompromisslosigkeit. So sehr er sein Leben der Medizin verschreibt, so wenig kann er mit den ärztlichen Kollegen seiner Zeit kommunizieren oder gar kooperieren. So sehr er die Kranken liebt und ihnen zu helfen sucht, so viele Feinde gibt es in seinem Leben. Immer wieder ist in der Literatur von Verfolgung und Streit die Rede, wenig dagegen von Freundschaften und liebevollen, stabilen Beziehungen. Paracelsus, der rastlose Wanderer, der unermüdlich sein Wissen vervollkommnet, scheidet die Geister. »Er war ein gewaltiger Sturmwind, welcher alles auseinanderriss und alles zusammenwirbelte, was sich irgend von der Stelle rücken ließ«, so C. G. Jung über Paracelsus.[90] Der Medizinhistoriker Roy Porter nennt ihn »die Geißel des medizinischen Establishments«[91] und schreibt: »Paracelsus war der klassische dogmatische Anti-Dogmatiker, bescheiden und zugleich überzeugt, dass alle anderen Unrecht hatten.«[92]

Bereits die äußere Erscheinung Paracelsus' ist nicht dazu angetan, Wohlwollen und Respekt gerade der besseren Kreise zu gewinnen. Der nur 1,55 m kleine Arzt ist mit seinem großen Kopf und seinem schmächtigen Körper kein besonders stattlicher Mann. Auch seine Manieren lassen offenbar zu wünschen übrig. Den Armen, dem einfachen Volk fühlt sich Paracelsus zugetan, er hat brüske Umgangsformen, verkehrt mit Badern, Hebammen, Barbieren, Henkern und Schwarzkünstlern, um sein Wissen zu erweitern. Er sagt, was er denkt, in deutlichen Worten:

*So ein Mensch sich selbst nicht kennt, so ist er eine Sau.*[93]

*Die gute Art ist in Werken und Erzeigung, im Tun und*
*Selbst-Fertigen. Die böse Art tut aber nichts, redt' aber viel davon.*
*Auf das Maul ist nicht zu urteilen, auf das Herz aber.*
*Das kommt in das Maul nicht ohne die Werke.*

Kein Wunder also, dass die Stubengelehrten, die er so abgrundtief verachtet, Paracelsus als Scharlatan, Alchemist und Prahler mit schier magischen Fähigkeiten misstrauen und fürchten.

Geboren wird er als Philippus Theophrastus Aureolus Bombastus von Hohenheim am 10. November 1493. Er ist das einzige Kind des Arztes Wilhelm Bombast von Hohenheim und seiner Frau Else Ochsner, die dem Benediktinerkloster in Einsiedeln, im Kanton Schwyz, dienst- und abgabepflichtig war. Die Kindheit ist von einer starken Naturverbundenheit, aber auch von Armut und Elend gekennzeichnet, was die Verbundenheit Theophrasts mit dem einfachen Volk erklärt:

*von der natur bin ich nicht subtil gespunnen. Wir werden auch nicht mit feigen erzogen, noch mit met noch mit weizenbrot, aber mit kes, milch und haberbrot: es kann nicht subtil gesellen machen. Zudem das eim alle sein tag anhengt, was er in der iugend empfangen hat. Diese art ist: nur sehr grob sein gegen die subtilen, katzreinen, superfeinen. denn dieselbigen, in weichen kleidern und die in frauenzimmern erzogen werden und wir, die in tanzapfen erwachsen, verstehen einander nit wol.*[94]

Einprägsam in diesen frühen Jahren ist sicherlich die Tätigkeit des Vaters, der die Pilger im Kloster Einsiedeln verarztet und seinen Sohn in die Naturbetrachtung, die Heil- und Arzneimittelkunde, in seine naturwissenschaftlichen, vor allem chemischen und metallurgischen Kenntnisse einweist. Als der kleine Theophrast neun Jahre alt ist, stirbt die Mutter, woraufhin Wilhelm von Hohenheim mit seinem Sohn nach Villach (Kärnten) zieht. Nach dem Besuch der Klosterschule besucht Theophrast von Hohenheim die höhere Schule in Wien und studiert in Ferrara Medizin, wo er auch zum »Doctor beyder arzneyen« – der Leib- und Wundarznei, d. h. der Inneren Medizin und der Chirurgie – promoviert. Die theoretische Ausrichtung des nur dreijährigen Studiums weckt seine Skepsis und Kritik: Wie soll einer ein guter Arzt werden, wenn seine Ausbildung darin besteht, medizinische Glaubenssätze von als unfehlbar angesehenen griechischen und arabischen Autoritäten auswendig zu lernen, wenn klinischer Unterricht so gut wie nicht vorkommt und sich die praktische Ausbildung lediglich auf die Harnschau beschränkt? Nein, dieses Studium reicht ihm bei Weitem nicht, er will »der artzney auf den grund sehen«, praktische Erfahrungen gewinnen. So beginnt eine achtjährige Wanderschaft quer durch Europa (1516–1524). Theophrast von Hohenheim arbeitet als Wundarzt auf dem Schlachtfeld. Er vertieft seine Kenntnisse insbesondere in der Volksheilkunde, vervollkommnet seine ärztlich handwerklichen Fähigkeiten durch Gespräche, Beobachtungen und Begegnungen:

*ich habe in allen den enden und orten fleißig und empsig nachgefragt, erforschung gehapt, gewisser und erfarner warhaften künsten der arznei. Nicht allein bei den doctoren, sondern auch bei den scherern, badern, gelerten erzten, weibern, schwarzkünstlern so sich des pflegen, bei den alchimisten, bei den klöstern, bei edlen und unedlen, bei den geschieden und einfeltigen.*[95]

1524 lässt sich Theophrast in Salzburg nieder, um eine Praxis zu eröffnen, sein Wissen zu ordnen und niederzuschreiben. Schon jetzt entwickelt er ein System über die Entstehung von Krankheiten. Ihm bleibt jedoch nicht viel Zeit, seine Erkenntnisse zu vertiefen: Er sympathisiert mit aufständischen Bauern und muss Salzburg deshalb nach nur wenigen Monaten wieder verlassen. Bald lässt er sich in Straßburg nieder, behandelt auf dem Weg dorthin erfolgreich Vertreter der Prominenz, darunter auch Erasmus von Rotterdam, den bedeutenden holländischen Humanisten, und schreibt hier grundlegende Werke zur Medizin.

Theophrast von Hohenheim gewinnt den Ruf eines »Wunderheilers«, der von den Kranken bewundert, dem von Kollegen jedoch zutiefst misstraut wird – was sich in seiner nächsten Station Basel dramatisch zuspritzt. Nach Basel wird er als Stadtarzt und Honorarprofessor gebeten. Endlich scheint er eine wirtschaftlich abgesicherte, sesshafte Lebenssituation gefunden zu haben. Ein ruhiges Fahrwasser wäre hier durchaus möglich gewesen. Doch sein Wahlspruch

*Alterius non sit, qui suus esse potest –*
*Es sei keiner eines anderen Knecht, der sein eigener Herr zu sein vermag.*[96]

hindert ihn daran, es sich gemütlich einzurichten. Nicht nur hält er seine Vorlesungen in deutscher Sprache, auch greift er die alten medizinischen und pharmazeutischen Grundsätze mit Vehemenz an und verbrennt, angeregt durch Martin Luther, demonstrativ die bis damals gültigen medizinischen Werke von Galenos, Hippokrates und Avicenna. In moderner Übersetzung:

*Wer weiß es denn nicht, dass die meisten Ärzte heutiger Zeit zum größten Schaden der Kranken in übelster Weise daneben gegriffen haben, da sie allzu sklavisch am Worte des Hippokrates, Galenos und Avicenna und anderer geklebt haben.*[97]

Nicht theoretische Systeme, sondern konkrete Beobachtungen sollen den wahren Arzt kennzeichnen, so die Haltung des Empirikers Theophrast. Der rät:

*Lese, belausche, sammle wieder und wieder alle Künste der Erfahrenen und der Ärzte und erwerbe schließlich die vollkommene Erfahrenheit in allem, was über die Dinge der Natur überliefert worden ist. Nicht meinen, sondern wissen! Denn nur darin ist ein wahrer und zuverlässiger Physicus oder Arzt verborgen.*[98]

Er rebelliert, prangert als Stadtarzt die Missstände in den Apotheken an, die verdorbenen Ausgangssubstanzen, fehlerhaften Zubereitungen, zu hohen Preise. Seine radikale Haltung bleibt nicht ohne Reaktion. Über Nacht wird eine Schmähschrift gegen ihn an die Kirchentür geheftet: »Verrecken will ich, wenn Du würdig bist, dem Hippokrates das Nachtgeschirr nachzutragen […] Am besten ist für Dich ein Strick, an dem Du Dich aufhängen kannst.«[99]

Die Beleidigung seines Widersachers, Hohenheims offensichtliche Auflehnung gegen tradierte Theorien, gegen Institutionen, Standeskollegen und Apotheker, ein Wutausbruch bei Gericht – nur eine nächtliche Flucht kann ihn vor Verbannung und Kerker bewahren.

Mittlerweile ist Theophrast 35 Jahre alt. Er nimmt seine Wanderschaft wieder auf – nach Colmar, Nürnberg, St. Gallen, ins Appenzeller Land, nach Innsbruck, Ulm, Oberösterreich, Klagenfurt und schließlich Salzburg. Zwischen den Wanderungen zieht er sich in die Einsamkeit zurück und arbeitet, erstmalig unter dem Pseudonym Paracelsus, an seinen Studien und Schriften, so dass seine schriftstellerische Tätigkeit in diesen letzten Jahren ihren Höhepunkt erreicht. Der Name Paracelsus bedeutet »über Celsus hinaus«, wobei Celsus ein römischer Arzt ist. Die Themen seiner Werke sind vielfältig: Er befasst sich mit der Syphilis, warnt vor den oft bedenkenlos in beliebigen Mengen verabfolgten Quecksilber- und Arsenpräparaten und empfiehlt eine vorsichtige und genau bemessene Dosierung. Später wird er sagen, in einer seiner Verteidigungen vor Gericht, zu dem Vorwurf, er verabreiche seinen Patienten Gift:

*Omnia sunt venena,*
*nihil est sine veneno.*
*Sola dosis facit venenum.*

Übersetzt wird dieser Spruch in der Regel mit:

*Alle Ding' sind Gift*
*und nichts ohn' Gift;*
*allein die Dosis macht das Gift [aus].*

Korrekter wäre es jedoch wohl sinngemäß:

*Allein die Dosis macht, dass etwas kein Gift sei.*[100]

Neben der Pharmakologie spielt in seinen Schriften auch die Psyche eine große Rolle – »Die große Tür, durch die alle Krankheiten hereinspazieren, ist die Niedergeschlagenheit.«[101] Aber auch der Zusammenhang des Menschen und des Kosmos. All diese Aspekte fügen sich in einem medizinisch-naturphilosophischen Weltbild zusammen, in dem die »philosophie, astronomei, alchimei und tugend«[102] die tragenden Säulen der ärztlichen Ausbildung und Tätigkeit bilden. Zu verstehen sind darunter das Studium der Natur in ihren Wirkungskreisläufen (»Philosophie«), die Berücksichtigung von ökologischen und kosmischen Einflüssen auf den Menschen (»Astronomei«), die Herstellung von Heilmitteln (»Alchimei«) und eben die Ausbildung in der ärztlichen Ethik (»Tugend«).

In diesen Jahren veröffentlicht Paracelsus u. a. die *Große Wundarznei*, ein 530-seitiges Opus. Das fundierte und außerordentlich erfolgreiche Handbuch ist die erste medizinische Enzyklopädie. Neben den medizinisch-naturphilosophischen Schriften wendet er sich intensiv der Theologie zu, verfasst auch dazu umfangreiche Schriften. Theologie und Naturwissenschaft schließen sich bei Paracelsus nicht aus, nein, sie sind vielmehr eng verwoben: Kosmos und Mensch folgen dem gleichen Plan.

Eine tiefe Gläubigkeit verbindet sich in den letzten Lebensjahren des Paracelsus mit scharfsinniger Gesellschaftskritik und persönlicher Resignation. Paracelsus' Ruhm ist groß, er wird in den letzten Lebensjahren zu Audienzen eingeladen und zu prominenten Patienten gerufen. Gleichzeitig zeugen seine Schriften aus dieser Zeit und sein überaltertes Gesicht auch von Rückzug und Einsamkeit, Misstrauen und Enttäuschung.

Paracelsus stirbt – durch das unstete Leben, den hohen Alkoholkonsum, das viele Hantieren mit Quecksilberpräparaten und Alkaloiden bei schlechter Gesundheit – am 24. September 1541 im Alter von nur 48 Jahren unter ungeklärten Umständen. Drei Tage vor seinem Tod diktiert er einem Notar sein Testament. Seine wenigen Besitztümer vermacht er einigen Freunden und den »arm, ellend, dürftig leuth« der Stadt Salzburg.

**WARUM KRANK?**

Das Werk Paracelsus' ist gigantisch. Ich möchte daher an dieser Stelle lediglich einige Hinweise liefern, die seine Sichtweise, sein Konzept von Gesundheit und Krankheit ein klein wenig erleuchten.

Paracelsus zufolge gibt es verschiedene »Seinsweisen« des Menschen, die diesen mit dem Kosmos verbinden. Parcelsus sprach hier von »Entien«, abgeleitet aus dem lateinischen Verb esse = sein.[103]

- Das **ens naturale** – den Kosmos der Natur (lat. natura = Natur)
- Das **ens veneni**, den Bereich der giftigen und der heilsamen Substanzformen (lat. venenum = gift)
- Das **ens astrale**, kosmische Zeitenordnung der Welt und des Menschen, d. h. der Jahreszyklus, der Zyklus der Gestirne und der Biorhythmus des Menschen (lat. astrum = Stern, Gestirn)
- Das **ens spirituale** – der Bereich des Seelisch-Geistigen im Menschen und im Kosmos (lat. spiritus = Geist)
- Das **ens deale** – den Bereich der göttlichen Ordnung (lat. deus = Gott)

Diesen fünf Seinsweisen ordnet Paracelsus unterschiedliche Krankheiten zu bzw. unterschiedliche Ursachen für Krankheiten:

- Im **ens naturale** liegt die konstitutionelle Voraussetzung für Krankheiten, also die naturgegebene Anlage zu bestimmten Krankheiten.
- Zum **ens veneni** gehören Vergiftungen, Verunreinigungen und Infektionen.
- Der Ebene des **ens astrale** entsprechen Krankheiten durch Umwelteinflüsse, Störungen im Biorhythmus des Einzelnen, aber auch eine Disharmonie des Menschen mit den Zyklen der Natur.
- Zum Bereich des **ens spirituale** zählen krank machende Faktoren im Bereich von Geist und Psyche, so z. B. Sorgen, Ängste, Überreizung von Geist und Nerven, aber auch Fehlverhalten und Schwächen.
- Auf der Ebene des **ens deale** werden Krankheiten durch die Faktoren, die nicht in unserer Macht stehen, verursacht oder beeinflusst – die schicksalhafte, göttliche Fügung.

Wir sehen: Der Mensch ist nach Paracelsus Teil der Natur, und so ist auch seine Krankheit zu verstehen. Der Biograph Ernst Kaiser bringt dies treffend auf den Punkt. Nach Paracelsus' Auffassung

*bedingen und durchdringen Kosmos und Mensch, Schöpfung und Individuum einander. Beide sind nach dem gleichen Plan angelegt; somit müssen sie auch den gleichen, planmäßigen Gesetzen folgen. Der Mikrokosmos »Mensch« ist nur zu verstehen, seine menschlichen Krankheiten und Gebrechen zu heilen, wenn man diese Gesetze aus dem »Licht der Natur« heraus zu erkennen und zu deuten vermag.*[104]

**WIE HEILEN?**

Auf jeder der fünf beschriebenen Ebenen, der fünf Seinsweisen können Krankheiten verursacht – aber auch Heilung bewirkt werden. Entsprechend findet, so Paracelsus, Heilung von Krankheit ebenfalls auf genau diesen fünf Ebenen statt, basiert auf fünf Säulen:

- Der »natürliche« Weg entspricht dem **ens naturale**. Dieser Weg führt zur Gesundung durch die Anwendung von Naturkräften im weitesten Sinne, so z. B. die Anwendung von Heilpflanzen, Bädern usw.
- Der »spezifische« Weg richtet sich gezielt gegen die Gifte des **ens veneni**. Es sind spezifische Medikamente, Gegengifte, Pharmazeutika.
- Liegt die Ursache der Krankheit vor allem im **ens astrorum**, im Verhältnis von Mensch und Umwelt, begründet, so ist die Heilung ebenfalls in diesem Bereich zu suchen. Paracelsus beschreibt ihn als den »charakteralen« Weg. Er zielt auf die Re-Integration des Kranken in natürliche Rhythmen und Ordnungen ab, so z. B. den Tag-Nacht-Rhythmus.
- Auf der Ebene des **ens spirituale**, im geistigen Bereich, kann die Heilung auf einem »geistigen« Weg durch die Hinführung des Patienten zu einer positiven Einstellung gefördert werden.
- Der fünfte Weg schließlich ist der »Glaubensweg« auf der Ebene des **ens deale**, der göttlichen Fügung, die im Leben über Krankheit und Leben bestimmt. Hier ist der Glaube als Kraft angesiedelt, Glaube an die Sinnhaftigkeit der Krankheit, Hoffnung auf Besserung, Glaube an die Macht des Schöpfers.

Eine tragende Rolle spielt daneben der »Archeus«, ein dynamisches Lebensprinzip, das dem Menschen innewohnt und für Gesundheit wie Heilung entscheidend ist. Paracelsus nennt ihn auch »den inneren Arzt« oder »den Arzt in uns«.

Es verwundert nicht – bei der Beschreibung der Ursachen und Therapiemethoden in den fünf von Paracelsus definierten Bereichen, dass er vom Arzt eine umfangreiche Ausbildung auch in Disziplinen, die über die reine Medizin hinausgehen, fordert, ein Studium generale, welches zu Kenntnissen auch in der Philosophie und der Astronomie befähigt. Für Paracelsus ist der Mensch kein isoliertes Wesen, sondern integraler Teil der gesamten Schöpfung. Heilung bedeutet hier auch, dem Kranken dabei zu helfen, diesen Platz in den Rhythmen der Natur und im Rahmen einer höheren Ordnung wieder zu finden und einzunehmen.

| Die drei Prinzipien | | | |
|---|---|---|---|
| | **Sulfur** | **Merkur** | **Sal** |
| Qualität | Wärme | Ausgleichend | Kälte |
| | heiß, trocken, scharf | Wandlung | kalt, kristallin, fest, materiell |
| Krankheitsneigung bei Übermaß | Entzündung, fiebrige Erkrankungen | Nervenleiden | Sklerose, chronische Erkrankungen, degenerative Prozesse, Ablagerungen |
| Gewebe | Muskel | Nervengewebe | Bindegewebe |

## Die drei Prinzipien

Neben den fünf Seinsebenen gibt es im paracelsischen Weltbild weitere typische Merkmale, z. B. die Lehre der »drei Prinzipien«, die von den Autoren des Buches *Paracelsusmedizin* als »Geniestreich Hohenheims, Hauptquelle seines Ruhms bis in unsere Zeit«[105] beschrieben wird.

So gibt es seiner Vorstellung nach drei Grundprinzipien in seiner Kosmologie, die Leben und Materie prägen. Er nennt diese Prinzipien, die auf die arabische Alchemie zurückgehen, aber von Paracelsus erweitert werden, »Merkur«, »Sulfur« und »Sal« und schreibt ihnen zahlreiche Eigenschaften und Beziehungen zu:

- **Sulfur**, der Schwefel, steht für das Brennende, Verzehrende, ist heiß, trocken und scharf, repräsentiert die Seele, ist zähflüssig, ölig, schwer destillierbar, von heißer Beschaffenheit.
- **Sal**, das Salz, steht für die vergeistigte Materie, für Form und Struktur. Es repräsentiert den Leib, ist fest, kristallin, kalt.
- **Merkur**, das Quecksilber, wird beschrieben als das Prinzip des Wandels, repräsentiert den Geist, ist dünnflüssig, leicht destillierbar.

Diese drei Prinzipien durchdringen Paracelsus' gesamtes medizinisches Weltbild und kennzeichnen beispielsweise auch die Erkrankungen. So wären aus moderner Sicht merkuriale Erkrankungen Nervenleiden, psychosomatische Leiden, wechselnde Beschwerdebilder. Sulfurische Krankheiten entsprechen den akuten Entzündungskrankheiten, Muskelerkrankungen und fiebrigen Erkrankungen. Sal schließlich zeigt sich in chronischen Krankheiten und degenerativen Prozessen. Paracelsus setzt diese Prinzipien darüber hinaus in Verbindung mit den antiken Temperamenten, den Elementen, den Planeten, den Pflanzen, den Metallen – und entwickelt ein umfassendes Netzwerk von Bezügen, die auch heute noch in vielen Bereichen der komplementären Heilkunde aufgegriffen werden.

## Arzneimittelherstellung, Alchemie und Spagyrik

Für Paracelsus gibt es keine eindeutig guten oder schlechten, nützlichen oder schädlichen Substanzen. »Sola dosis facit venenum«, das kennen Sie schon. Zudem schreibt Paracelsus der Arzneimittelherstellung eine besonders große Bedeutung zu.

*Die Kunst der Arzneimittel sei es nun, das Arzneimittel mit der rechten Dosierung herzustellen, im alchemischen Scheideprozess zudem das Nützliche vom Unnützen, das Gute vom Bösen, die Essenz von den Schlacken, das Gift vom Heilsamen zu trennen.*

Seiner Vorstellung nach gibt es in den Ausgangssubstanzen zwei verschiedene Prinzipien – ein gutes, feines, geistiges, heilsames Prinzip und ein böses, grobes, materielles, schädliches Prinzip. Ziel der Arzneimittelherstellung ist es, durch verschiedenste Verfahren wie z.B. Gärung, Destillation oder Veraschung das Heilsame vom Gift zu trennen, das geistige Heilprinzip vom Materiellen.[106]

## Signaturenlehre

*Gott hat seine Macht in Kräutern gegeben, in Stein gelegt, in die Samen verborgen, in denselben sollen wir nehmen und suchen.*[107]

So schreibt Paracelsus. Er ist der festen Überzeugung, dass Heilpflanzen, selbst Giftpflanzen, von Gott geschaffene Arzneimittel seien.

Entsprechend der Vorstellung einer gottgegebenen Pflanzenheilkunde entwickelt sich die so genannte »Signaturenlehre«, (lat. signum = das Zeichen), die eng mit dem Namen Paracelsus verbunden ist (allerdings auf magisch-animistische Medizinkonzepte der Naturvölker zurückgeht). In dem von Paracelsus geprägten, christlichen Gewand geht sie von der Annahme aus, dass Gott in die wirkungsvollen Heilpflanzen geheime Zeichen gesetzt hat, welche den Kundigen darin anweisen, wie die Pflanze zu verwenden sei. Insbesondere die Ähnlichkeit von Form und Farbe zu Körperorganen und Körpersäften werden hier als Hinweis gesehen. Bekannte Beispiele für die Signaturenlehre sind die Walnuss und ihre Ähnlichkeit zum menschlichen Gehirn, daneben Pflanzen mit gelben Milchsäften in Bezug zur Galle.

## Paracelsus heute

*Wir können uns in der Auseinandersetzung mit Paracelsus herausgefordert fühlen, auf neue Weise, unserer moderneren Bewusstseinssituation entsprechend, eine Wissenschaft der Erfahrung zu entwickeln, die Paracelsischer Radikalität und Universalität zu entsprechen vermag. [...] Der Arzt soll sich [...] an die eigene Erfahrung halten, an eine Erfahrung, die – so Paracelsus – von der Liebe zum Kranken und von der Liebe zur Wahrheit geleitet sein solle. Ein nur von der Liebe zum Kranken geleitetes Bemühen führt zwar zur Mitmenschlichkeit im Sinne der Erfahrung des individuellen Krankseins, erschließt aber keine Kompetenz für eine rationale und damit verantwortbare therapeutische Hilfeleistung. Eine nur von wissenschaftlichem Interesse bestimmte Medizin kann uns zwar allgemeine wertneutrale Gesetzmäßigkeiten erschließen, führt aber zu einer verarmten und zuletzt entmenschlichten Sicht von Menschen.*[108]

Peter Matthiessen

Für alle, die die Medizin rein naturwissenschaftlich definieren, hat Paracelsus lediglich die Rolle des Erneuerers gespielt. Er hat das humoralpathologische medizinische Weltbild vom Sockel gestoßen und naturwissenschaftliche Forschung betrieben.
Im komplementärmedizinischen, ganzheitlich orientierten Spektrum der Heilkunde spielt Paracelsus jedoch auch heute noch eine etwas andere Rolle, regt zum Nachdenken an und zum Nachmachen, indem er die Kenntnis der Natur fordert, die spirituelle und ethische Dimension des Arztberufes beschreibt, die verschiedenen Dimensionen von Krankheit und Gesundheit.
Wesentliche Impulse erhielt die anthroposophische Medizin aus den Überlegungen Paracelsus', beispielsweise im Hinblick auf die drei Prinzipien Sal, Merkur und Sulfur. Und auch die Signaturenlehre der Pflanzen ist etwas, was erfahrene Phytotherapeuten – neben der Kenntnis der Inhaltstoffe – nutzen, um sich ein plastischeres Bild von den Charakteristika einer Heilpflanze zu machen.
Seine Anregungen zur Arzneimittelherstellung haben dazu geführt, dass dazu bis heute eine eigene Form, die Spagyrik, existiert, die dem Prozess der Herstellung eine weitaus größere Aufmerksamkeit schenkt, als dies in der konventionellen pharmazeutischen Industrie üblich ist.
Nicht zuletzt die charakterlichen Ansprüche Paracelsus' sind zeitlos, wenn er sagt:

*Ein Arzt darf kein Lascher sein, kein altes Weib,*
*kein Henker, kein Lügner, kein Leichtfertiger sondern soll*
*ein wahrhaftiger Mann sein.*[109]

## Krankheiten und ihre Behandlung aus Sicht der Paracelsusmedizin

**Beispiel Schnupfen** Nein, hier muss ich leider passen. Was Paracelsus über den Schnupfen gesagt oder geschrieben hat – das konnte ich nicht herausfinden! Nur so viel vielleicht: Im Buch *Paracelsusmedizin* wird eine wärmende Bademischung – die man sicherlich auch gegen Erkältungen und Unterkühlung nutzen kann – aus Kamillenblüten, Lavendelblüten, Holunderblüten, Kiefernnadeln und Kalmuswurzel genannt.[110]

**Beispiel Rückenschmerzen** Auch zum Thema Rückenschmerzen konnte ich kein Originalzitat finden. Wohl jedoch kenne ich die Anwendungshinweise aufgrund der Signaturenlehre. So wurde traditionell bei Rückenschmerzen eine Heilpflanze eingesetzt, die eine eindrucksvolle Größe hat – sie wird bis zu 2 m groß – und durch einen dicken, runden, hohlen, damit in gewisser Weise der Wirbelsäule ähnelnden Stängel auffällt: die Engelwurz. Übrigens: Eine Salbe der Paracelsusmedizin gegen Muskelverspannungen verwendet 10 g Angelikawurztinktur (Engelwurz), 10 g Beinwelltinktur, 10 Tropfen Gewürznelkenöl in 100 g Hydrophiler Salbe; mit ihr werden die schmerzenden Stellen mehrmals täglich dünn eingerieben.

Handelt es sich um rheumatische Rückenschmerzen, die sich bei Feuchtigkeit verschlechtern, so wird eine Teemischung eingesetzt, die aus Pflanzen besteht, welche auf feuchtem Grund wachsen – auch hier die Signaturenlehre! Dazu gehören Birke, Esche, Frauenmantel, Goldrute, Mädesüß und Weide. Gegen Muskelverspannungen setzt man zudem eine Salbe ein, die Engelwurztinktur, Beinwelltinktur, Gewürznelkenöl enthält.[111]

**Beispiel Krebs** Tatsächlich! Es gibt einen Originalartikel aus dem Jahr 1930 von Bernhard Aschner (dem Wiener Arzt, der den Aus- und Ableitungsverfahren wieder zu neuer Blüte verhalf, siehe S. 76) über »Die Krebsbehandlung bei Paracelsus«. Aschner war offenbar ein großer Bewunderer von Paracelsus, denn er übersetzte seine Schriften. Er zitiert Paracelsus, der über Krebs und fressende Geschwüre schreibt und damit »fressende Schäden« meint, die er jedoch ähnlich behandelte:

*Bei bösartigen Geschwüren soll alles, was von Flüssen oder Säften ist, wenn es bei einer Austrittsstelle ausbricht« in folgender Form zur Heilung gebracht werden: »Zuerst töte ab, dann reinige und schließlich heile es zu.*[112]

Zur Abtötung verwendete Paracelsus Alkali aus Schwefelarsen, zur weiteren Versorgung Harzpflaster, bei einigen Krebsarten Bleianwendungen, daneben nennt er Arsen, Quecksilber und Vitriol.[113]

Und noch ein Zitat, das für das Thema »Krebs« von Interesse ist. Paracelsus schreibt:

*Merket euch, dass eine Krankheit dort entsteht, wohin der Lebensgeist nicht kommen kann. Wenn er verstopft wird, entsteht eine Fäulnis, die Geschwüre bewirkt, denn an diesem Ort stirbt der Lebensgeist.*[114]

Eine Fäulnis im Sinne Paracelsus' kann zu Krebs, aber auch zu chronischer Erschöpfung, Depressionen, vegetativen Störungen, Hautausschlägen führen. Um derartige Zustände, deren Therapie weitaus schwieriger als ihre Vorbeugung ist, zu vermeiden, raten die Vertreter der Paracelsusmedizin zu regelmäßigen Entgiftungskuren.[115]

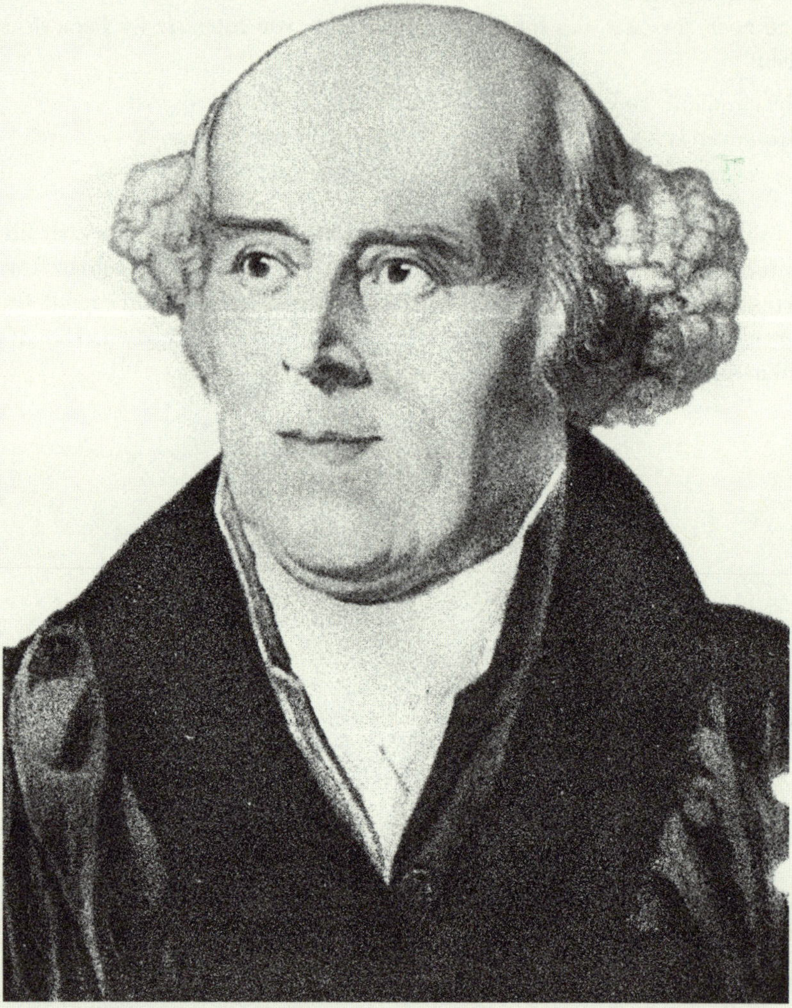

# Samuel Hahnemann und die Homöopathie

*Homöopathie: durch Samuel Hahnemann (1755–1843) begründetes medikamentöses Therapieprinzip, das Krankheitserscheinungen nicht durch exogene Zufuhr direkt gegen die Symptome gerichteter Substanzen behandelt, sondern bei dem (meist in niedriger Dosierung) Substanzen eingesetzt werden, die in hoher Dosierung den Krankheitserscheinungen ähnliche Symptome verursachen; dieses so genannte Ähnlichkeitsprinzip wird in der klassischen Homöopathie ergänzt durch ein komplexes System von Zuschreibungen sowohl im Hinblick auf Patienteneigenschaften (Konstitutionstypen) als auch auf die eingesetzten Arzneimittel (Pflanzen, Tier, Mineral), das bei der individuellen Verordnung berücksichtigt wird. Meist wird neben der Heilung akuter oder chronischer Erkrankungen eine Stärkung der Konstitution angestrebt.*

Pschyrembel Naturheilkunde und alternative Heilverfahren 2006

Homöopathie. Das Verfahren mit dem unaussprechlichen Namen. Handelt es sich dabei nicht um diese winzigen Kügelchen? Die extrem hohen Verdünnungen, die eigentlich gar nicht wirken können, weil zu wenig »drin« ist?

Wir werden sehen. Und befassen uns zunächst mit ihrem Begründer, dem Arzt und Apotheker Samuel Hahnemann (1755–1843).

Hahnemann könnte man durchaus als Aussteiger betrachten, der seinen Job als Arzt hinschmeißt, mit seiner großen Familie phasenweise in tiefster Armut lebt und nach neuen Wegen sucht. »Ich bin […] vom gewöhnlichen Weg der Heilkunde abgegangen.«[116], schreibt er an seinen Förderer Christoph Wilhelm Hufeland, der nach ihm geboren ist und vor ihm stirbt, von dem im nächsten Kapitel die Rede sein wird.

Warum tut Hahnemann das? Der Grund ist einfach: Auch wenn Paracelsus der alten Medizin den Dolchstoß gegeben hat, auch wenn sich zu Hahnemanns Zeit an den Universitäten der Medizin erste Ansätze einer neuen Medizin entwickeln – in der Praxis werden immer noch die alten Verfahren von Galen & Co. angewandt, nach dem Grundsatz »contraria contrariis curentur« (»Entgegengesetztes solle/möge mit Entgegengesetztem geheilt werden«[117]), mit groben, geradezu gewalttätigen Maßnahmen: Schröpfen, Einläufen, Brechkuren, Aderlässen, hochdosierten

Quecksilberpräparaten. Mit dem subtilen System Galens hat all das nicht mehr viel zu tun. Mit dieser Medizin hadert Hahnemann. Und schreibt, ebenfalls in dem Brief an Hufeland:

*Auf diese Art ein Mörder oder Verschlimmerer des Lebens meiner Menschenbrüder zu werden, war mir der fürchterlichste Gedanke, so fürchterlich und ruhestörend für mich, dass ich in den ersten Jahren meines Ehelebens die Praxis ganz aufgab und fast keinen Menschen ärztlich behandelte, um nicht noch mehr zu schaden.*[118]

## Person und Werk Hahnemanns

Samuel Hahnemann, als drittes Kind des Porzellanmalers Christian Gottfried Hahnemann in Meißen am 11. April 1755 geboren, ist offensichtlich ein begabter Schüler. Obwohl die Familie keine akademische Ausbildung für ihn vorgesehen hat, fällt er im Unterricht auf. Ihm wird das Schulgeld erlassen, er darf sogar auf die Landes- und Fürstenschule St. Afra bei Meißen gehen. Ein guter Start, hart erarbeitet.

Ähnlich geht es weiter. Nicht mehr als 20 Taler kann sein Vater ihm für das Medizinstudium in Leipzig mitgeben, und so verdient sich Samuel seinen Lebensunterhalt durch Sprachunterricht für ausländische Kommilitonen und die Übersetzung französischer und englischer Werke aus den Bereichen der Medizin und Chemie. Das Studium selbst enttäuscht ihn wegen der oft unreflektierten Wiedergabe althergebrachter Behandlungsmethoden. Samuel will Unterricht am Krankenbett, und so zieht er nach weniger als zwei Jahren nach Wien, wo er dem Leibarzt der Kaiserin, Joseph von Quarin, assistiert. Doch das Geld reicht einfach nicht. Samuel muss sich nach einer Anstellung umsehen und findet sie, nach nur einem dreiviertel Jahr Wien, in Siebenbürgen. Dort kann er tätig sein, als Hausarzt, Bibliothekar und Verwalter der Münzsammlung des Statthalters. Nach weniger als zwei Jahren zieht er jedoch nach Erlangen, um nach einem weiteren Semester Studium sein Examen zu machen und seine Doktorarbeit abzulegen. Insgesamt hat das Medizinstudium sechs Semester gedauert – seine Zweifel an der eigenen Kompetenz scheinen durchaus glaubwürdig.

Wanderjahre folgen. Samuel wird in den nächsten 24 Jahren immer wieder umziehen: von Erlangen nach Hettstedt, Dessau, Gommern, Dresden, Leipzig, Gotha, Georgenthal, Göttingen, Molschleben, Pyrmont, Wolfenbüttel, Braunschweig, Königslutter, Hamburg, Altona, Mölln, Machern, Eilenburg und Torgau. Mittlerweile jedoch ist er nicht mehr allein: 1783 heiratet er Henriette Küchler, die erst 17-jährige Stieftochter eines Apothekers, die er später einmal als »edle Gefährtin seines Künstlerlebens« bezeichnen wird.[119]

Hahnemann beginnt, sich massiv mit den damals herrschenden Therapiemaßnahmen auseinanderzusetzen. Sie können nicht richtig sein – im Gegenteil: Die massiven Aderlässe bei fast jeder Unpässlichkeit und die hohen Medikamentendosen schwächen, fügen Schmerzen zu, ja können sogar den Tod des Patienten bewirken. Hahnemann wendet sich ganz von der Heilkunde ab, er will ab jetzt nur noch schriftstellerisch arbeiten. So übersetzt er, verfasst Abhandlungen, beschäftigt sich mit Chemie und Hygiene. All das unter schwierigen wirtschaftlichen Bedingungen. Ein Biograph meint, die Armut der mittlerweile fünfköpfigen Familie Hahnemann sei »nicht pittoresk genial, sondern schlechthin miserabel«[120] gewesen.

1790 dann eine Wende. Hahnemann übersetzt die *Materia medica*, eine Arzneimittellehre des schottischen Medizin- und Chemieprofessors William Cullen (1710–1790) aus dem Englischen. Cullen ist ein hochangesehener Mediziner, Präsident des Royal College of Physicians in Edinburgh und Fellow der Royal Society of London. Sein Werk *Synopsis Nosologicae Medicae* gilt als ein Vorläufer der ICD (International Statistical Classification of Diseases and Related Health Problems). Hahnemann stolpert über Cullens Schilderung der Wirkung von Chinarinde bei Wechselfieber (Malaria). Dieser schreibt nämlich, dass die therapeutische Wirkung bei Malaria auf die magenstärkenden Eigenschaften der Chinarinde zurückzuführen sei. Hahnemann will das nicht ganz glauben und macht seinen berühmt gewordenen Selbstversuch, bei dem er herausfindet, dass das Chinin am Gesunden Symptome hervorruft, die dem Wechselfieber ähneln – welches wiederum durch Chinin seinerzeit erfolgreich geheilt wird:

*Ich nahm etliche Tage zweimahl täglich jedesmahl vier Quentchen gute Chinarinde ein; die Füsse, die Fingerspitzen usw. wurden mir erst kalt, ich ward matt und schläfrig, dann fing mir das Herz an zu klopfen, mein Puls war hart und geschwind; eine unleidliche Aengstlichkeit, ein Zittern (aber ohne Schauer), eine Abgeschlagenheit durch alle Glieder; dann Klopfen im Kopfe, Röthe der Wangen, Durst, kurz alle mir sonst beim Wechselfieber gewöhnlichen Symptome erschienen nach einander […] Dieser Paroxysm dauerte zwei bis drei Stunden jedesmahl, und erneuerte sich, wenn ich diese Gabe wiederholte, sonst nicht.*[121]

Erste Erkenntnisse, erste Überlegungen: Denn, so Hahnemann, wenn die Chinarinde bei ihm, beim Gesunden, malariaartige Zustände erzeugt, diese jedoch im Krankheitsfall von der Chinarinde geheilt werden, so scheint es einen Zusammenhang zu geben zwischen den beim Gesunden erzeugten Krankheitszeichen und der Heilwirkung eines Arzneimittels im Krankheitsfall.

Doch damit hat das miserable Leben kein Ende. Es wird noch sechs Jahre dauern, bis der Durchbruch geschafft ist. Zwar ist Hahnemann mittlerweile ein gefragter wissenschaftlicher Literat – doch die wirtschaftliche Situation der Familie bleibt schwierig. Gleichzeitig kritisiert er auf das Schärfste die Behandlungsmethoden seiner Zeit, als Kaiser Leopold II. von Österreich nach wiederholten Aderlässen stirbt. Brutal rechnet er mit der ärztlichen Zunft ab – was ihm auf Lebzeiten Kritiker und Gegner einbringt.

Und wieder steht ein Umzug an. Hahnemann hat sich mit der Situation von Geisteskranken befasst, er gründet mit Hilfe eines Gönners eine Irrenanstalt. Den einzigen Patienten der Anstalt kann er durch menschliche Betreuung von seiner Depression und Verwirrung befreien. Doch neue Patienten stellen sich nicht ein. Hahnemann arbeitet weiter vorwiegend wissenschaftlich, zieht wieder um. Die Kinderschar ist mittlerweile auf sechs angewachsen, das siebte Baby stirbt bei einem Planwagenunglück.

Hahnemann beginnt, seine Überlegungen systematisch zu prüfen, d. h. systematisch Arzneimittel einzunehmen oder einnehmen zu lassen und die darauf eintretenden Symptome und Veränderungen akribisch aufzuschreiben. Was verspricht sich Hahnemann von diesen Experimenten, den so genannten »Arzneimittelprüfungen«? Nach den Beobachtungen der Chinarinden-Einnahme möchte er mehr darüber erfahren, wie ein Arzneimittel beim Gesunden wirkt. Schließlich sucht er ja nach Ähnlichkeiten der Symptomatik beim Gesunden, der das zu prüfende Mittel eingenommen hat, und beim Kranken. Denn er ist der Überzeugung, dass eine Ähnlichkeit der Symptome in beiden Fällen einen entscheidenden Hinweis für Therapie und Arzneimittelwahl darstellt.

Ebenso wichtig ist die Befragung und Beobachtung des Patienten mit all seinen Befindlichkeiten. Hahnemann:

*Zum Entwurfe des Bildes der Krankheit hat der Arzt nur ein einfaches Benehmen nötig, Aufmerksamkeit im Beobachten und Treue im Kopieren. Vermutungen, Erpressungen und Suggestionen mögen fern von ihm sein. Der Kranke klagt den Vorgang seiner Beschwerden, die Angehörigen erzählen sein Benehmen, der Arzt sieht, hört, fühlt usw., was verändert und ungewöhnlich an ihm ist, und zeichnet sich alles in der Ordnung auf, um sich das Bild der Krankheit darzustellen. die beständigsten, auffallendsten, die dem Kranken beschwerlichsten Symptome sind die Hauptzeichen. Der Arzt zeichnet sie aus als die stärksten, als die Hauptzüge des Bildes. Die singulärsten, ungewöhnlichsten Zeichen geben das Charakteristische, das Unterscheidende, das Individuelle an.*[122]

Das Leben der Familie Hahnemann bleibt unruhig. Hahnemann schreibt und veröffentlicht weiter in großem Umfang, darunter ein mehrbändiges Apotheker-Lexikon, das lange Zeit maßgebend in seiner Art ist. 1796 veröffentlicht er erstmalig seine Überlegungen zur Homöopathie in Hufelands berühmtem *Journal der praktischen Heilkunde*, hier in dem Aufsatz »Versuche über ein neues Prinzip zur Auffindung der Heilkräfte der Arzneisubstanzem mit einigen Blicken auf die bisherigen«:

*Man [...] wende in der zu heilenden (vorzüglich chronischen ) Krankheit dasjenige Arzneimittel an, welches eine andere, möglichst ähnliche, künstliche Krankheit zu erregen im Stande ist, und jene wird geheilet werden; Similia similibus.*[123]

Similia similibus. Ähnliches mit Ähnlichem. Similia similibus curentur. Ähnliches möge mit Ähnlichem geheilt werden. Das ist der Grundsatz der Homöopathie.

Immer noch sind seine Lebensumstände unsicher, sein Ruf als Chemiker leidet, da er die Erfindung eines neuen Salzes ankündigt, dieses sich jedoch als Borax entpuppt, auch seine Empfehlung, Belladonna bei Scharlach zu geben, wird er erst später untermauern können.

Mit seiner neuen Therapiemethode jedoch macht Hahnemann Fortschritte. Ausführliche Krankenberichte belegen eine hohe Patientenzahl. Hahnemann ist sich seiner Methode sicher. Jetzt braucht er sie nur noch zu verfeinern, zu differenzieren. Und wieder zieht die Familie Hahnemann um, im Jahr 1805. Diesmal nach Torgau.

In Torgau tritt Ruhe ein. Hahnemann ersteht ein Haus mit Garten, in dem er und die Seinen für die nächsten sieben Jahre wohnen werden. Die Kinderschar wächst und wächst, insgesamt werden es elf Sprößlinge sein. Hahnemann arbeitet weiter, er gewinnt Bewunderer und Anhänger, aber auch Feinde und Neider, wendet sich jetzt ganz der ärztlichen Tätigkeit zu, um die Richtigkeit seiner Erkenntnisse sich selbst und anderen zu beweisen. Die Praxis wächst. Die Behandlungen zeigen Erfolge.

Man kann sich den 50-Jährigen zu diesem Zeitpunkt im Zenit seiner physischen und geistigen Schaffenskraft vorstellen. Unterstützt wird er in dieser Zeit von Hufeland, dem Arzt Goethes, Wielands, Schillers und Herders – bis seine Anschauungen später eine Radikalität annehmen, die Hufeland nicht mehr teilt. Doch auch Goethe selbst wird einige Jahre später anerkennend schreiben: »Ich glaube jetzt eifriger denn je an die Lehre des wundersamen Arztes, seit dem ich die Wirkung einer allerkleinsten Gabe so lebhaft gefühlt und immer wieder empfinde.«[124]

Hahnemann veröffentlicht weiter, und er weist in Hufelands Journal bereits jetzt auf die »Kraft kleiner Gaben der Arzneien« hin. Er versucht die Dosierung der Arzneimittel immer weiter zu reduzieren, um mögliche Nebenwirkungen zu vermeiden. Daneben veröffentlicht er drei Werke: In *Äskulap auf der Waagschale* (1805) rechnet er schonungslos mit der herkömmlichen Medizin ab. 1806 erscheint die *Heilkunde der Erfahrung*, ein theoretisches Werk, in dem Hahnemann auf die Selbstheilungskräfte des Menschen und das individualisierte Vorgehen eingeht.

1810 schließlich veröffentlicht er das *Organon der rationellen Heilkunde*, sein Hauptwerk, als Krönung der Torgauer Zeit. Das Organon, die Bibel der klassischen Homöopathie, ist ein Gesetzeswerk, in dem Hahnemann in Paragraphen streng logisch seine Erkenntnisse zur Mittelfindung, zur Behandlung, zur Arzneimittelherstellung vorstellte. Dieses Buch wird zu Hahnemanns Lebzeiten fünfmal neu aufgelegt, er überarbeitet das Werk immer wieder. Hier heißt es:

*Durch Beobachtung, Nachdenken und Erfahrung fand ich, dass im Gegentheile von der alten Allöopathie die wahre, richtige, beste Heilung zu finden sey in dem Satze: Wähle, um sanft, schnell, gewiss und dauerhaft zu heilen, in jedem Krankheitsfalle eine Arznei, welche ein ähnliches Leiden (homoion pathos) für sich erregen kann, als sie heilen soll!*
*Diesen homöopathischen Heilweg lehrte bisher niemand, niemand führte ihn aus.*[125]

Im *Organon* legt Hahnemann seine Auffassung von Gesundheit und Krankheit deutlich dar: Krankheit ist eine Verstimmung der Lebenskraft, unter welcher er ein immaterielles, die Materie aufbauendes Prinzip versteht. Ist die Lebenskraft durch ein krankmachendes Agens verstimmt, so zeigt sich dies in einer Vielzahl von auffälligen Krankheitszeichen, die vom Arzt als das nach außen gekehrte Bild der Krankheit genau beobachtet werden, um das entsprechende Simile zu finden. Gerade die individuellen, herausragenden, ungewöhnlichen Symptome sind dabei von besonderer Bedeutung. Allein das Simile kann eine Heilung einleiten, da es künstlich eine Krankheit erzeugt, die der bestehenden, natürlichen Krankheit ähnelt, aber selbige an Stärke übertrifft.

Die Jahre in Torgau nehmen ihr Ende. Politische Unruhen machen einen Umzug ratsam. 1811 zieht Hahnemann zum dritten Mal nach Leipzig. Im gleichen Jahr veröffentlicht er seine *Reine Arzneimittellehre*, ein umfangreiches Werk, das die Symptome von 66 geprüften Stoffen enthält. Dabei handelt es sich nicht um einige wenige Merkmale, im Gegenteil: Für das Arzneimittel Pulsatilla (Wiesenküchenschelle) beispielsweise sind über 1000 Symptome beobachtet. In der Arzneimittellehre, die in den folgenden Jahren weitererarbeitet und veröffentlicht wird, geht Hahnemann auch auf die richtige Anwendung seiner Arzneimittel, auf die Dosierung und Darreichung ein.

In Leipzig beginnt Hahnemann, zweimal wöchentlich Vorlesungen über die Homöopathie zu halten. Seine Praxis floriert in diesen Jahren, sein Ruhm mehrt sich, vor allem aufgrund großer Behandlungserfolge während einer Typhusepidemie im Jahr 1813. Seine Preise liegen an der oberen Grenze.

Doch es gibt auch eine Vielzahl von Gegnern. Sie warten auf einen Eklat – und kriegen ihn. Nach dem Tod des Fürsten Schwarzenberg, der zwischenzeitlich in Hahnemanns Behandlung war, gehen die Gegner zur Offensive über, klagen die Apotheker Leipzigs wegen unerlaubter Arzneimitteldispersion gegen Hahnemann.

Hahnemann entschließt sich 1821, Leipzig zu verlassen und nach Köthen zu gehen. Der dortige Herzog hat ihm die Erlaubnis erteilt, bis zu seinem Lebensende zu praktizieren wie auch Arzneien herzustellen und zu verteilen. Diese Bedingungen ermöglichen dem mittlerweile 66-Jährigen, die nächsten 14 Jahre in aller Ruhe an seinem Spätwerk zu arbeiten.

In der Köthener Zeit, im Jahr 1827, spricht Hahnemann zum ersten Mal vom Potenzieren oder Dynamisieren, einem Verfahren, in dem das Arzneimittel stufenweise verdünnt und verschüttelt oder verrieben wird. Durch dieses Verfahren wird, so Hahnemann, die Arzneikraft des Wirkstoffes zwar materiell abgeschwächt – was zu verminderten Nebenwirkungen führt –, ist aber dynamisch wirksamer. Und auf diese dynamische Kraft (heute würde man wohl Energie oder Information sagen) kommt es ihm an, um der zerstörerischen Kraft der Krankheit zu begegnen, nicht hingegen auf die Chemie des Arzneimittels. Denn chemisch ist in den Potenzen, die Hahnemann verwendet, der Ausgangsstoff ohnehin nicht mehr nachweisbar.

1828 veröffentlicht Hahnemann die ersten drei Bände des vierbändigen Werkes *Die chronischen Krankheiten, ihre eigenthümliche Natur und homöopathische Heilung*. Hier beschäftigt er sich mit der Frage, warum die Behandlung von chronischen Krankheiten häufig nicht anschlägt, und entwickelt die Miasmentheorie, die uns hier nicht weiter beschäftigen soll.

Am 10. August 1829 feiert Hahnemann sein 50-jähriges Doktorjubiläum. Zum letzten Mal demonstriert seine Schülerschaft Einigkeit. 1830 stirbt seine Frau Henriette an Krebs, kurz darauf auch Hahnemanns Gönner, der Herzog von Köthen. Mit dem neuen Herzog laufen Hahnemanns Gegner erneut Sturm gegen ihn. Hahnemann selbst ist zum unbeugsamen Dogmatiker geworden, der unbedingten Gehorsam von seinen Anhängern verlangt. Gerade in Leipzig bildet sich nun eine »liberale« Bewegung innerhalb der Homöopathie, die sich als »naturwissenschaftlich-kritische Homöopathie« bezeichnet und sich von der orthodoxen Richtung, der »reinen Homöopathie« Hahnemanns, distanziert. 1832, nachdem die Leitung des homöopathischen Krankenhauses einem Mitglied der liberalen Strömung überantwortet worden ist, wettert Hahnemann öffentlich gegen diese »Halb- und Bastard-Homöopathen«.

Hahnemann ist nun beinahe 80-jährig. Der Ruhm der Köthener Zeit hat unter dem Konflikt der verschiedenen homöopathischen Schulen gelitten. Da, plötzlich, ereignet sich im Leben des alten Mannes eine jähe Wendung: Melanie d'Hervilly-Gohier, eine junge hübsche Malerin aus Paris, tritt in sein Leben. Sie hat das *Organon* gelesen, ist Feuer und Flamme für die neue Therapiemethode und reist nach Köthen, um sich vom Hofrat Hahnemann wegen einiger leichter Beschwerden kurieren zu lassen. Sie kommt und sie bleibt. Sie betet Hahnemann an, sie lernt von ihm, sie assistiert ihm. Sie nimmt sein Leben in die Hand, so scheint es. Am 18. Januar 1935 heiratet das ungleiche Paar, das durch eine tiefe Liebe verbunden ist. Melanie verteilt darauf den gesamten Hausstand wie auch den Großteil von Hahnemanns Vermögen unter seinen Kindern und zieht im Juni mit ihrem Samuel nach Paris. Dort führt sie ihn in die Gesellschaft ein, baut mit ihm und für ihn eine große, elegante Praxis auf, in der sie auch mitarbeitet.

Hahnemann fühlt sich in den letzten Lebensjahren »gesund und munter«, wie er in mehreren Briefen an seine Freunde schreibt, und freute sich seines Lebens. Er hat zahlreiche Anhänger. Am 2. Juli 1843 stirbt Samuel Hahnemann und wird von seiner Frau in aller Stille beigesetzt.

## ●● WARUM KRANK?

Für Hahnemann sind Krankheitszeichen – Entzündungen, Schwellungen, Schmerzen usw. – lediglich Symptome einer tiefer liegenden Störung, die sich in diesen Symptomen sinnlich wahrnehmbar manifestiert. Für ihn liegt die eigentliche Ursache der Krankheit in einer **»Verstimmung« der Lebenskraft**. Er beschreibt diese Lebenskraft als geistartige, als den materiellen Körper belebende Kraft, als Lebensprinzip. Sie ist es, die den lebenden Organismus von einem rein materiellen Organismus unterscheidet, sie ist für Empfindungen, Tätigkeiten, Selbsterhaltung, kurz: für alle Lebensverrichtungen verantwortlich. Über die Krankheit schreibt er im *Organon*:

*§12: Einzig die krankhaft gestimmte Lebenskraft bringt die Krankheiten hervor.*[126]

## ○○ WIE HEILEN?

Seiner Krankheitsauffassung entsprechend geht es Hahnemann in der Therapie einzig und allein darum, die **Lebenskraft** zu stärken und die »Verstimmung« zu beheben. Dies geschieht mit Hilfe eines individuell gesetzten Arzneimittel-Reizes, der die Lebenskraft stärkt und harmonisiert. Grundprinzip der Verordnung ist die Ähnlichkeitsregel, die einige Seiten zuvor vorgestellt wurde. Aus dieser Ähnlichkeitsregel leitet sich die Handlungsanweisung der homöopathischen Therapie ab:

*Wähle, um sanft, schnell, gewiss und dauerhaft zu heilen, in jedem Krankheitsfalle eine Arznei, welche ein ähnliches Leiden für sich erregen kann, als sie heilen soll.*[127]

Gemäß der Ähnlichkeitsregel werden einerseits für die Therapie die Krankheitszeichen (»Krankheitsbild«), andererseits die beim Gesunden durch ein Arzneimittel hervorgerufenen Veränderungen und Auffälligkeiten (»Arzneimittelbild«) auf ihre Ähnlichkeit hin verglichen und dasjenige Mittel gewählt, welches die größte Übereinstimmung aufweist. Dabei spielen in besonderem Maße subjektive Beschwerden, Auffälligkeiten wie auch die Umstände, unter denen sich die Beschwerden verbessern oder verschlechtern, eine Rolle. Wir haben es also mit einem medizinischen Konzept zu tun, das völlig anders vorgeht als beispielsweise die Schulmedizin. Während bei Letzterer in einem linearen Zusammenhang Ursache und Wirkung verbunden werden, Erreger und Krankheit beispielsweise, denkt die Homöopathie in Analogie von Krankheitbild und Arzneimittelbild, so wie ein positives mathematisches Zeichen mit der gleichen Zahl und negativem Vorzeichen sich in der Summe zu 0 addiert.

Zudem wird vor allem phänomenologisch vorgegangen. Der Homöopath beobachtet, fragt – und ermittelt die Gesamtheit der Symptome mit herausragenden »Leitsymptomen«. Dann sucht er das passende Mittel.

Die landläufig mit der Homöopathie in Verbindung gebrachte Dosierungslehre (Potenzierung) entwickelte Hahnemann erst in fortgeschrittenem Alter. Sein Ziel war, die Heilkraft der arzneilichen Substanz zu potenzieren, dagegen Nebenwirkungen abzumildern.

**Homöopathie heute**

Homöopathie ist »in«. Die Ratgeber auf dem Selbsthilfemarkt häufen sich. Zwei solcher Ratgeber habe ich selbst geschrieben, in Zusammenarbeit mit dem homöopathischen Arzt Dr. Markus Wiesenauer, dem langjährigen Vorsitzenden der Arzneimittelkomission für homöopathische Arzneimittel.

Nach modernem Verständnis handelt es sich bei der Homöopathie um eine »Reiz-Regulationstherapie«. Gemeint ist damit, dass durch einen therapeutischen Reiz – in unserem Fall das homöopathische Kügelchen – die Regulationskräfte des Organismus angeregt werden. Um nun ganz genau zu sein, stellt die Homöopathie eine »individualisierte Arzneimitteltherapie nach dem Reiz-Regulationsschema« dar, so Dr. Michael Elies, der Vorsitzende der Kommission für homöopathische Arzneimittel, mit dem ich ebenfalls schon verschiedene Buchprojekte durchführen durfte.

Mit ihrer Besonderheit als »Reiz-Regulationstherapie« werden Möglichkeiten und Grenzen der Homöopathie klar, und es wird deutlich, inwieweit sie die Schulmedizin ergänzen kann:

**1.** Die Homöopathie hat ihren Einsatz dort, wo eine Regulationsstörung vorliegt. Organische Manifestationen kann auch die Homöopathie nicht rückgängig machen, ihr Einsatzbereich ist daher optimalerweise die Zeit, bevor es überhaupt zu einer organischen Veränderung kommt. Ist beispielsweise ein Kniegelenk erst einmal kaputt, wird auch die Homöopathie daran nicht viel ändern. Was sie jedoch kann: die verbleibenden Regulationskräfte optimieren, den Heilungsprozess bei einer Knieoperation verbessern usw.

**2.** Die Regulationsfähigkeit des Organismus entscheidet über den Therapieerfolg. Sie ist jedoch von Mensch zu Mensch unterschiedlich. Es kann sein, dass – trotz richtig gewählten homöopathischen Mittels – keine Reaktion erfolgt, nichts passiert. Dann muss man die Strategie ändern.

**3.** (Der wichtigste Punkt von allen): Die homöopathischen Mittel wirken nicht über den Wirkstoffgehalt, sondern nach dem Prinzip der Ähnlichkeit. Damit steht und fällt der Erfolg der Homöopathie mit der richtigen Bewertung der

Symptome, der richten Mittelwahl. Und die ist nicht immer ganz einfach.
Nur bis zu einem gewissen Grad kann die Homöopathie in Selbstbehandlung durchgeführt werden, sie erfordert eine genau Beobachtungsgabe und vor allem eine angemessene Gewichtung der Symptome, um die im Vordergrund stehenden Symptome zu bestimmen.
Dies bedeutet auch: Über die Güte der Therapie entscheidet in hohem Maße auch die Güte des Therapeuten. Ein pauschales Urteil, ob die Homöopathie bei bestimmten Beschwerden wirkt, ist daher schwierig; hängt der Erfolg der Behandlung – neben der Regulationsfähigkeit des Patienten – doch in entscheidendem Maße von der Auswahl des Mittels ab. Ist diese jedoch richtig, kommt es zu beeindruckenden Heilungsverläufen: Das Wachstum von Tumoren wird gestoppt, schwere chronische Krankheitsbilder können sich in der Symptomatik deutlich verbessern, selbst auf Intensiv- und Notfallstationen können dramatische Situationen entspannt werden.

## Krankheiten und ihre Behandlung aus der Sicht der Homöopathie

**Beispiel Schnupfen** Die Homöopathie geht nach dem Ähnlichkeitsprinzip vor, berücksichtigt zudem die auslösenden Faktoren (Causa) und die Modalitäten der Beschwerden, d. h. unter welchen Umständen sie sich verbessern oder verschlechtern. Ein gutes Beispiel für die Ähnlichkeit ist das Arzneimittel Cepa aus der Küchenzwiebel, das bei laufender Nase und tränenden Augen eingesetzt wird, bei Fließschnupfen also.

**Beispiel Rückenschmerzen** Zur homöopathischen Behandlung von Rückenschmerzen veröffentlichte der homöopathische Arzt Dr. Johannes Wilkens 2007 ein Fachbuch[128] (das ich redaktionell begleiten durfte). Die drei folgenden Mittel, die er zu den wichtigsten Akutmitteln bei Rückenschmerzen zählt, verdeutlichen plastisch das Ähnlichkeitsprinzip:

*Aconitum napellus* ist der Sturmhut oder Eisenhut, eine hochgiftige Pflanze, die bei Vergiftungen zu plötzlichen, hochakuten Beschwerden führt. Entsprechend wird Aconitum eingesetzt, wenn die Rückenschmerzen durch einen plötzlichen und dramatischen Beginn gekennzeichnet sind, Wilkens spricht hier vom »Blaulicht« der Natur.

*Bryonia*, die Zaunrübe, ist ebenfalls eine Giftpflanze, deren Gift Schmerzen mit stechendem Charakter verursacht. Das homöopathische Mittel wird dazu passend bei stechenden Schmerzen besonders im Bereich der Lendenwirbelsäule eingesetzt, die sich durch Bewegung verschlechtern. Typisch sind zudem Trockenheit der Schleimhäute und der Lippen. Breitflächiger Druck auf dem erkrankten Bereich bessert die Beschwerden.

*Nux vomica* wird aus der Brechnuss hergestellt. Auch die Brechnuss ist eine Giftpflanze, sie enthält das aus dem Rattengift bekannte Strychnin. Strychnin wirkt erregend auf das zentrale Nervensystem. Dadurch kommt es zu übersteigerten Reaktionen auf Sinnesreize und zu Krampfanfällen. In der Homöopathie wird *Nux vomica* immer dann eingesetzt, wenn bei einem Beschwerdebild eine übersteigerte nervliche Reaktionsbereitschaft und Überreizung des Nervensystems vorliegt. Der typische »Nux-vomica-Patient« ist übermäßig empfindlich und reizbar, er greift zu Stimulation durch Rauschdrogen, zu Kaffee, Alkohol, Nikotin, arbeitet viel, ist oft gehetzt. Die Rückenschmerzen treten typischerweise als Hexenschuss auf und betreffen den Bereich der Lendenwirbelsäule. Daneben leidet der typische Nux-vomica-Patient häufig unter (nervösen) Schlafstörungen, Kopfschmerzen, Magenschmerzen, Sodbrennen, Bauchkrämpfen oder Verstopfung.

---

**Beispiel Krebs** Die Homöopathie ist keine Krebstherapie im eigentlichen Sinne. Sie kann jedoch im Rahmen einer konstitutionellen Therapie eingesetzt werden, um den Gesamtorganismus zu stärken, und außerdem, um die Nebenwirkungen der Therapie zu mildern. So viel dazu.

Nicht unerwähnt sei an dieser Stelle, dass die homöopathische Ärztin Dr. Sigrid Kruse seit 1995 im Dr. von Haunerschen Kinderspital der Ludwig-Maximilians-Universität München praktiziert, wobei einer ihrer wichtigsten Arbeitsbereiche die Behandlung von Kindern auf der Kinderkrebsstation darstellt. Der Erhalt ihrer Stelle, die zuvor fünf Jahre lang von der Carstens-Stiftung bezahlt wurde, ist maßgeblich der Elterninitiative »Intern 3«[129] der Kinderkrebsstation des Kinderspitals zu verdanken; die Eltern erlebten, dass die homöopathische Begleittherapie ihren Kindern half, die Nebenwirkungen von Chemotherapie und Bestrahlung besser zu verkraften.

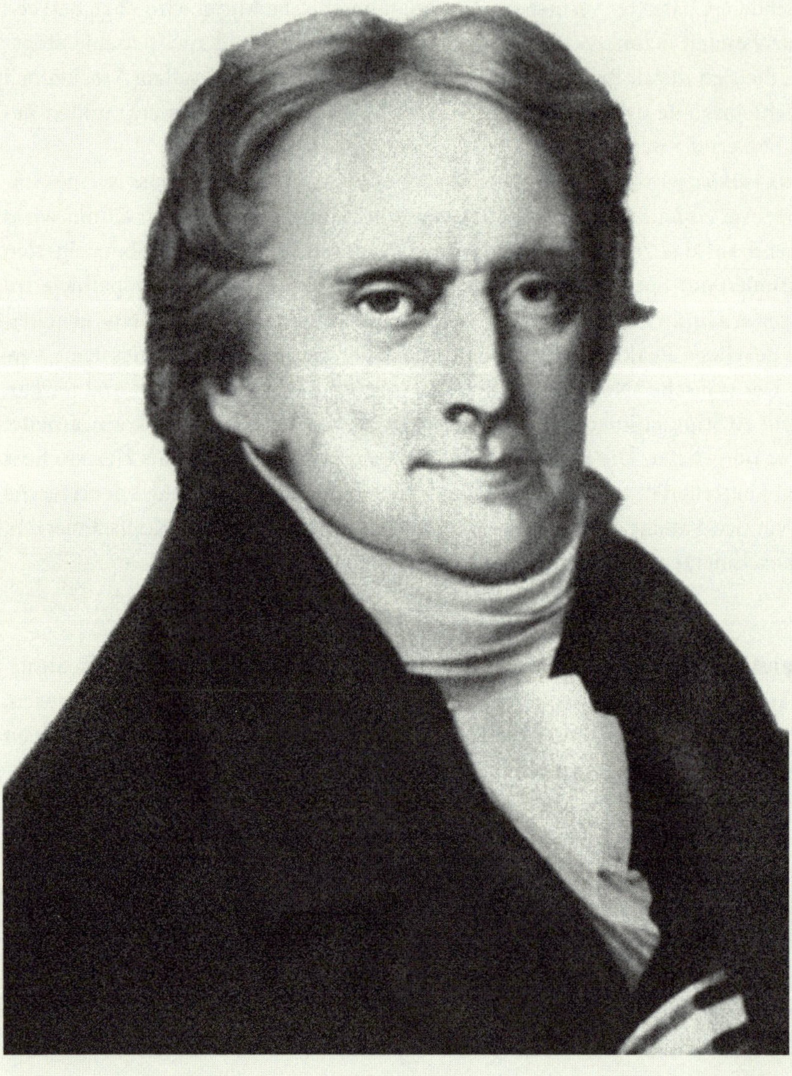

# Das 18. Jahrhundert – Hufeland und die Makrobiotik

Samuel Hahnemann wandte sich an einen großen Arzt, der ihm die entscheidende Möglichkeit zur Veröffentlichung seiner Überlegungen gab: Christoph Wilhelm Hufeland (1762–1836).

Hufeland repräsentierte zur damaligen Zeit den Wandel an den Hochschulen im besten Sinne, geprägt vom Geist der Aufklärung und der darauf folgenden Aufbruchstimmung. Er war Gründungsvater der Humboldt-Universität, erster Dekan der Charité in Berlin, einem geschichtsträchtigen Krankenhaus, das heute das größte Universitätsklinikum Europas ist, Wissenschaftler und Hochschullehrer, außerdem als Arzt hoch angesehen, Hofmedicus, Leibarzt des preußischen Königs. Als »Begründer der modernen Geriatrie und Gerontologie« und »Pionier der Kinderheilkunde« wird er bezeichnet, als sozial engagierter Praktiker beschrieben, der gegen die hohe Kindersterblichkeit kämpfte, sich für die Seuchenbekämpfung einsetzte, für die neu entdeckte Pockenimpfung eintrat, sich besonders den Armen verpflichtet fühlte, sein Professorengehalt für notleidende Ärzte und Arztwitwen stiftete. Sein Werk *Die Kunst, das menschliche Leben zu verlängern* war das meistgelesene medizinische Buch seiner Zeit. Goethe, Schiller, Wieland und Herder zählen zu den Patienten, aber auch zu den Freunden Hufelands. Kein Wunder also, dass gerade diesem großen Arzt zu Ehren, der »bei Arm und Reich gleichermaßen beliebt war«, in der DDR am Tag des Gesundheitswesens an verdiente Mitarbeiter des Gesundheits- und Sozialwesens die Hufeland-Medaille verliehen wurde. In einer überschwänglichen Biographie von Wolfgang Genschorek (Leipzig 1977) heißt es entsprechend: »Seine überragende Popularität aber verdankte er vor allem seiner hohen humanistischen ärztlichen Ethik im Dienste des Menschen. In seinem selbstlosen, unermüdlichen Streben zu helfen, wandte er sich, über die Grenzen seiner eigenen Praxis hinausgehend, mit zahlreichen populären Veröffentlichungen an die einfachen, werktätigen Menschen.«[130]

## Zur Person Hufelands

*Das Leben des Menschen zu erhalten, und womöglich zu verlängern, ist das höchste Ziel der Heilkunst*

Christoph Wilhelm Hufeland

Am 12. August 1762 wird Christoph Wilhelm Hufeland in dem Thüringer Städtchen Langensalza als ältestes von fünf Kindern geboren. Es ist das letzte Jahr des Siebenjährigen Krieges. Sein Vater ist Landarzt, der Großvater in Weimar als Leibarzt der Herzogin Anna Amalia tätig. Als der Senior in den Ruhestand tritt, übernimmt der Sohn aus Langensalza die Stelle. Die Familie Hufeland siedelt mit dem dreijährigen Christoph nach Weimar um.

Die ersten Kindheitsjahre sind unbeschwert. Den Vater beschreibt Hufeland in seiner Autobiographie als rechtschaffenen, gelehrten und gewissenhaften Mann, die Mutter mit »sanftem, liebevollem Charakter«.[131] Da es keine allgemeine Schulpflicht gibt, werden Hauslehrer angestellt, darunter für zehn Jahre der strenge Theologe Restel, der von Christoph Pünktlichkeit, Fleiß und unbedingten Gehorsam verlangt. Christophs Tagesablauf – vom Aufstehen um 6.00 Uhr früh bis zum letzten Vorlesen für den Lehrer abends um 22.00 Uhr – ist offenbar strikt durchorganisiert. Die Schulbildung besteht aus dem Übersetzen lateinischer und griechischer Texte, daneben aus Geschichte, Erdkunde und Naturgeschichte. Täglich wird ein Kapitel der Bibel gelesen (»daher habe ich auch die Bibel wenigstens viermal ganz durchgelesen« schreibt er später in seiner Autobiographie)[132]. Besondere Höhepunkte der Kindheit sind vor diesem Hintergrund die Ausflüge mit dem Vater zu den Kranken, die Besuche am herzoglichen Hof oder bei Freunden, u. a. bei den Kindern der Frau von Stein. Der Erfurter Philosophieprofessor Wieland ist zur Erziehung der jungen Prinzen angereist, unter seinem Einfluss entwickelt sich am Hof ein reges Geistesleben. Im Alter von 14 Jahren begegnet Christoph Wilhelm Hufeland zum ersten Mal seinem Idol Johann Wolfgang von Goethe. Hufeland:

*Dieser junge 27-jährige, feurige Herr Doktor brachte eine wunderbare Revolution in diesem Orte hervor, der bisher ziemlich philisterhaft [kleinbürgerlich, engstirnig] gewesen war und nun plötzlich genialisiert wurde. Es war kein Wunder. Man kann sich keinen schöneren Mann vorstellen.*[133]

Hufeland beginnt in Jena Medizin zu studieren, setzt das Studium dann in Göttingen fort und schließt es 1783 mit einer Dissertation zum Thema *Vom Gebrauch der elektrischen Kraft beim Scheintod* ab. Kurz vor dem Abschluss der Arbeit stirbt seine Mutter. Hufeland verzichtet auf die damals übliche Studienreise, er kehrt nach Weimar zurück.

Wieder daheim übernimmt der nur 21-Jährige die Arztpraxis des fast völlig erblindeten Vaters – die größte Praxis in Weimar und der umliegenden Gegend. Berichte Hufelands über diese Zeit zeugen von der schweren Verantwortung, den Vater und die fünf jüngeren Geschwister zu ernähren, von der kaum zu bewältigenden Aufgabe, ohne jegliche praktische Erfahrung die Patienten des Vaters weiterzubehandeln, schließlich von einem ausgesprochen strapaziösen Alltag, bei dem er den ganzen Tag zu Fuß in Weimar die Patienten aufsuchen muss. Hinzu kommt eine Landpraxis, für die ihm jedoch ein Wagen oder ein Pferd geschickt werden. Im Anschluss an die Hausbesuche wartet die Buchhaltung, und es müssen – nicht selten – vom Arzt selbst die Arzneien gemischt werden.

Als Landarzt begegnet Hufeland allen Bevölkerungsschichten. Dazu schreibt er später:

*Gesetzt, es werden 1000 Menschen geboren, so sterben davon 24 gleich in der Geburt selbst; das Geschäft des Zahnens nimmt ihrer 50 mit; Konvulsionen (Schüttelkrämpfe) und andre Kinderkrankheiten in den ersten zwei Jahren 277; die Blattern (Pocken) reiben ihrer 80–90 auf; die Masern 10. Sind es Weibspersonen, so sterben davon 8 im Kindbett. Schwindsucht, Auszehrung und Brustkrankheiten […] töten 190. Andre hitzige Fieber 150, Schlagflüsse (Schlaganfälle) 12, die Wassersucht 41. Also kann man von 1000 Menschen nur 78 annehmen, welche am Alter, d. h. eines natürlichen Todes sterben.*[134]

Besonders die Kinder liegen Hufeland am Herzen. Er zeigt eine Zuwendung zum Kind, die dem neuen Verständnis vom Kind in dieser Zeit entspricht und die Entwicklung der Kinderheilkunde als eigenständiger Disziplin maßgeblich fördert:

*In keinem Stücke kann man wohl die Fortschritte der Vernunft und Kultur in unsern Tagen auffallender wahrnehmen als in der Behandlung der Kinder.*[135]

In seinen ersten Veröffentlichungen ab 1786 klärt er u. a. über die Pockenerkrankung und die Bedeutung der Impfung auf, außerdem über verschiedene Kinderkrankheiten. Wie wichtig die Aufklärung der Mütter ist, zeigt folgendes Zitat aus der *Makrobiotik* (1796):

*Das Kind soll im ersten halben Jahre gar kein Fleisch, keine Fleischbrühe, kein Bier, keinen Kaffee, keinen Wein genießen, sondern bloß Muttermilch.*[136]

Das Spektrum der Patienten Hufelands ist weit gefasst. Neben der einfachen Bevölkerung gehören zum Patienten- und bald auch zum Freundeskreis des jungen Arztes Herder, Schiller, Wieland und vor allem Goethe. Hufeland über Goethe:

*Ich rechne es zu den größten Vorzügen meines Lebens und zu den schönsten Seiten desselben, dass es mir vergönnt war, diesem großen Geiste, diesem Heros der deutschen Geisterwelt eine lange Reihe von Jahren hindurch persönlich nahe zu stehen und sie mit ihm zu verleben, so dass ich ihn als einen wesentlichen Bestandteil meines eignen Lebens betrachten kann. [...] Es ist mir nie ein Mensch vorgekommen, welcher zu gleicher Zeit körperlich und geistig in so hohem Grade vom Himmel begabt gewesen wäre.*[137]

1785 beginnt Hufeland, zu veröffentlichen, u. a. im *Teutschen Merkur* von Wieland. In den folgenden Jahren schreibt er immer mehr – es sollen letztlich fast 400 Titel werden. 1787 heiratet er die Pastorentochter Juliane Amelung.

Im Herbst 1792 berichtet Hufeland in Goethes allwöchentlicher »Freitagsgesellschaft« über die Grundzüge seiner Überlegungen, das Leben zu verlängern: seine Konzepte zur *Makrobiotik* (Übrigens: Mit der modernen, asiatischen Ernährungsform »Makrobiotik« hat Hufelands Konzept nichts zu tun). Er wählt diesen Begriff (von griech. bios = Leben und makro = groß, weit), um auszudrücken, wie man das Leben verlängern, vergrößern oder verbessern kann.

Doch zurück nach Weimar. Der Herzog Karl August, ein aufgeschlossener und toleranter Regent des Herzogtums Sachsen-Weimar-Eisenach, hört Hufelands Vortrag – und bietet ihm daraufhin einen Lehrstuhl in Jena an.

Im Frühjahr 1793 beginnt Hufeland als Hochschullehrer an der Jenaer Universität, die bald auch durch die Gelehrten Fichte, Schlegel und Schelling bereichert wird. Seine Vorlesungen sind beliebt, es versammeln sich bis zu 500 Hörer. Hier in Jena veröffentlicht er auch eine Fülle von Schriften, als Autor wie auch als Herausgeber. 1795 beginnt er, das renommierte *Journal der praktischen Heilkunde* herauszugeben, in dem, wie schon erwähnt, auch Samuel Hahnemann ein Jahr später erstmalig die Homöopathie vorstellt. Bis 1863 werden 83 Bände erscheinen.

Viele Texte Hufelands widmen sich der öffentlichen Gesundheitserziehung. Wie beuge ich Krankheiten vor? Wie schütze ich mich vor ansteckenden Krankheiten? Was ist während der Schwangerschaft, bei der Erziehung und Pflege von Kindern zu beachten? Derartige Themen behandelt Hufeland in einfachen, verständlichen Worten. Die Titel seiner Werke lauten entsprechend: *Erinnerungen an alle Mütter, denen die Gesundheit ihrer Kinder am Herzen liegt, der Gute Rat an Mütter über die wichtigsten Punkte der physischen Erziehung der Kinder in den ersten Jahren, Von den Krankheiten der Ungeborenen und Vorsorge für das Leben und die Gesundheit des Menschen vor der Geburt, die Armen-Pharmakopöe.* Dass ein erfolgreicher Medizinprofessor sich mit den Belangen der Armen, der Frauen und Kinder befasst, ist zu damaliger Zeit mehr als ungewöhnlich.

Das populärste Werk Hufelands ist die *Kunst, das Leben zu verlängern* (1796, seit der dritten Auflage 1805 unter dem Titel *Makrobiotik* erschienen), ein Werk, auf das später noch genauer eingegangen wird.

Hufeland folgt einem Ruf nach Berlin. Er wird königlicher Leibarzt, Leiter der medizinisch-chirurgischen Lehranstalt und erster Direktor der 1710 zunächst als Pesthaus eröffneten Charité, der Krankenanstalt der Armen und Ärmsten. Die hygienischen Zustände sind verheerend, innerhalb der Klinik selbst, in den Straßen Berlins ohnehin. Hufeland setzt sich mit dem befreundeten Geheimrat Heim für eine Verbesserung der Zustände ein. Er bemüht sich um das Armenwesen, fördert die Pockenimpfung Jenners. Auf seine Initiative hin wird 1802 in Berlin eine Impfanstalt eröffnet. Die Familie Hufeland zählt mittlerweile angeblich neun Personen. Im Oktober 1806, nach der verlorenen Schlacht von Jena und Auerstedt, begleitet Hufeland die königliche Familie über Königsberg nach Memel ins Exil, auf der Flucht vor Napoleon. Er ist hier als Arzt unentwegt im Einsatz, da viele Flüchtlinge an Typhus erkrankt sind. Weihnachten 1809 kehrt Hufeland mit der königlichen Familie und dem Hof nach Berlin zurück. 1810 wird er an der neu gegründeten, von Wilhelm von Humboldt konzipierten Universität Professor für spezielle Pathologie und Therapie wie auch erster Dekan der Medizinischen Fakultät. Er übernimmt die Leitung der neu organisierten medizinisch-chirurgischen Militärakademie und als Staatsrat die Abteilung Gesundheitswesen im Innenministerium. Er baut die erste deutsche Poliklinik in Berlin auf, d. h. eine Ambulanz an der Charité, in der die Armen, die sich keinen Hausarzt leisten konnten, kostenlos behandelt werden. Hier können auch die Medizinstudenten unter ärztlicher Anleitung praktische Erfahrungen sammeln.

1810 erscheint die *Armen-Pharmakopöe*. Hufeland beschreibt hier, dass noch 1801 für 10 000 Arme lediglich 1 Amtsarzt und 7 Chirurgen zur Verfügung standen. Seiner Ansicht nach ist es die Aufgabe des Staates, hier einzugreifen und etwas zu tun,

> *denn es ist entschieden, dass gerade die Winkel der Armut es sind, wo Mangel, Kummer und Unreinlichkeit die furchtbarsten Krankheitserzeuger durch ihr Zusammentreffen die allerverderblichsten Seuchen und Ansteckungsgifte ausbrüten.*[138]

Hufeland entwickelt eine Organisationsstruktur, die Berlin in 20 Bezirke einteilt. Für jeden Bezirk gibt es von nun an einen Armenarzt für die unentgeltliche Versorgung der Armen. In der *Armen-Pharmakopöe* listet er billige Arzneien mit Angabe von Etwa-Preisen für die Apotheken auf, damit diese die Arzneien zum Selbstkostenpreis abgeben. Einen Teil des Jahresetats der Poliklinik verwendet Hufeland, um Arzneimittel an völlig Unbemittelte abgeben zu können.

Noch einmal reist Hufeland 1813/1814 für ein Jahr mit der königlichen Familie nach Schlesien. Nach der Rückkehr kehrt endgültig Ruhe und »ungestörte Ordnung« in Hufelands Leben ein. Mittlerweile alleinstehend heiratet er 1815 erneut. Beruflich werden ihm Anerkennungen und Ehrungen zuteil. Den Adelstitel lehnt Hufeland ab. Stattdessen gründet er die Hufeland-Stiftung für notleidende Ärzte, die von ihm 1810 gegründete »Medizinisch-chirurgische Gesellschaft« erhält anlässlich seines 50-jährigen Doktorjubiläums 1833 den Namen »Hufelandische Gesellschaft«.

Hufeland zieht sich allmählich aus der praktischen Arbeit zurück, literarisch bleibt er bis zu seinem Tode tätig und schreibt 1835 sein Vermächtnis aus 50-jähriger Praxis, das *Enchiridion medicum*, die »Anleitung zur medicinischen Praxis«. Als einer der einflussreichsten Ärzte seiner Zeit stirbt Christoph Wilhelm Hufeland am 25. August 1836 an den Folgen eines Prostataleidens.

## ●● WARUM KRANK?

Der Bestseller Hufelands – gleichzeitig der größte medizinische Bucherfolg seiner Zeit – ist die *Makrobiotik*, ein Werk von überschaubarem Umfang, in dem er sich damit beschäftigt, welche Faktoren das Leben verlängern und welche es verkürzen. An dieser Schrift, die auf eine persönliche Gesundheitspflege abzielt, aber auch die erforderlichen sozialen Bedingungen für ein gesundes Leben beschreibt, arbeitet Hufeland acht Jahre. Im Vorwort heißt es:

*Der Zweck der Medizin ist Gesundheit, der Makrobiotik hingegen langes Leben; die Mittel der Medizin sind nur auf den gegenwärtigen Zustand und dessen Veränderung berechnet, die der Makrobiotik aber aufs Ganze.*[139]

Hufeland will also »aufs Ganze gehen«. Er will sich nicht nur von einer gesundheitlichen Krise zur nächsten hangeln, von einer Krankheit zur nächsten. Er will über Lebensdauer und Lebensqualität nachdenken. Das geht über das Verständnis von Prävention hinaus, denn diese befasst sich ja eher damit, wie man bestimmten Krankheiten effektiv vorbeugt. Im Grunde ist Hufeland ein »Gesundheitsförderer« (mehr dazu im Kapitel »Salutogenese«), selbst wenn es diesen Begriff damals noch nicht gibt. Es ist sein Anliegen, eine solide gesundheitliche Basis zu schaffen, die dafür sorgt, dass Krankheitserreger, Infekte usw. keine allzu große Chance haben.

Und so treffen die Leitfragen, die in jedem Kapitel dieses Buches gestellt werden – »Warum krank? Wie heilen?« – bei ihm nicht ganz zu. Hufeland würde hier eher gefragt haben: »Wie das Leben verkürzen – und verschlechtern?« Oder entsprechend statt »Wie heilen?« »Wie das Leben verlängern, wie ein gutes, gesundes, langes Leben erzielen?«

Das Konzept Hufelands, das er in der *Makrobiotik* vorstellt, kreist um den Begriff der »Lebenskraft« – was an das Modell der »Lebenskraft« von Hahnemann erinnert. Hufeland versteht unter der »Lebenskraft« die Kraft der Natur, das »größte Erhaltungsmittel des Körpers«. Für ihn hat diese Lebenskraft (und das ist anders als bei Hahnemann) in gewisser Weise die Eigenschaft eines »Energie-Kontos«, mit dem man auf die Welt kommt. Wer das Konto verspielt, hat verloren, scheidet aus. Nach Hufeland kommt jeder von uns mit einem gewissen Quantum an Lebenskraft auf die Welt, abhängig u. a. vom Gesundheitszustand der Eltern, den Umständen der Zeugung, der Schwangerschaft. Dieses Maß an Lebenskraft wird nun im Lauf des Lebens verbraucht, »konsumiert«, wie Hufeland sagt. Von dem »Energie-Konto« wird quasi kontinuierlich abgehoben. Ist es leer, ist die Lebenskraft verbraucht, dann sterben wir. So einfach ist das.

Die schlechte Nachricht bei diesem Modell ist: Jegliche Aktivität im Leben, so Hufeland, verbraucht Lebenskraft. Die gute Nachricht ist: Wir können darüber entscheiden, wie viel Lebenskraft wir veräußern – und wir können gezielt wieder auf das Konto einzahlen, können mit Hufelands Worten »restaurieren«, wobei er als »wahre, eigentümliche Nahrungs- und Erhaltungsmittel der Lebenskraft« Licht, Wärme, reine Luft und Wasser ansieht. Nicht minder wichtig jedoch sind für ihn Ausgeglichenheit und innere Ruhe – jede grobe Anstrengung, jede Aufregung und nervliche Überreizung verbraucht Lebenskraft und ist daher zu meiden.

Die Lebenskraft liegt, so Hufeland, allen Lebensvorgängen und der Selbsterhaltung des Organismus zugrunde, sie ist eng mit der Heilkraft der Natur verwandt. Eine Krankheit ist somit zu verstehen als **Störung der Lebenskraft** (womit wir wieder eine Ähnlichkeit zu Hahnemann und seinem Konzept feststellen können).

Verursacht wird diese Störung der Lebenskraft, so meint Hufeland, durch **»Feinde des Lebens«**, die er auch als »Verkürzungsmittel« bezeichnet, da sie die Lebenskraft vermindern und die Lebenszeit verkürzen. Sein Rat: Solche Feinde des Lebens sind zu meiden, Freunde des Lebens, auch als Verlängerungsmittel bezeichnet, dagegen zu suchen. Dies ist der Weg, um ein erfülltes, langes Leben zu erreichen.

Wie sehen nun die Feinde des Lebens, die Verkürzungsfaktoren im Einzelnen nach Hufeland aus? Es sind:

*schwächliche Erziehung; Verzärtelung; Überreizung; physische und moralische Weichlichkeit insbesondere in der Erziehung; Ausschweifungen in der Liebe; übermäßige Anstrengung der Seelenkräfte; einseitiges geistiges Arbeiten; gekrümmtes Sitzen in eingeschlossener Stubenluft; überhitzte Räume; Krankheiten; unreine Luft; das Zusammenwohnen der Menschen in großen Städten; Unmäßigkeiten im Essen und Trinken; die raffinierte Kochkunst, die einen verführt, mehr zu essen als nötig; die geistigen Getränke; Rauchen; lebensverkürzende Seelenstimmungen und Leidenschaften; Furcht vor dem Tode; üble Laune; allzu große Geschäftigkeit; Müßiggang; Untätigkeit; Langeweile; überspannte Einbildungskraft; Krankheitseinbildung; Empfindelei; physische wie auch kontagiöse Gifte; das Alter.*[140]

## WIE HEILEN?

Wenn eine Krankheit dadurch entsteht, dass die Lebenskraft gestört oder geschwächt ist, so wird die Gesundheit entsprechend dadurch gestärkt, dass man ganz bewusst Elemente in das eigene Leben integriert, die die **Lebenskraft »vermehren«**. Nach Hufeland ist es sogar die vorrangige Aufgabe des Arztes, die individuelle Lebenskraft zu stützen und zu diesem Zwecke auch die Heilkraft der Natur einzusetzen. Das stimmt nachdenklich – hat sich doch heute das Aufgabengebiet der Ärzte deutlich verlagert. Als Freunde des Lebens, als Faktoren also, die die Gesundheit fördern und das Leben verlängern, nennt Hufeland:

*Gute physische Herkunft; frische, reine Luft; Abhärtung der Empfänglichkeit für Krankheitsursachen; ein geregelter Tagesablauf; Sauberkeit und Reinlichkeit; zweckmäßige Kleidung; der Ehestand, der dem Geschlechtstrieb Ordnung und Bestimmung gibt und häusliche Freude schafft; sechs bis acht Stunden Schlaf in gut gelüftetem, kühlem Zimmer nach leichtem Abendessen; »alle Sorgen und Tageslasten mit den Kleidern ablegen«, früh aufstehen; körperliche Bewegung; eine Stunde Spazierengehen an der frischen Luft; Land- und Gartenarbeit als Ausgleich gerade für Kopfarbeiter und Geschäftsmänner; Reisen zu Fuß oder zu Pferde, die jedoch nicht zur Strapaze werden dürfen (alle 3–4 Tage ein Rasttag, kein Reisen über Nacht); tägliches Waschen mit frischem Wasser, tägliches Reiben der Haut; 1 x pro Woche in lauwarmem Seifenwasser baden; die ausgiebige Nutzung des Seebades; langsam essen; weniger essen als man könnte; wenig Fleisch essen; frisches Quellwasser als Hauptgetränk; Zahnpflege; Wein als »Würze des Lebens« betrachten, nicht täglich und nicht im Übermaß trinken.*[141]

Über einen besonders wichtigen »Lebensverlängerer«, die Seelenruhe und den Seelenfrieden, schreibt Hufeland:

*Vor allen Dingen bekämpfe man seine Leidenschaften. Ein Mensch, der durch Leidenschaften immer hin und her getrieben wird, befindet sich immerfort in einem extremen, exaltierten Zustande und kann nie zu der ruhigen Stimmung gelangen, die zur Erhaltung des Lebens so nötig ist. […] Man gewöhne sich, das Leben nicht als Zweck, sondern als Mittel zu immer höherer Vervollkommnung […] zu betrachten. […] Die Gegenwart ist ja die Mutter der Zukunft, und wer jeden Tag, jede Stunde ganz und vollkommen, seiner Bestimmung gemäß, benutzt, der kann sich jeden Abend mit dem unaussprechlich beruhigenden Gefühl niederlegen, dass er nicht allein diesen Tag wirklich gelebt und seinen Standpunkt ausgefüllt, sondern auch sicher die beste Zukunft gegründet habe. […] Man stärke und befestige sich immer mehr im Glauben und Vertrauen auf die Menschheit, und in allen den schönen daraus sprossenden Tugenden, Wohlwollen, Menschenliebe, Freundschaft, Humanität.*[142]

### Hufeland heute

Die Vorstellungen Hufelands sind aktueller denn je. Betrachtet man den modernen Lebensstil, so häufen sich hier die »Lebensverkürzer« oder »Feinde des Lebens«: Überreizung, übermäßige Anstrengung der Seelenkräfte; einseitiges geistiges Arbeiten; gekrümmtes Sitzen in eingeschlossener Stubenluft; überhitzte Räume; unreine Luft; das Zusammenwohnen der Menschen in großen Städten; Unmäßigkeiten im Essen und Trinken; die raffinierte Kochkunst, die einen verführt, mehr zu essen als nötig; die geistigen Getränke; Rauchen; allzu große Geschäftigkeit – all das gehört für viele Menschen zum modernen Alltag dazu. Ganz instinktiv greifen die Menschen zu Gegenmaßnahmen, nutzen Sport- und Wellnessanlagen, joggen und walken, besuchen Entspannungskurse. Besonders hoch im Kurs steht hier übrigens das Wandern: In Deutschland gibt es derzeit zehn Millionen aktive Wanderer. Einer Umfrage unter 1300 Studierenden an elf deutschen Hochschulen zufolge steht Wandern mit Skifahren und Joggen an der zweiten Stelle auf der Beliebtheitsskala, nach dem Radfahren.[143] Hufeland, der Spazierengehen und Reisen zu Fuß empfiehlt, hätte sich darüber gefreut.

## Krankheiten und ihre Behandlung aus der Sicht von Hufeland

**Beispiel Schnupfen** Hufeland äußert sich in der *Makrobiotik* nicht explizit zum Schnupfen, warnt jedoch ausdrücklich davor, Katarrhe und Husten zu verschleppen. Zum Schutz vor ansteckenden Krankheiten rät er zu größter Reinlichkeit, frischer Luft im Zimmer und Bewegung an der frischen Luft wie auch den Erhalt von gutem Mut und Heiterkeit. Allgemein rät er:

*Es ist weit besser, Krankheiten [zu] verhüten als Krankheiten [zu] heilen, denn das letztere ist immer mit mehr Kraftverlust und folglich Lebensverkürzung verbunden.*[144]

**Beispiel Rückenschmerzen** In der *Makrobiotik* finden sich keine Ausführungen zu diesem Beschwerdebild. Man kann sich jedoch unschwer vorstellen, dass Hufeland der typische moderne Arbeitsalltag – bei künstlichem Licht über Stunden gebeugt am Schreibtisch vor dem PC zu sitzen – wohl nicht sehr gut gefallen hätte. So wie er damals die Armen für Hygiene, frische Luft und gesunde Ernährung begeistern wollte, so würde er heute alle Büroarbeiter, alle Schichtarbeiter, alle Vielflieger hinaus ins Grüne schicken, für Ruhe, Ordnung und Einfachheit in ihrem Leben sorgen.

In seinem therapeutischen Hauptwerk *Enchiridion medicum oder Anleitung zur medizinischen Praxis – Vermächtnis einer fünzigjährigen Praxis* kommt er auf »Lendenweh und Kreuzweh« zu sprechen. Die Ursache beschreibt er als rheumatisch, doch häufiger noch hämorrhoidalisch (Blutcongestion), Blutfülle also, die in eine Muskelentzündung übergehen kann. Zur Therapie:

*Die Cur verlangt daher zunächst Blutegel, selbst bei plethorischen Subjecten und fieberhaftem Zustände [Zustande] Aderlasse und kühlende, abführende Mittel, laue Bäder, besonders Dampfbäder an den leidenden Theil, dann Schwefelmittel, Guajac, Vescatorien [Blasenziehende Pflaster].*[145]

---

**Beispiel Krebs** Einen Hinweis zu Krebs konnte ich in Hufelands Hauptwerken nicht finden. Seine Liste der Lebensverlängerer liest sich jedoch wie ein modernes naturheilkundliches ordnungstherapeutisches Konzept, um die Gesundheit zu erhalten und den Heilungsprozess zu unterstützen – auch bei Krebs.

Interessant ist ganz allgemein, dass auch Hufeland als Repräsentant einer neuen Medizin dazu rät, das Temperament des Kranken zu berücksichtigen. So schreibt er:

*Man untersuche das Temperament. Ist es sanguinisch oder cholerisch, so hat man mehr Anlage zu entzündlichen, ist es phlegmatisch oder melancholisch, dann mehr zu langwierigen oder Nervenkrankheiten.*[146]

---

Im *Enchiridion medicum* findet sich eine Reihe interessanter Textpassagen, die zeigen, dass Hufeland sich viele Gedanken über medizinische Konzepte, medizinische Systeme machte. So schreibt er in den »Densksprüchen und allgemeinen Regeln für angehende Practiker« [147]:

- *Wir haben andere Namen, selbst andere Formen der Krankheiten, andere Mittel der Heilung, andere Begriffe und Erklärungsarten als das Alterthum; aber die Heilkunst ist immer noch dieselbe, die Natur dieselbe, und es bedarf noch immer derselben Eigenschaften, um ein grosser Arzt zu sein wie zu Hippocrates Zeiten.*
- *Es gibt nur eine Heilkunst; denn sie ist etwas Inneres, auf den ewigen Gesetzen der Natur Beruhendes; aber es gibt viele Systeme, und muss sie geben, denn sie sind etwas Ausseres, abhängig von der jedes Mal herrschenden Denkform und der Stufe der äussern Erkenntniss, auf welcher wir stehen.*
- *Wir haben nun Systeme genug gehabt, um zu wissen, dass in den Systemen der Schule die Heilkunst nicht liegt. Diess hat die Geschichte, besonders in*

*den letzten dreissig Jahren, unwidersprechlich bewiesen. Jedes hielt sich für das allein gültige, allein seligmachende, bis es von einem neuen, eben so allein gültigen, zertrümmert wurde, und so wird es fortgehen bis an das Ende der Tage.*

- *Aber tröstlich und höchst erfreulich ist die Bemerkung, dass bei allem Wechsel der Systeme, bei den grössten Verirrungen der Schule sich doch immer der Sinn für wahre Kunst in den Gemüthern Einzelner erhielt. Immer gab es eine unsichtbare Kirche ächter Aerzte, die der Natur treu blieben, von ihrem Geiste belebt wurden, in ihrem Sinne handelten und das heilige Wort bewahrten.*

Über die Aufgabe des Arztes schrieb er:

- *Jeder Kranke ist ein Tempel der Natur. Nahe Dich ihm mit Ehrfurcht und Weihe, entferne von Dir Leichtsinn, Selbstsucht und Gewissenlosigkeit, dann wird sie gnädig auf Dich blicken und ihr Geheimnis Dir aufschliessen.*
- *Unterscheide wohl die Krankheit und den Kranken, und berücksichtige immer Beide bei der Heilung. Die nämliche Krankheit verlangt oft eine ganz andere Heilung bei dem einen, als bei dem andern Kranken.*
- *Die Hauptkunst besteht darin, die Krankheiten möglichst zu generalisiren, den Kranken möglichst zu individualisiren.*
- *Kannst Du nicht helfen, so schade wenigstens nicht. Die Cur sei nicht verderblicher als die Krankheit.*
- *Thue nichts ohne hinreichenden Grund. Es ist besser, die Natur allein wirken zu lassen, als etwas Unrichtiges oder Unzeitiges zu thun.*
- *In tödtlicher Gefahr des Kranken wage Alles zu seiner Rettung, selbst Deinen Ruhm.*
- *Vergesset nie, dass Ihr es nicht seid, die die Krankheiten heilen, sondern dass es immer die Natur ist, die solches vollbringt, und Ihr Euch nur dazu als Gehülfen, die ihr Werk befördern, unterstützen, ja oft erst möglich machen und einleiten, aber auch leider hindern, ja unmöglich machen können, anzusehen habt.*

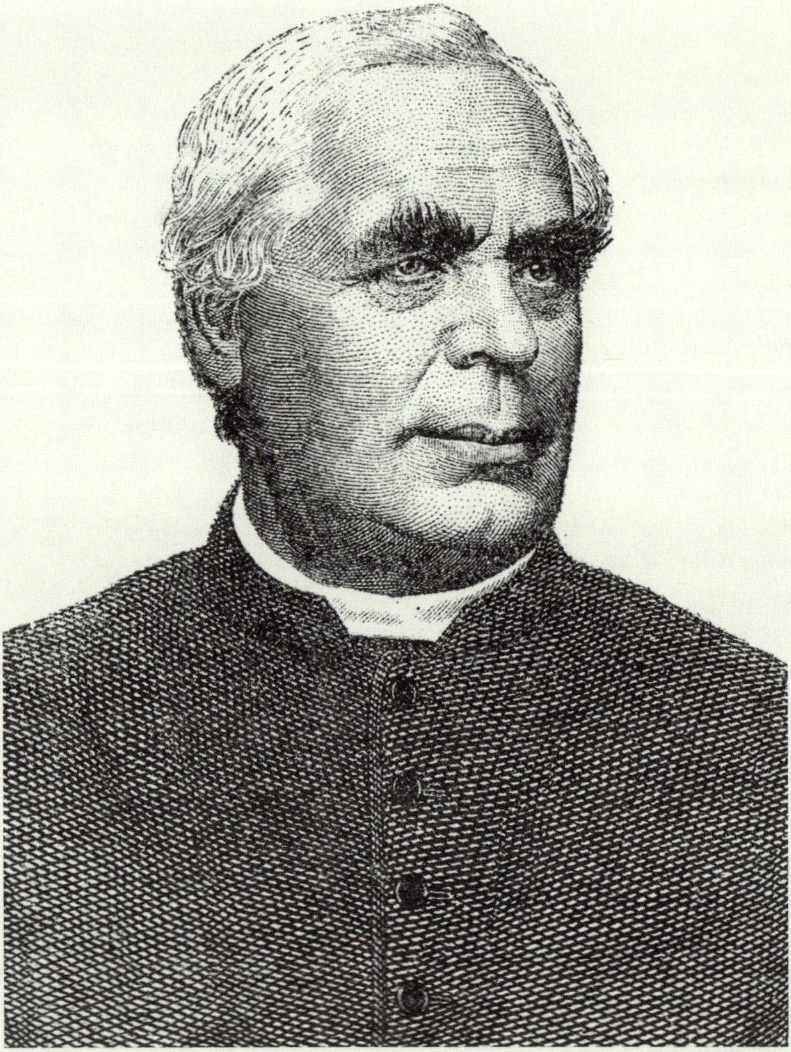

# Prießnitz, Kneipp & Co. – Laienheiler des 19. Jahrhunderts

*Kneipp-Therapie: Anwendung von Hydrotherapie (besonders Güsse, Bäder, Wassertreten, Waschungen, Wickel und Packungen) zusammen mit Phytotherapie und nach Kneipp mit weiteren Empfehlungen für gesunde Lebensführung; heute zusammen mit Bewegungstherapie, Ernährungstherapie und Ordnungstherapie (die so genannten 5 Säulen der Kneipp-Therapie); Durchführung im Rahmen einer Kneipp-Kur, ambulant oder in Selbsthilfegruppen; Anwendung zur Gesunderhaltung (Prävention), Therapie insbesondere funktioneller Erkrankungen und Rehabilitation).*

Pschyrembel Naturheilkunde und alternative Heilverfahren 2006

Was ist nicht alles in Bewegung geraten in der Medizin des 18. Jahrhunderts! An den Universitäten beginnen die Wissenschaften, dem neuen, naturwissenschaftlich orientierten medizinischen Weltbild den Weg zu ebnen. Vor allem im 19. Jahrhundert kommt es mit der Weiterentwicklung der Bakteriologie zu neuen Erkenntnissen in der Infektionslehre, außerdem in der Anatomie und der Pharmakologie. Neuerungen sind jedoch nicht auf die Medizin beschränkt. Die Industrialisierung führt zu zahlreichen Veränderungen, sie zieht die Menschen vom Land in die Stadt, in die Fabriken.

Der Triumphzug des wissenschaftlich-technischen Fortschritts im 18. und vor allem im 19. Jahrhundert drängt die naturheilkundlichen Ansätze aus den Hochschulen hinaus. Deutlich distanzieren sich die Universitäten von diesen Nebenströmungen. Dies liegt auch daran, dass die Naturheilkunde im 19. Jahrhundert Teil der Lebensreformbewegung wird, die »die technisierte Zivilisation als unnatürlich und krank machend empfand«[148] und so unterschiedliche Strömungen umfasst wie eben Heilkunde, Vegetarismus, Wohnungsreform, Pazifismus, Freiluft- und Nacktkultur, Frauenemanzipation. Die Folge ist ein tiefer Graben zwischen den Medizinern der Hochschule, die eine wissenschaftlich geprüfte Medizin nach wissenschaftlichen Kriterien wollen – und den Vertretern der Naturheilkunde, die barfuß durchs Gras laufen und eine Medizin der Erfahrung befürworten.

Zu den bekanntesten Vertretern der naturheilkundlichen Bewegung im 19. Jahrhundert zählen vier gestandene Männer. Drei von ihnen haben ursprünglich nichts

mit Medizin zu tun, erfahren jedoch die Heilkraft der Natur am eigenen Leibe. Zu ihnen gehören Prießnitz (1799–1851), Schroth (1798–1856) und Kneipp (1821–1897), der sich wiederum auf Hahn (1664–1742) beruft.
Wer waren diese Männer?

## Vincenz Prießnitz

Vincenz Prießnitz wird am 4. Oktober 1799 in Gräfenberg bei Freiwaldau geboren, einem kleinen Ort im heutigen Tschechien. Sein Leben lang wird er dieser Gegend verbunden sein und in ihr auch seinen Wohnsitz haben. Petra Moll hat Vincenz Prießnitz eindrucksvoll in der Mitgliederzeitschrift von Natur und Medizin beschrieben – eine wesentliche Quelle für das folgende Porträt.[149]

Vincenz ist ein Bauernsohn. Während seiner landwirtschaftlichen Arbeit erleidet er im Alter von 16 Jahren einen schweren Arbeitsunfall: Er stürzt von einem Pferdewagen, wird von dem Wagen überrollt. Leber und Lunge sind verletzt, alle Rippen gebrochen. Die Prognose ist denkbar schlecht. Vincenz, so der behandelnde Arzt, würde mit den schweren Verletzungen nicht lange leben und die ihm verbleibende Lebensspanne als Krüppel verbringen. Eine Tragödie, nicht nur für den Jungen, sondern für die ganze Familie. Denn Vincenz' Vater war erblindet, nun sollte es die Aufgabe des Jungen sein, die fünfköpfige Familie zu ernähren.

Auf dem Krankenbett fällt Vincenz ein, was er vor zwei, drei Jahren beobachtet hatte: Ein Reh, dessen Hinterlauf verletzt war, hatte diesen Lauf über Wochen jeden Tag in kaltem Quellwasser gebadet – bis die Wunde verheilt war. So bittet er seine Schwester, Quellwasser zu holen und ihm kalte Brustwickel anzulegen. Zudem richtet er selbst (!) in einer äußerst schmerzhaften Prozedur seine gebrochenen Rippen, damit sie wieder richtig zusammenwachsen.

Tag für Tag werden die Wickel angelegt. Vincenz wird wieder gesund, kann wieder auf dem Feld arbeiten. Später wird er sagen:

*Zum Gesundwerden gehört Charakter.*[150]

Nach diesem traumatischen Erlebnis verändert Prießnitz, der weiter als Bauer arbeitet, seinen Lebensstil grundlegend: Er trinkt nur kaltes Quellwasser, stellt die Ernährung um, verzichtet auf Fleisch.

Nachbarn und Bekannte beginnen allmählich – selbst wenn sie ihn zunächst misstrauisch beäugten –, im Krankheitsfall seinen Rat einzuholen. Er empfiehlt Naturheilmittel, gibt Ratschläge zur Ernährungsumstellung, behandelt mit kaltem Wasser. Geld nimmt er keines, denn die eigene Heilung ist für ihn wie ein Geschenk Gottes, so dass er seine Erfahrung als Dank weitergeben möchte.

Es kommt, wie es kommen muss – wie es immer kommt, wenn einer andere Wege geht und damit noch Erfolg hat: Prießnitz, gerade mal Anfang 20, wird der Kurpfuscherei angeklagt. Doch die Behandelten sprechen für ihn, bestätigen die Behandlungserfolge. Er wird freigesprochen und wird – auch durch den Prozess –

immer bekannter. Mehr und mehr Patienten suchen ihn auf. Prießnitz baut auf dem elterlichen Grund ein neues Gebäude mit Bade- und Wohnräumen. Die erste Wasserheilanstalt ist gegründet, die ganze Familie hilft in dem Betrieb mit.

Bekanntheit und Ruhm von Vincenz Prießnitz wachsen weiter. Die feine Gesellschaft, die Prominenz sucht seinen Rat. 1826 heilt er erfolgreich den Erzherzog Anton von Habsburg. Chopin kommt regelmäßig zu ihm zur Kur. Prießnitz behandelt zahlreiche Mitglieder der Wiener Hofgesellschaft. 1831 erhält er die staatliche Erlaubnis für seine Badeanstalt, erweiterte das Gebäude im Jahr darauf. Er heiratet seine Jugendliebe Sophie, Tochter eines Großbauern, um deren Hand er erfolgreich nach der Heilung ihrer Mutter bitten kann. Seine Frau unterstützt ihn in der Arbeit, die Familie wächst, es sollen sechs Töchter und ein Sohn werden.

Das Sanatorium floriert. Jedes Jahr kommen über 1000 Gäste zu Vincenz Prießnitz zur Kur. Auch der Ort Freiwaldau profitiert davon. Gleichzeitig gibt es Neider. Prießnitz wird von ansässigen Ärzten verklagt, eine Prüfungskommission begleitet ihn für acht Tage. Obwohl seine Methoden – Holzhacken, Schnee schippen, Arbeit an der frischen Luft, kaltes Wasser, einfache, luftige Kleidung statt geschnürtem Korsett – ungewöhnlich sind, wird ihm 1838 erlaubt, das Sanatorium weiterzuführen.

Prießnitz erscheint es problematisch, sich auf feste Therapien für bestimmte Krankheiten festzulegen. So schreibt er:

*Es ist schwer, ein Rezept für einen bestimmten Krankheitsfall zu machen, weil alle besonderen Umstände zu berücksichtigen sind, das anfangs Verordnete muss oft sehr schnell verändert werden.*[151]

Dies bedeutet auch, dass er keine schriftlichen Therapieanweisungen gibt und nichts veröffentlicht. Als seine Tochter jedoch heiratsbedingt fortzieht, diktiert er ihr 1847 eine Sammlung von Empfehlungen, das so genannte *Familien-Wasserbuch*.

Über seine Behandlungsformen sagt Prießnitz, der vorrangig intuitiv behandelte, vor einer Ärztekommission des österreichischen Kaisers:

*Ich sehe mir den Kranken selbst an, nicht bloß das, was die Krankheit an ihm hervorgerufen hat.*[152]

Um das Wohl der Familie zu sichern, erwirbt Vincenz Prießnitz – als zweites Standbein neben der Medizin – ein Landgut in der Nähe, das nach seinen Vorstellungen bewirtschaftet wird. Politische Aufstände, das zusätzliche Amt als Bürgermeister von Freiwaldau und der Umstand, dass er weiter darauf besteht, alle Patienten des Sanatoriums selbst zu behandeln, erschöpfen seine Energie. Am 28. November 1851, im Alter von 52 Jahren, stirbt Vincenz Prießnitz. Als Todesursache werden die Schädigung von Leber und Lunge angegeben, die er sich 35 Jahre zuvor bei dem Wagenunfall zugezogen hatte.

Erst nach seinem Tod wird deutlich, welch wichtige Anstöße Prießnitz durch seine Arbeit gegeben hat: Seine Beliebtheit beim Wiener Hof, aber auch seine großen Erfolge veranlassen die Wiener Fakultät, den Internisten und Dozenten Wilhelm Winternitz nach Gräfenberg zu schicken, um die Prießnitz-Methoden wissenschaftlich zu untersuchen. Fachkundig zurückgekehrt, erhält Winternitz in Wien die erste europäische Professur für Hydrotherapie. Unter diesem Zugzwang sendet auch die Berliner Charité Ludwig Brieger, einen Schüler Robert Kochs, zu Winternitz. Eine Hydrotherapeutische Universitätsanstalt an der Charité wird erbaut, die Brieger von 1901 bis zu seinem Tod 1917 leitet.

1880 veröffentlichte die Tochter von Prießnitz das *Familien-Wasserbuch*. In vielen europäischen Staaten gründen sich Vereine, die die Therapie von Prießnitz bekannter machen wollen. In Deutschland gab es bereits seit 1832 solche »Hydropathischen Vereine«, die sich später zum Deutschen Bund für naturgemäße Lebens- und Heilweise zusammenschlossen. Dieser Bund hat um die Jahrhundertwende 150 000 Mitglieder, der Deutsche Naturheilbund, der ebenfalls aus der Prießnitz-Bewegung entstand, 135 000 Mitglieder. Aus eigenen Mitteln bauen die Anhänger Prießnitz' das Prießnitz-Krankenhaus in Berlin-Mahlow, es ist das erste deutsche Naturheilkunde-Krankenhaus.

## ●● WARUM KRANK?

Für Prießnitz besteht die Hauptursache von Erkrankungen in der »Verunreinigung der Körpersäfte«. Diese kommt seiner Ansicht nach durch Anhäufungen von Schlacken und Rückständen zustande, wird verursacht durch Überanstrengungen, Funktionsstörungen und falsche Ernährung. Die noch vorhandene Lebenskraft, so Prießnitz, sei nicht mehr imstande, die notwendige Selbstreinigung vorzunehmen. Die Folge: Schwächung und Krankheit.

## ○○ WIE HEILEN?

Heilung, so Prießnitz, ist nur möglich, wenn die Lebenskraft gestärkt wird. Im *Familien-Wasserbuch* heißt es:

*Wenn die Natur gekräftigt wird, bleibt man nicht krank*
*und der schlechte Stoff, den die Natur vernachlässigt hat,*
*wird ausgeschieden, abgestoßen, und man wird auf diese Art*
*bald wieder gesund.*[153]

Eine derartige Kräftigung des Körpers lässt sich Prießnitz zufolge beispielsweise mit folgenden Anwendungen erzielen: einer Schwitzpackung mit anschließenden kalten Tauchbädern, einen schweißtreibenden Spaziergang mit anschließenden Sturzguss oder einer kalten Dusche, nasskalten Umschlägen (»Prießnitz-Wickel«), Luft-Sonnenbädern, Barfußgehen und Tautreten, ganz allgemein körperlicher Betätigung, einfacher, kalter Ernährung und kaltem Wasser als Getränk, luftiger, nicht einengender Kleidung, einem gesunden Schlaf-Wach-Rhythmus und der Pflege des Wärmehaushaltes.

Man sieht ganz deutlich: Prießnitz hat ein Faible für kaltes Wasser. Die Kaltwasseranwendungen sind wohl sein Steckenpferd, er setzt kaltes Wasser im Prinzip für alle Beschwerden ein, entwickelt 56 Kaltwasseranwendungen (wobei Hände und Füße jedoch stets warm zu sein haben), darunter die Abklatschung, das Augenbad, das Ohrenbad, die Ausspülung sämtlicher Körperhöhlen, das Wangenbad beispielsweise bei Zahnschmerzen, die Überschüttung, das Frottieren mit nassem Handtuch und die »feuchte Wandereinpackung«.

Das kalte Wasser dient seiner Ansicht nach zur Stärkung der Abwehrkräfte »gegenüber den schädlichen Säften«. Ziel der Behandlung ist es, die Lebenskräfte des Patienten zu stärken:

*Der Körper muss immer soviel als möglich gekräftigt werden, damit die Natur sich selbst helfen kann.*[154]

## Johann Siegmund Hahn und Johannes Schroth

Vincenz Prießnitz ist nicht der Erste, der mit Wasser heilte – auch wenn er zuvor noch nie etwas darüber gelesen hatte. Die Heilkraft des Wassers ist seit Langem bekannt. Mehr noch: Wasseranwendungen gehören zu den vermutlich ältesten medizinischen Verfahren. Im Asklepios-Kult wurde vor dem Heilschlaf rituell gebadet, Hippokrates setzte Wasser- und Badeanwendungen ein, im alten Rom spielte das Badewesen eine besonders große Rolle. Im Mittelalter verlagerte sich das Badewesen auf die Klöster, die jedoch vorrangig an der spirituellen Reinigung interessiert waren. Ganz anders im weltlichen Bereich! In den Badeanstalten ging es drunter und drüber – und zwar in einem solchen Ausmaß, dass sie um 1600 flächendeckend geschlossen wurden. Als Grund der Schließung wurde die Seuchengefahr durch Pest und Cholera angegeben, aber auch, wie es in den historischen Beschreibungen heißt, das »bordellartig entartete Badewesen«. In der Heilkunde wurde Wasser nunmehr nur vereinzelt eingesetzt.

Einer dieser Pioniere neuerer Ansätze der Wassertherapie, der noch vor Prießnitz lebt, ist der deutsche Arzt Johann Siegmund Hahn (1664–1742). Er setzt Wasser als Behandlungsmethode ein, schreibt darüber ein kleines Büchlein – das für Sebastian Kneipp schicksalhafte Bedeutung erlangen soll.

Ihm folgt Johannes Schroth (1798–1856), der in etwa dem gleichen Jahrgang angehört wie Prießnitz und parallel zu ihm Wasseranwendungen entwickelt. Dabei gibt es jedoch einen gravierenden Unterschied: Prießnitz behandelt mit kaltem Wasser, Schroth (der besonders durch die »Schroth-Kur« bekannt geworden ist) vor allem mit warmem Wasser. Beide vertreten einen unterschiedlichen Ansatz: Prießnitz will durch Wärmeentzug stärken, Schroth durch Wärmevermehrung. Beide Ansätze sind plausibel, beide sind jedoch einseitig. Sebastian Kneipp berücksichtigt diese entgegengesetzten Ansätze seiner Vorgänger und entwickelt ein Konzept, das warmes wie kaltes Wasser einsetzt, je nach Erkrankung, Konstitution und Reaktionslage.

## Sebastian Kneipp

Stellen wir ihn uns vor, wie er da sitzt, der Pfarrer Kneipp (1821–1897), auf seinem Stuhl, die Augenbrauen buschig, die Haare weiß, die Priesterkappe auf dem Kopf. Eine eindrucksvolle Gestalt. Einer, der schwäbisch schwätzt, seine Patienten anschaut und sagt: »Der soll arbeide, dann isch er gsund!«, der alle duzt, weil er findet, dass das Duzen die Menschen von neumodischen Marotten und Konventionen heilt. Einer, der seinen Patienten den Kopf zurechtrückt und Ordnung schafft.

Auch bei Sebastian Kneipp greife ich vorrangig auf ein Porträt von Petra Moll zurück, daneben auf die kurze Selbstbiographie von Kneipp[155] wie auf seine Hauptwerke. Auch hat ein Besuch in Bad Wörishofen weitere Einblicke in Leben und Werk vermittelt.[156]

Geboren wird Sebastian Kneipp am 17. Mai 1821 in Stephansried bei Ottobeuren. Die Verhältnisse der Eltern sind bescheiden, der Vater arbeitet als Weber. Sebastian ist ein guter Schüler. Da jedoch das Geld für ein Gymnasium und das ersehnte Studium fehlt – Sebastian will Pfarrer werden – beginnt er, neben der Schule zu arbeiten. Auf Umwegen, mit Hindernissen und stets für Kost und Logis arbeitend kann Sebastian Kneipp schließlich 27-jährig sein Studium der Theologie am Bischöflichen Klerikalseminar Dillingen beginnen ... endlich! Schon einmal war er fast so weit gewesen. Doch genau an seinem 21. Geburtstag, geht das Elternhaus in Flammen auf und damit auch all seine Ersparnisse für das Studium. Er muss wieder ganz von vorne anfangen.

Die schwierige finanzielle Lage ist nicht das einzige Handicap des Theologiestudenten. Bereits als Junge leidet Sebastian Kneipp an einer Tuberkulose, mit der er in der Schulzeit und verstärkt während des Studiums zu kämpfen hat, ohne dass ihm die Ärzte helfen können. Dass er dem Vater in dem feuchten Keller beim Weben half, war seiner Gesundheit sicherlich nicht zuträglich. Nun, während des Studiums, verschlimmern sich die Beschwerden. Der behandelnde Arzt empfiehlt Zuckerwasser und Bier, mehr nicht. Per Zufall fällt Kneipp in einer Münchener Bibliothek das Buch *Unterricht von der Kraft und Wirkung des frischen Wassers in die Leiber der Menschen* von Dr. Johann Siegmund Hahn in die Hände. Kneipp liest es – und fängt an, sich selbst nach den Vorgaben Hahns zu behandeln. Dieser empfiehlt ein Abhärtungstraining aus drei Elementen: aktive körperliche Erwärmung – kurze Abkühlung – erneute aktive Wiedererwärmung. Konkret läuft Kneipp im Winter 1849 wöchentlich zwei- bis dreimal zur Donau, badet einige Augenblicke in dem eiskalten Fluss und läuft, die Kleider über den noch feuchten Körper gestreift, wieder zurück nach Hause. Die Selbstbehandlung ist erfolgreich: Kneipp wird gesund, besteht sein Examen mit Auszeichnung und erhält 1852 in Augsburg die

Priesterweihe. Der Prozess der aktiven Erwärmung durch Bewegung mit anschließender kurzer Abkühlung und aktiver Wiedererwärmung wird zu einem Kern seiner Lehre:

*Es brechen im Leben viele Stürme über die Gesundheit*
*der Menschen herein. Wohl dem, der ihre [der Gesundheit]*
*Wurzeln durch die Abhärtung gut gefestigt, in die Tiefe*
*geleitet und gegründet hat.*[157]

Der Erfolg am eigenen Leibe bleibt nicht ohne Konsequenzen. Denn auch den Kranken seiner Gemeinde empfiehlt Kneipp die Wasserkur – womit er jedoch gegen das »Kurierverbot« verstößt, denn als Nicht-Mediziner ist ihm die Behandlung von Kranken untersagt. Als er an Cholera erkrankten Gemeindemitgliedern heiße Milch mit Fenchel, Brust- und Unterleibswickel verordnet und die Krankenzimmer mit Wacholder ausräuchern lässt, erhält er den Namen »Cholera-Kaplan«. All dies ist heikel und nicht erlaubt: Kneipp muss zuvor versprechen, keine Wasseranwendungen durchzuführen, nachdem mehrere Male gegen ihn Anzeige erstattet worden war. In einem Brief an den Landrichter rechtfertigt er sich 1854:

*Nicht Vorliebe und Interesse, sondern*
*Mitleid für die Unglücklichen hat mich veranlasst,*
*den Versuch mit Wasser zu machen.*[158]

Schließlich würde er ja nur denjenigen helfen, die von Ärzten bereits aufgegeben seien oder keinen Arzt bezahlen konnten.

Ein Jahr später wird Sebastian Kneipp Beichtvater der Dominikanerinnen im Kloster von Wörishofen. Dem Kloster angegliedert sind eine Landwirtschaft und ein Waisenhaus. Bislang haben die Nonnen gesungen, gelesen, geschrieben, komponiert. Damit ist jetzt Schluss. Kneipp kleidet die Ordensschwestern in grobes Leinen, lässt sie und die Waisenkinder Feld-, Haus- und Gartenarbeit wie auch das Weben auf dem väterlichen Webstuhl erlernen. Er gründet eine Mädchenschule und widmet sich neben der Seelsorge der Entwicklung seines Gesundheitskonzeptes, das sich durch eine große Einfachheit auszeichnet. Früh aufstehen – früh ins Bett, körperliche Bewegung, abhärtende Maßnahmen, einfache, »nicht verkünstelte« Hausmannskost, Wasser als Getränk, Kleidung aus »unverkünsteltem Leinen«, Licht, Luft, Sonne, Wasser zur Therapie, Heilmittel aus einheimischen Pflanzen, eine abwechslungsreiche Beschäftigung – dies sind seine Weisungen.

Der naturverbundene Pfarrer aus Wörishofen ist gerade bei der einfachen Bevölkerung ausgesprochen beliebt. Ordinariat und Bischof aber werfen Kneipp vor, sein Priesteramt zu vernachlässigen und sich der Kurpfuscherei zu verschreiben. Erst nach 1873, als in Bayern das Gesetz zur Kurierfreiheit in Kraft tritt, kann Kneipp seine Therapien auf legalem Boden ausüben und weiterentwickeln. Wörishofen wird zu einem Kurort mit Bade-, Kur- und Gasthäusern.

Der Ruhm Kneipps wächst weit über die regionalen Grenzen hinaus, fast 70-jährig beginnt der populäre »Gesundheitspfarrer« mit Vortragsreisen. Am 21. Februar 1894 bittet ihn Papst Leo XIII. um eine Behandlung, was der Anerkennung seiner Arbeit durch die Kirche gleichkommt. Am 17. Juni 1897 stirbt Sebastian Kneipp an Blasenkrebs.

### Die Kneipp-Therapie

Kneipp gilt als Begründer der modernen Hydrotherapie. 1886 veröffentlicht er *Meine Wasserkur* und 1889 *So sollt Ihr leben*, Bücher, die auch heute noch zu den Klassikern der Gesundheitsliteratur zählen.

Sein Therapiekonzept geht dabei über die Hydrotherapie hinaus, es umfasst fünf Säulen:

- **Gesunde Ernährung:** vitalstoffreiche Vollwertkost auf der Basis frischer und naturbelassener Lebensmittel;
- **Körperliche Bewegung**, insbesondere an der frischen Luft und im Tageslicht: Kneipp, der selbst im Garten und auf dem Feld tätig war, dachte hier vor allem an körperliche Betätigung im Freien, an einen kräftigen, zügigen Spaziergang und gezielte Atemgymnastik oder, wenn dies nicht möglich ist, Gymnastik im Zimmer.
- Die von Kneipp maßgeblich weiterentwickelte, moderne **Hydrotherapie** (Wassertherapie), welche er zu einem System mit über 100 Anwendungen ausbaute. Dazu gehören Fuß-, Halb-, Sitz-, Voll- und Teilbäder, Dampfbäder, Güsse, Waschungen, Wickel, Packungen, Auflagen bis hin zu Wassertreten, Taulaufen und Schneegehen. Er unterteilt die Anwendungen nach Wassertemperatur, Technik und Stärke des durch sie bewirkten Reizes auf den Organismus. Diese Reizstärke wiederum hängt von der Größe der behandelten Körperregion, der Wassertemperatur und der Anwendungsdauer ab. So umfassen milde Reize beispielsweise Waschungen, Trockenbürstungen, Unterarm- oder Fußbäder, Kniegüsse und Wassertreten; mittelstarke Reize Halbbäder, Sitzbäder, Rumpfwickel, Sauna; starke Reize schließlich Überwärmungsbäder, Dampfbäder, Blitzgüsse, Dreiviertel- oder Ganzpackungen.
- In der **Pflanzenheilkunde** verwendet Kneipp vorwiegend mild wirksame einheimische Kräuter als Tees, Auflagen, Wickel oder Badezusätze: »Nehmt, was die heimische Natur gibt!«
- Schließlich vertrat Kneipp die **Ordnungstherapie**, eine ausgewogene Lebensgestaltung, einen regelmäßigen Tagesablauf, ausreichenden Schlaf, einen ausgeglichenen Wechsel von Anspannung und Entspannung, Arbeit und Muße, aber auch ein Leben im Einklang mit den Rhythmen der Natur.

Kneipps Therapiekonzept zielt darauf ab, den Organismus zu kräftigen. Dem Wasser kommt als zusätzliche Maßnahme eine besondere Bedeutung zu, da es – so

| Die Kneipp-Therapie | | | | |
|---|---|---|---|---|
| Gesunde Ernährung | Bewegung an der frischen Luft und im Tageslicht | Wasser-anwendungen | Pflanzen-heilkunde | Ordnungs-therapie<br><br>Eine ausge-wogene Lebens-gestaltung, ein Leben im Einklang mit der Natur |

Die fünf Säulen der Kneipp-Therapie

Kneipp – in der Lage ist, die Krankheitsstoffe im Blute aufzulösen, das Aufgelöste auszuscheiden, das so gereinigte Blut wieder in die richtige Zirkulation zu bringen und dadurch den geschwächten Organismus zu stählen.

**WARUM KRANK?**

Kneipp beschreibt in seinem Vorwort zu dem Buch *Meine Wasserkur* Krankheiten als Störungen, welche den »Wohlklang, die Wohlordnung, Gesundheit genannt« beeinträchtigen. Weiter heißt es hier:

*Alle diese Krankheiten, welche Namen sie immer führen mögen, haben, so behaupte ich, ihren Grund, ihre Entstehungsursache [...] im Blute, vielmehr in* ***Störungen des Blutes****, mag dieses nun in seiner im gesunden Zustand geordneten Zirkulation gestört oder in seiner Zusammensetzung, in seinen Bestandteilen, durch nicht dahin gehörige schlechte Säfte verdorben sein. Gleich wohlgeordneten Bewässerungsanlagen durchzieht das Adernetz mit seinem roten Lebenssafte den ganzen Körper, alles, jeden Teil, jedes Organ des Körpers in seiner ihm zuträglichen Art nährend und befruchtend. Im Maße liegt die Ordnung; jedes Zuviel und jedes Zuwenig im Tempo des Blutumlaufes, jedes Eindringen fremdartiger Elemente stört den Frieden, die Eintracht, bewirkt Zwietracht, setzt an Stelle der Gesundheit – Krankheit.*[159]

Wir sehen: Kneipp greift die Vorstellung der schädlichen Körpersäfte auf, verpackt sie jedoch in einem modernen Gewand, passt sie der Zeit an, in der er lebt.

Wie sehr ihn dabei die Bequemlichkeiten des modernen Lebensstils ärgern, macht er an anderer Stelle deutlich:

*Die großen Übelstände rühren vorzüglich her von dem Mangel an Abhärtung. Die Verweichlichung der heutzutage lebenden Menschen hat einen hohen Grad erreicht. Die Schwächlichen und Schwächlinge, die Blutarmen und Nervösen, die Herz- und Magenkranken bilden fast die Regel, die Kräftigen und Kerngesunden die Ausnahme.*[160]

**WIE HEILEN?**

Besteht, so Kneipp, die Ursache einer Erkrankung in der Beschaffenheit oder Zusammensetzung des Blutes, so setzt auch hier die Heilung an:

*Die Arbeit der Heilung kann nur die zweifache Aufgabe haben: Entweder muss ich das ungeordnet zirkulierende Blut wieder zum richtigen und normalen Laufe zurückführen, oder ich muss die schlechten, die richtige Zusammensetzung des Blutes störenden, das gesunde Blut verderbenden Säfte, Stoffe [Krankheitsstoffe] aus dem Blute auszuscheiden suchen.*[161]

Die Kneipp-Therapie dient der Förderung eines gesunden Lebensstils, der Vorbeugung von Krankheiten, aber auch ihrer Behandlung.

Für Kneipp ist die **Abhärtung**, der vorbeugende Lebensstil von besonders großer Bedeutung. Zu den Abhärtungsmaßnahmen gehörten: Barfuss gehen, Gehen im nassen Gras, Gehen auf nassen Steinen, Gehen im neugefallenen Schnee, Gehen im kalten Wasser, Kaltbaden der Arme und Beine (Füße) oder der Knieguss.

Bei all diesen Anwendungen ist, so Kneipp, auf eine Einhaltung der vorgeschriebenen Dauer zu achten und auf eine unmittelbare aktive Wiedererwärmung der betroffenen Körperteile. Wie wichtig die individuelle Dosierung der Reizstärke ist, zeigt sich in folgenden Zitaten:

*Gar nichts nämlich bringt das Wasser so sehr in Verruf und Misskredit als maß- und vernunftloses Anwenden; scharfes, schroffes, strenges Verfahren.*[162]

*Man zeichne im Geist das richtige Krankenbild; und erst wenn dieses klar und fertig ist, greift man in die Wasserapotheke und wendet an nach dem Grundsatz: Je gelinder und schonender – desto besser und wirksamer.*[163]

*Niemand wage es, bei Kältegefühl, Frösteln usf. irgendeine kalte Anwendung vorzunehmen […]. Die Anwendung soll tunlichst schnell (jedoch ohne Angst und Hast) vorgenommen werden; auch beim Aus- und Ankleiden sollen durchaus keine Verzögerungen eintreten. […] Ich verordne streng, dass der Angekleidete nach jeder Wasseranwendung sich, falls nicht Bettruhe vorgeschrieben ist, Bewegung mache (Arbeit oder Spazierengehen), welche so lange dauere, bis alle Teile des Körpers vollkommen trocken und normal warm sind.*[164]

Übrigens: Im Hinblick auf ein gesundes Leben geht Kneipp mit gutem Beispiel voran: Er steht um 4.00 Uhr früh auf, liest eine Messe, isst zum Frühstück Schrotbrot und Hafersuppe. Mittags gibt es Brennsuppe, Gemüse, Fleisch nur ab und zu, abends Vollkornbrot. Zum Frühstück trinkt er Malzkaffee, ansonsten nur Wasser. Jeden Tag geht er spazieren, arbeitet auf dem Feld oder im Garten. Um 21.00 Uhr geht er zu Bett.

## Kneipp heute

Die Forderungen Kneipps sind rigoros, er ist ein »Hardliner«. Aber warum nicht das eine oder andere übernehmen? Der kalte Guss nach der warmen morgendlichen Dusche härtet ab, die anschließende Bürstenmassage regt den Hautstoffwechsel an. Der Besuch in der Sauna, das Baden im Meer, das Barfußlaufen im taunassen Gras.

Fakt ist, dass wir unser Abwehrsystem trainieren können, ebenso, dass Wasser das einfachste und stets verfügbare Medium für Kälte- und Wärmereize ist. Auch als Laie ist man gut beraten, sich ein wenig mit der Anwendung von kaltem und warmem Wasser, von Auflagen, Wickeln und Bädern auszukennen – denn Wasser gibt es fast immer und überall.

Die Kneipp-Therapie als therapeutisches System ist heute in all ihren Bereichen anerkannt und akzeptiert. Die Effekte der Hydrotherapie sind gut belegt, sie gehört zu den gängigen Methoden der modernen integrativen Medizin.

Die Anregungen Kneipps zur Pflanzenheilkunde haben Eingang in die rationale Phytotherapie gefunden. Insbesondere die Ordnungstherapie hat in den letzten Jahren einen neuen Aufschwung erlebt. Die ordnungstherapeutischen Ansätze der Klinik für Integrative Medizin in Essen, die die Ordnungstherapie Kneipps mit den Erkenntnissen der Mind-Body-Medizin kombinieren, kennen Sie bereits aus dem Kapitel über die Diaita.

Kneipp ist eine der wichtigsten Figuren in der Geschichte der Naturheilkunde in Europa. Seine Anhänger haben sich breit formiert. Der Kneipp-Bund, der sich seit 1897 für die Verbreitung des Kneipp-Gedankens einsetzt, umfasst mittlerweile in 15 Landesverbänden 660 Kneippvereine mit über 160 000 Mitgliedern. Der Verband deutscher Kneippheilbäder und Kneippkurorte e.V. ist eine Dachorganisation von über 60 Kneippheilbädern und Kneippkurorten in Deutschland. Der Kneipp-Ärztebund e. V. vertritt die Interessen der Ärzte mit der Zusatzbezeichnung Naturheilverfahren und dem Schwerpunkt Kneipp'sche Heilmethoden. Angebunden an die Ludwig-Maximilian-Universität München befindet sich in Bad Wörishofen eine Forschungsstelle des Instituts für medizinische Balneologie und Klimatologie.[165]

## Krankheiten und ihre Behandlung aus der Sicht von Kneipp & Co.

**Beispiel Schnupfen** Während die Schulmedizin ihr Augenmerk auf die Krankheitserreger lenkt – in unserem Fall den Schnupfenvirus – spielt für Therapeuten wie Prießnitz oder Kneipp die Abwehrlage die entscheidende Rolle. Denn wenn die Abwehrlage gut ist, können die Krankheitserreger nicht viel ausrichten. Wenn das Haus gut gesichert und verschlossen ist, haben Einbrecher keine Chance.

Vor diesem Hintergrund besteht der Beitrag der Naturheilkunde im Sinne Kneipps oder Prießnitz' zum Thema Schnupfen vor allem in Abhärtung und der Regulation des Lebensstils, wie sie oben beschrieben wurden. Ist es dann aber doch passiert, empfiehlt Kneipp zur Therapie von Erkältungen Kopfdampfbäder:

*Bei Erkältungen durch Nässe oder raschen Temperaturwechsel [...] tut der Kopfdampf vorzügliche Dienste. Zwei Anwendungen innerhalb dreier Tage bringen in der Regel vollständige Heilung.*[166]

**Beispiel Rückenschmerzen** Der österreichische Filmklassiker *Der Wasserdoktor* von 1958, in dem Paul Hörbiger Sebastian Kneipp spielt, beginnt damit, dass der Erzherzog von Österreich während eines opulenten Essens einen Hexenschuss erleidet. Zwar fordert er selbst nur seine Opiumtropfen zur Schmerzlinderung, doch das Töchterchen überredet ihn, nach Bad Wörishofen zu reisen und Pfarrer Kneipp zu konsultieren. Der prominente Vater sträubt sich, will nicht wie die anderen in der langen Schlange warten, fragt Kneipp entrüstet: »Wen meinen Sie, wen Sie vor sich haben?« Worauf dieser antwortet: »Einen Mensch!« Auch die Diagnose Kneipps »Du bis eine Ruine!« empört ihn, mehr noch jedoch das Therapieprogramm: um 5.00 Uhr aufstehen, Güsse in der Waschküche, Bewegung, Tautreten, Bettruhe, Wickel und Heublumenbäder. Daneben strenge Diät. Auch wenn die kaiserliche Hoheit heimlich Eisbein isst – die Maßnahmen zeigen Erfolg und bald geht es dem Erzherzog im Film so gut wie lange nicht mehr. Rückenschmerzen und Ischias, letztlich die Zeichen einer Nieren- und Leberbelastung, sind verschwunden. So viel zum Therapieplan Kneipps bei Rückenschmerzen.

**Beispiel Krebs** Über die Behandlung von Krebserkrankungen konnte ich den beiden Hauptwerken Kneipps *Meine Wasserkur* und *So sollt Ihr leben* keine genauen Angaben finden. Es ist aber anzunehmen, dass auch Krebserkrankungen für ihn auf Störungen des Blutes, des Stoffwechsel, der Gesamtsituation im Körper selbst beruhen, die durch einen schädlichen Lebensstil begünstigt werden. Kneipp selbst starb an Blasenkrebs, er lehnte es ab, sich operieren zu lassen.

Ein Zitat, wenn auch aus etwas anderem Zusammenhang, möchte ich nicht unerwähnt lassen. Auch Kneipp griff in gewisser Weise auf die Vorstellungen der Humoralpathologie zurück. So bringt er die Melancholie in Verbindung mit der Leber – und als Therapeutikum greift er zu den Bitterstoffen, hier zu einer der bittersten Pflanzen, die es gibt: dem Wermut. So schreibt er:

*Wer an der Leber leidet (Melancholie), der greife statt nach der Prise Tabak einmal oder zweimal im Tage nach dem Döschen mit Wermutpulver und streue den Inhalt der beiden Finger auf den ersten Löffel Suppe oder wie Pfeffer an eine Speise.*[167]

Wermut empfiehlt er zur Anregung aller Ausscheidungsorgane, zur Verbesserung des Kreislaufs, bei Stoffwechselstörungen, Fettsucht, Zuckerkrankheit, Rheumatismus, bei Magenbeschwerden und Übelkeit.

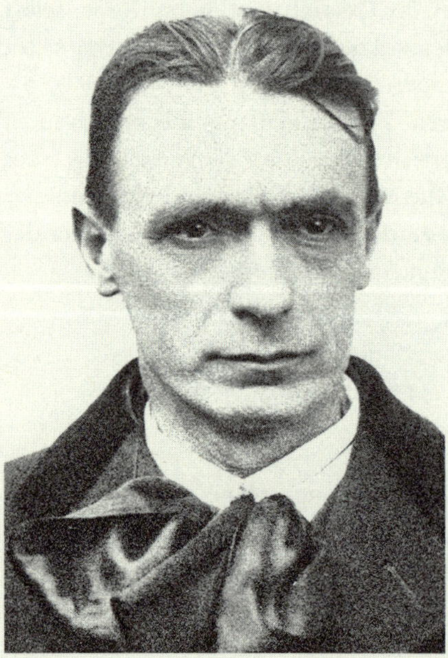
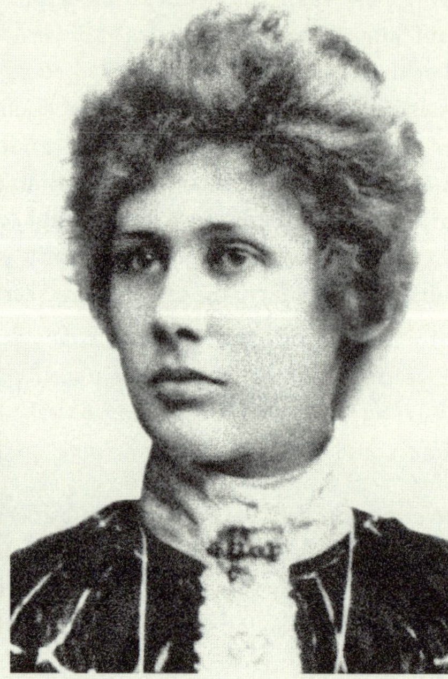

← Rudolf Steiner / Ita Wegman
linkes Bild: Rudolf Steiner Nachlassverwaltung, Dornach, Schweiz

# Ita Wegman und die anthroposophische Medizin

*Anthroposophische Medizin: Von dem Begründer der Anthroposophie Rudolf Steiner (1861–1925) und der Ärztin Ita Wegman (1876–1943) angeregte Erweiterung der naturwissenschaftlichen Methoden in der Medizin durch eine geisteswissenschaftliche Sicht des Menschen unter Ausbildung der übersinnlichen Erkenntnisfähigkeiten Imagination, Inspiration und Intuition. Der Leib wird instrumental gesehen und dient dem individuellen Geistkern (Ich). Die Seele vermittelt die polare Beziehung Leib und Geist. Der Leib ist viergliedrig gestaltet (s. u.), wobei der Stoffleib die materielle Grundlage bildet, der Lebens- oder Ätherleib die gesamte Lebensorganisation von z. B. Wachstum, Regeneration, Ernährung, Gedächtnis und Denken umfasst, der Seelen- oder Astralleib Träger der unbewussten Empfindungsfähigkeit einschließlich der Reflexe ist und der Ich-Leib der leibliche Anteil ist, durch den sich die geistige Individualität bis in die stoffliche Natur des Leibes mitteilt. Diese vier Leibesglieder korrespondieren mit den Elementen Erde, Wasser, Luft und Feuer und werden von der funktionalen Dreigliederung durchdrungen (s. u.). Gesundheit ist das individuell richtige Gleichgewicht der Gesamtgliederung des Menschen; Ungleichgewicht oder Einseitigwerden bedeutet Krankheit.*

Pschyrembel Naturheilkunde und alternative Heilverfahren 2006

Sie sehen: Bereits die Definition im eher nüchternen *Pschyrembel Naturheilkunde* zeigt: die anthroposophische Medizin ist ein Fall für sich. Mit eigenen Begriffen und Vorstellungen. Und auch die Überschrift dieses Kapitels dürfte erst einmal verwundern. Denn warum steht hier nicht Rudolf Steiner, sondern Ita Wegman?

Rudolf Steiner ist der Begründer der Anthroposophie, auf der die anthroposophische Medizin basiert. Die Ärztin Ita Wegman spielte bei der Entwicklung der anthroposophischen Medizin die entscheidende Rolle, sie war vor Ort in der Klinik, setzte die grundsätzlichen Überlegungen um. Sie begleitete zudem als Ärztin Rudolf Steiner in seinen späten Jahren. Ita Wegman hat neue, für die anthroposophische Therapie typische Behandlungsverfahren entwickelt, z. B. die Rhythmische Massage, und war maßgeblich an der Gründung der heutigen Firma Weleda beteiligt. Deshalb, und weil in dieser Anthologie außer Hildegard von Bingen ansonsten leider nur Männer vorkommen, ist dieses Kapitel Ita Wegman gewidmet. Und weil ich sie toll finde.

## Rudolf Steiner

Rudolf Joseph Lorenz Steiner wird am 27. Februar 1861 in Donji Kraljevec im heutigen Kroatien, damals im Kaiserreich Österreich geboren. Der Vater ist Beamter der österreichischen Südbahn, so dass Rudolf auf verschiedenen Bahnstationen in der Steiermark und im Burgenland aufwächst. Als besonders typisch für seine Kindheit beschreibt er das unmittelbare Erlebnis der Technik einerseits und der Natur andererseits. Er besucht zunächst die Dorfschule, dann die Realschule in Wiener Neustadt, und begeistert sich insbesondere für die Mathematik. Der junge Rudolf zeichnet viel und entwickelt ein großes Interesse für Philosophie, liest die Werke Kants (ganz von allein – ein ungewöhnliches Kind!). Neben dem Unterricht bringt er sich im Selbststudium die alten Sprachen bei und legt dann 1879 das Abitur mit Auszeichnung ab. Zum Unterhalt der Familie trägt er, seit seinem 15. Lebensjahr, mit Nachhilfeunterricht bei.

Damit der Sohn an der Technischen Hochschule in Wien studieren kann, lässt sich der Vater an einen Bahnhof nahe Wien versetzen. Rudolf Steiner überbrückt die Zeit bis zum Studium, indem er sich durch die Werke von Fichte, Hegel, Schelling und Darwin arbeitet. Sein Interesse für Fragen der Philosophie ist groß, aber auch für die Technik, die Natur. Im Zug auf dem Weg zur Universität lernt er kurze Zeit später einen Kräutersammler kennen. Die beiden freunden sich an und Rudolf lernt von dem einfachen, klugen Mann vieles über die Natur und die Pflanzen, hier vor allem die Heilkräuter.

Steiner studiert in Wien an der Technischen Hochschule. Er ist ein Allrounder, an allem Möglichen interessiert, belegt die Fächer Mathematik, Biologie, Physik, Chemie, Deutsche Literatur, Philosophie und Geschichte. Hier lernt der junge Student den Germanisten Karl Julius Schröer kennen, der an der Technischen Hochschule Vorlesungen über deutsche Literatur hält. Steiner ist fasziniert, liest den *Faust*, begeistert sich für Goethe und studiert seine Schriften intensiv. Ein enger Kontakt zu Schröer entsteht. Erst 21-jährig, erhält Rudolf Steiner die Aufgabe, die naturwissenschaftlichen Schriften Goethes für »Kürschners Nationalliteratur« herauszugeben und zu kommentieren. Einige Jahre später wird er die *Grundlinien einer Erkenntnistheorie der Goetheschen Weltanschauung* herausgeben. Im Wiener Goethe-Verein hält er einen Vortrag über »Goethe als Vater einer neuen Ästhetik«.

1890, mit 29 Jahren, zieht Steiner nach Weimar, wo er als fester Mitarbeiter am Goethe- und Schiller-Archiv arbeitet und die naturwissenschaftlichen Werke Goethes für die Sophien-Ausgabe bearbeitet. Sechs Bände sollen es werden, basierend auf dem handschriftlichen Nachlass Goethes. Steiner wird durch diese Arbeit zur bedeutendsten Kapazität seiner Zeit im Bereich der naturwissenschaftlichen

Schriften Goethes. Er begegnet den großen Köpfen der Weimarer Kultur- und Geistesszene und promoviert als Doktor der Philosophie über *Die Grundfrage der Erkenntnistheorie mit besonderer Rücksicht auf Fichtes Wissenschaftslehre*. In die Weimarer Zeit fällt auch ein Besuch bei Friedrich Nietzsche – eine eindrucksvolle Begegnung! Rudolf Steiner schreibt und veröffentlicht weiter, ist äußerst produktiv: 95 Veröffentlichungen erscheinen, darunter außer den Bänden der Sophien-Ausgabe die restlichen Bände für »Kürschners Nationalliteratur«; seine Dissertation arbeitet er zu dem Buch *Wahrheit und Wissenschaft* um, schreibt ein Buch über *Friedrich Nietzsche, ein Kämpfer gegen seine Zeit*, verfasst das Buch *Goethes Weltanschauung* und die Einleitung zu den in der »Cottaschen Bibliothek der Weltliteratur« herausgegebenen Werken von Schopenhauer und Jean Paul.

Zudem schreibt er Die *Philosophie der Freiheit*. Diese Arbeit hat den Untertitel: »Seelische Beobachtungs-Resultate nach naturwissenschaftlicher Methode«. Für Steiner ist die Freiheit das, was den Menschen ausmacht. Über die Freiheit selbst schreibt er:

*Ein freies Wesen ist dasjenige, welches wollen kann, was es selbst für richtig hält.*[168]

*Im Wollen wird die Freiheit geübt; im Fühlen wird sie erlebt; im Denken wird sie erkannt. Nur darf, um das zu erreichen, im Denken nicht das Leben verloren gehen.*[169]

Der Biograph Johannes Hemleben, der die Steiner-Monographie im Rowohlt-Verlag geschrieben hat, kommentiert das Werk so: »Ihm geht es um den Ausbau einer Geisteswissenschaft, die sich der strengen Methodik der Naturwissenschaft bedient, aber als Objekte der Erkenntnis gleicherweise die sinnliche wie die übersinnliche Welt wählt.«[170]

1897 folgt ein Umzug nach Berlin. Hier sucht sich Steiner die Avantgarde der Berliner Boheme als neue Lebensumwelt. Gemeinsam mit Otto Erich Hartleben gibt er das *Magazin für Literatur* und die *Dramaturgischen Blätter* heraus, ist Mitglied verschiedenster Gesprächszirkel, Gesellschaften und Kreise, hält zahlreiche Vorträge zu kulturellen, naturwissenschaftlichen, literarischen und religiösen Themen. 1899 heiratet er Anna Eunike, eine Witwe mit fünf Kindern, die er bereits in Weimar kennengelernt hat. 1899 bis 1904 unterrichtet er an der Arbeiter-Bildungsschule.

Die Jahre 1902–1923 kann man als diejenige Lebensphase beschreiben, in der Steiner die Anthroposophie entwickelt. Er tritt in die Theosophische Gesellschaft ein und gründet die deutsche Sektion, deren Generalsekretär er 1902 wird. Steiner hält große, auch internationale Vortragsreihen und Vortragszyklen zu philosophischen, religiösen, spirituellen, psychologischen Themen. 1909 begegnet er Christian Morgenstern.

1911 stirbt seine Frau, die sich jedoch bereits einige Jahre zuvor von ihm getrennt hat, 1914 heiratet er Marie Sievers, eine enge Mitarbeiterin, mit der er seit 1910 gemeinsam Mysteriendramen schreibt und aufführt.

Die Anthroposophie, von der einige Aspekte auf den nächsten Seiten umrissen werden, stellt ein Weltbild dar, das auf die verschiedensten Bereiche im Leben einwirkt, so z. B. auf Pädagogik, Architektur, Landwirtschaft, Religion, Heilkunde. 1913 wird die Anthroposophische Gesellschaft gegründet, 1912 die Eurythmie als Bewegungslehre entwickelt, 1913 der Grundstein zum Goetheanum, einem eigenen Bau als Zentrum der Anthroposophischen Gesellschaft in Dornach (Schweiz), gelegt, so dass Steiner 1914–1923 abwechselnd in Berlin und Dornach lebt. Er beginnt, Kurse in den Bereichen Naturwissenschaft, Sprachwissenschaften, Medizin und Pädagogik zu geben. 1919 wird die erste Waldorfschule in Stuttgart gegründet.

1922 brennt das erste Goetheanum am Silvesterabend nach Brandstiftung bis auf die Grundmauern ab. 1923 wird die Freie Hochschule für Geisteswissenschaften gegründet, mit Ita Wegman als Leiterin der medizinischen Sektion.

1924 und 1925 schreibt Steiner *Mein Lebensgang*, hält einen Kursus für Jungmediziner, für Toneurythmie, für Landwirtschaft, Sprachgestaltung und dramatische Kunst, hält die »Karma-Vorträge«. 1925 veröffentlicht er gemeinsam mit Ita Wegman *Grundlegendes für eine Erweiterung der Heikunst nach geisteswissenschaftlichen Erkenntnissen.* Am 30. März 1925 stirbt Rudolf Steiner, 64 Jahre alt.

### Ita Wegman

Ita Wegman wird 1876 als erstes Kind einer holländischen Kolonialfamilie auf der Insel Java in Indonesien geboren. Von 1890/1891 bis 1895 besucht sie eine Schule in Holland, kehrt jedoch nach Java zurück, wo sie 1896 erste Kontakte mit der Theosophischen Gesellschaft in Indonesien hat. 1900 siedelt die Famile nach Europa über. Ita absolviert zunächst in Holland eine Ausbildung zur Turnlehrerin. 1902 begegnet sie Rudolf Steiner in Berlin – und ist tief beeindruckt. In Berlin lässt sie sich zur Physiotherapeutin ausbilden und schließt 1906–1911 ein Medizinstudium in Zürich an, da es zu dieser Zeit für Frauen noch problematisch ist, in Deutschland Medizin zu studieren. Zunächst arbeitet sie 1912–1917 als Ärztin, eröffnet 1917 als Frauenärztin eine Praxis in Zürich und stellt im gleichen Jahr erstmalig ein Arzneimittel gegen Krebs aus der Mistel her (Iscador). 1920 zieht sie nach Basel um und verwirklicht 1921 in Arlesheim in der Schweiz ihren Wunsch, eine kleine Klinik zu gründen. In dieser Klinik (»Klinisch-Therapeutisches Institut«) möchte sie die Anregungen von Rudolf Steiner umsetzen. Steiner arbeitet eng mit Ita Wegman zusammen und kommt in den ersten Jahren fast täglich in die Klinik. Ita Wegman entwickelt spezielle Pflegeformen, Einreibungen, Wickel und die bis heute nach ihr benannte »Rhythmische Massage«.

1922 gründet Ita Wegman das heilpädagogische Heim »Haus Sonnenhof« für »seelenpflege-bedürftige« Kinder, außerdem ist sie maßgeblich an der Gründung der heutigen Firma Weleda beteiligt. 1923 beruft Steiner sie in den Gründungsvorstand der Allgemeinen Anthroposophischen Gesellschaft. Im Jahr 1925 gibt sie gemeinsam mit ihm das Grundlagenwerk der anthroposophischen Medizin heraus und behandelt Steiner bis zu seinem Tod 1925 als Ärztin. In den folgenden 20 Jahren setzt sich Ita Wegman intensiv für die Verbreitung der anthroposophischen Medizin und Heilpädagogik ein. Sie unterrichtet, gründet eine Schule, schreibt, errichtet medizinische Zentren in Österreich, Berlin und London. Nach einer schweren Krankheit reist sie viel, ist weiter in der Forschung und Lehre tätig. 1943 stirbt Ita Wegman im Alter von 67 Jahren in Arlesheim.

Bis in die 60er Jahre ist die von ihr gegründete Klinik das einzige anthroposophische Krankenhaus weltweit.

## Anthroposophie

Was nun hat es mit der Anthroposophie auf sich? Die Anthroposophie – wörtlich: die Weisheit vom Menschen – ist eine Weltanschauung, eine Erkenntnislehre, ein Erkenntnisweg, der, so Steiner,

*das Geistige im Menschenwesen zu dem Geistigen im Weltall führen will.*[171]

Etwas allgemeiner formuliert bedeutet dies: Die Anthroposophie fragt nach geistigen Zusammenhängen, die über die objektiv fassbare und messbare Realität hinausgehen. Sie stellt sich nicht in den Gegensatz zur modernen Naturwissenschaft, sondern erweitert oder ergänzt diese vielmehr im Sinne einer »Spiritualisierung«.

Es verwundert nicht, dass die Anthroposophie über ein eigenes Weltbild verfügt. Steiner greift Elemente der gesamten Menschengeschichte auf, insbesondere Überlegungen darüber, was – so könnte man sagen – »die Welt zusammenhält«, wie die Beziehungen aussehen zwischen Aspekten des Lebens, Pflanzen, Tieren, Mineralien, Kräften, Jahreszeiten, Lebensaltern, Engeln und Erzengeln, Farben, Tönen… Er schafft ein Gedankengebäude, das – in der Tradition der großen Denker, in der Tradition von Hippokrates und Galen, Hildegard von Bingen und Paracelsus – Naturelemente und übersinnliche Phänomene integriert.

Dieses Weltbild sieht den Menschen als Teil der Natur, des ihn umgebenden Kosmos. Wie in der Antike eine Verbindung zwischen Körpersäften, Jahreszeiten, Lebensaltern usw. geschaffen wurde, so gilt Ähnliches – in modernerem Gewand – für das anthroposophische Weltbild. So spielt beispielsweise der Mondzyklus eine Rolle für die Landwirtschaft, der Jahreslauf für die Pädagogik usw.

Die Anthroposophie, das anthroposophische Weltbild, hat vielfältige Auswirkungen auf das Verständnis und den Umgang mit dem Leben. Und so hat Rudolf Steiner im Lauf seines Lebens Anregungen geliefert für eine neue Art von Erziehung, Schule, Pädagogik (Waldorfpädagogik), von Landwirtschaft (biologisch-dynamische Landwirtschaft, die bekannteste anthroposophische Marke hier ist demeter), eine eigene Religionsgemeinschaft (Christengemeinschaft) und sogar ein eigenes Finanzwesen. Die anthroposophische Medizin geht nicht nur mit eigenen Therapieformen einher, z. B. der Kunsttherapie oder Biographiearbeit, sondern auch mit einer eigenen Arzneimittelherstellung. Die bekanntesten Firmen sind WALA und Weleda. Neu sind zudem die Heileurythmie (griech. etwa »schön fließende Bewegung«), eine Bewegungskunst, bei der Laute, Silben und Worte in Bewegungen umgesetzt werden, außerdem die anthroposophische Sprecherziehung.

### Das anthroposophische Menschenbild

Von wesentlicher Bedeutung für die Anthroposophie, aber auch die anthroposophische Medizin, ist das anthroposophische Menschenbild. Dieses Menschenbild, das in ein Gesamtverständnis von Natur und Kosmos eingebettet ist, wird u. a. durch die vier »Wesensglieder« oder die drei »Funktionssysteme« gekennzeichnet. Die Vorstellung der vier Wesensglieder wurde bereits in der Definition des *Pschyrembel* zu Beginn des Kapitels genannt, dort sind sie als »Leiber« bezeichnet.

- Der »physische Leib« oder Stoffleib bezeichnet das Physische im Menschen, die **Materie**, das, was sich untersuchen, messen, quantitativ erfassen lässt. In der Medizin gibt der »objektive Befund« den Zustand des physischen Leibes wieder, denn er ist unmittelbar durch die Sinne (oder unterstützt durch Apparate) wahrnehmbar. Der physische Körper gehorcht den Gesetzen der Physik – und den Gesetzen des Verfalls. Er repräsentiert das Mineralische im Menschen und verbindet uns mit der mineralischen Welt. Der physische Leib wird dem Element Erde zugeordnet.
- Im lebendigen Zustand wird der physische Leib von Kräften erfüllt, die uns mit dem Tod verlassen. Diese Kräfte des »Lebendigen« kennzeichnen Lebensvorgänge wie Ernährung, Wachstum, Fortpflanzung, Regeneration, Stoffwechsel. Die Anthroposophie spricht hier von **»Lebenskräften«**, »Bildekräften«, vom »Lebensleib«, »Bildeleib«, von der »Bildekräfte- oder Wachstumsorganisation«, schließlich auch vom »Ätherleib«. Da sich die beschriebenen Prozesse auch bei den Pflanzen finden, wird der Lebensleib dem Pflanzenreich, außerdem dem Element Wasser zugeordnet.
- Dem Lebensleib übergeordnet ist das **Seelische**. Im Vokabular Steiners wird dieses dritte Wesensglied des Menschen als »Astralleib« bezeichnet. Ihn charakterisieren unsere Stimmungen, Empfindungen, Triebe und Gefühle. Diese Seinsebene teilen wir mit den Tieren. Der Astralleib wird dem Element Luft zugeordnet.
- Auch der Astralleib wird von einer übergeordneten Instanz beeinflusst: dem »Ich«. Das »Ich« so heißt es, »ist Träger der Denk- und Erinnerungskraft und damit des Zeitbewusstseins; es äußert sich andererseits im menschlichen Sprechen, Stehen und Gehen, in der typisch menschlichen, d. h. zugleich individuellen Bewegung und Gestaltung der untergeordneten Kräftesysteme bis hin

| Wesensglieder | | | |
|---|---|---|---|
| **Ebenen im anthroposophischen Menschenbild, »Wesensglieder«** | **Eigenschaften** | **Bezug zu Naturreich** | **Bezug zu Elementen** |
| Ich »Geistleib« | Individualität, Geist, Bewusstsein | Mensch | Feuer |
| Astralischer Leib »Seelenleib« | Empfindungen, seelische Dynamik, Bewegung | Tier | Luft |
| Ätherischer Leib »Lebensleib« | Räumliche Gestalt im Verlauf der Zeit, aufbauende Prozesse, Wachstum und Heilung | Pflanzen | Wasser |
| Physischer Leib »Stoffesleib« | Physis, Materie, quantitativ messbar, Welt der Sinne Zerfall | Mineralien | Erde |

zum physischen Körper und seinen Organen«.[172] Dieser vierte Bereich, das Bewusstsein seiner selbst, ist es, der uns von Mineral, Pflanze und Tier unterscheidet. Er ist nur dem Menschen eigen. Das »Ich« hat nach anthroposophischem Verständnis einen besonderen Bezug zur Wärmeregulation des Körperhaushalts. Entsprechend wird er dem Element Feuer zugeordnet.

Die Bedeutung der vier Wesensglieder zeigt sich auf den nächsten Seiten in der Beantwortung der Frage »Warum krank?«.

Die Gliederung in die vier Wesensleiber ist nicht das Einzige, was das Menschenbild der Anthroposophie von der konventionellen Betrachtung unterscheidet. So gibt es auch ein eigenes Modell für die Funktion der Organe: das einer **»dreigliedrigen Funktionsordnung«** im Menschen. Gemeint ist damit, dass der menschliche Organismus in drei physiologische Systeme unterteilt werden kann: das **»Nerven-Sinnes-System«**, das **»Rhythmische System«**, das **»Stoffwechsel-Gliedmaßen-System«**. Auch diese Einteilung, die den Menschen unter funktionellen Gesichtspunkten betrachtet, spielt für die Medizin eine wichtige Rolle. Um den Rahmen des Kapitels jedoch nicht zu sprengen, an dieser Stelle nur so viel: Die drei Funktionsprinzipien entsprechen etwa den bereits von Paracelsus beschriebenen Prinzipien: Das Prinzip der Kühle und Ruhe wird bei Paracelsus als Salz (Sal)

| Funktionssysteme im Zusammenhang mit paracelsischen Prinzipien | | | |
|---|---|---|---|
| | **Stoffwechsel-Gliedmaßen-System** | **Rhythmisches System** | **Nerven-Sinnes-System** |
| Eigenschaft | Stoff-Umsetzung<br>Wärmebildung<br>Bewegung | Rhythmischer Ausgleich von Herz-Kreislauf und Atmung | Bewusstseins-klarheit<br>Ruhe, Kühle |
| Prinzip nach Paracelsus | Sulfur | Merkur | Sal |

beschrieben und ist in gewisser Weise dem Nerven-Sinnes-System zuzuordnen. Das Prinzip Schwefel (Sulfur) steht für Wärmebildung, Auflösung, Bewegung und Stoffwechsel und entspricht in etwa dem anthroposophischen Begriff des Stoffwechsel-Gliedmaßen-Systems. Merkur (Quecksilber) schließlich repräsentiert den Wandel, die Harmonisierung, die Verbindung, das Überführen eines Stoffes in einen anderen – und entspricht dem Rhythmischen Prinzip, welches ebenfalls eine Zwischenstellung zwischen den beiden vorgenannten Systemen einnimmt.[173]

## Die anthroposophische Medizin

Die anthroposophische Medizin versteht sich nicht als Alternative zur konventionellen Medizin, sondern als eine Erweiterung. Sie möchte die Krankheit in einem größeren Kontext sehen, der über die reine Darstellung des objektiven Befundes hinausgeht. Entsprechend spricht die anthroposophische Medizin auch in der Therapie den ganzen Menschen an. Den Patienten werden nicht nur Arzneimittel verabreicht, in den anthroposophischen Kliniken befinden sich auch Werkstätten, Musikräume, Räume für Bewegung, in denen die beschriebene Eurythmie praktizert wird, in denen die Patienten töpfern oder malen – mit dem Ziel, den gesamten Menschen auch in geistiger und seelischer Hinsicht wieder in einen Gleichgewichtszustand zu bringen. Wichtig ist hier die aktive Mitarbeit des Patienten selbst. Die Gesprächstherapie und Biographiearbeit spielen ebenfalls eine große Rolle.

Mir persönlich unvergessen ist ein Gespräch vor vielen Jahren mit Professor Peter Matthiessen, dem leitenden Oberarzt der Psychiatrischen Abteilung des Krankenhauses Witten-Herdecke und seit 2002 Inhaber des Gerhard-Kienle-Stiftungslehrstuhls für Medizintheorie und Komplementärmedizin an der Universität Witten/Herdecke. Prof. Matthiessen erzählte mir von einem unter Kleptomanie leidenden jungen Mädchen. Dieses Mädchen, das zwanghaft stahl, wurde in der Therapie angehalten, zu malen, die Augen aufzumachen für das, was es umgab, und sich diese Objekte, ob nun ein Apfel, ein Vogel oder ein Sonnenuntergang, durch das Zeichnen anzueignen, zu nehmen – um nunmehr das Bedürfnis, die Welt zu ergreifen, nicht mehr auf materieller Ebene ausleben zu müssen.

In ähnlicher Weise schilderte eine anthroposophische Ärztin des Gemeinschaftskrankenhauses Havelhöhe auf dem Patienteninformationstag des 1. Kongresses für Integrative Medizin in Berlin im November 2008 die Behandlungsstrategien bei Depressionen. Auf allen Ebenen, auf die unterschiedlichsten Weisen wird hier versucht, im wahrsten Sinne des Wortes wieder mehr Licht, mehr Farbe in das Leben der Betroffenen zu bringen.

Auch auf die anthroposophische Medizin hat das Menschenbild, z. B. die Vorstellung der vier Wesensglieder, einen wichtigen Einfluss: So werden die Krankheiten vor dem Hintergrund dieses Menschenbildes betrachtet. Gesundheit stellt sich auch hier als Gleichgewicht dar, Krankheit dagegen als Ungleichgewicht oder Funktionsstörung. Zudem wird davon ausgegangen, dass der Mensch, insbesondere das »Ich«, auf Entwicklung angelegt ist – und zu dieser Entwicklung gehört auch die Krankheit.

## WARUM KRANK?

Grundsätzlich betrachtet die anthroposophische Heilkunde eine Krankheit nicht als zu behebenden Defekt, sondern vertritt die Anschauung, dass jede Krankheit für den, der sie erleidet, einen besonderen Sinn hat. Sie wird als Ausdruck eines Ungleichgewichts der verschiedenen beschriebenen Systeme oder Leiber betrachtet:

*Krankheit ist ein physiologischer Prozess,*
*nur am falschen Ort zur falschen Zeit.*[174]

Krankheit ist damit Ausdruck einer Einseitigkeit, eines Extrems, einer Verschiebung, des Überhandnehmens eines der vier Wesensglieder. Dazu einige konkrete Beispiele:

- Eine Überbetonung des **Stoffleibes**, der ja das Physische repräsentiert, das Mineralische, führt beispielsweise zu einer Störung der dem Stoffleib eigenen Mineralisationstendenz und damit zu verhärtenden Erkrankungen (z. B. Arteriosklerose) oder Erweichungen (Rachitis).
- Eine krankhafte Überaktivität des **Lebensleibes**, der für aufbauende Prozesse zuständig ist, führt z. B. zu gutartigen Geschwulsten, Warzen, Polypen.
- Mit dem luftförmigen Seelen- oder **Empfindungsleib** korrespondieren die psychosomatischen und allergischen Erkrankungen.
- Mit dem **Ich-Leib** hängen die Entzündungskrankheiten zusammen. Sie zeigen eine verstärkte Aktivität des »Ich«. Das »Ich« selbst jedoch kann nicht erkranken.

○○ **WIE HEILEN?**

Wird die Krankheit durch ein Ungleichgewicht verursacht, so gilt es zunächst, dieses – beispielsweise durch Fragen, die über die konventionelle Anamnese weit hinausgehen – zu ermitteln. Ziel der Therapie ist dann, das Ungleichgewicht auszugleichen.

»Mit der Krankheit bekommt der Patient die Gelegenheit, die gestörte Gleichgewichtslage, in die er mit Körper und Seele geraten ist, zu erkennen, zu verstehen und mit Hilfe der Therapie wieder ins Lot zu bringen.« heißt es in der Informationsschrift des Goetheanums.[175] Entsprechend zielt die anthroposophische Therapie darauf ab, den Organismus in seinen verschiedenen, oben beschriebenen Qualitäten oder Aspekten wieder ins **Gleichgewicht** zu bringen. Sie verbindet intensive Gespräche, künstlerische Therapien, Pflegetherapien und anthroposophische Arzneimittel, die nach eigenen Verfahren verarbeitet werden. Auch Professor Peter Matthiessen betont, wie wichtig die Mitarbeit des Patienten ist: »Ebenso wie das Krankwerden ist also auch das Gesundwerden letztlich immer eine Eigenleistung, [...] Therapie bedeutet also, Bedingungen zu schaffen, unter denen es dem Individuum gelingen kann, Selbstheilungspotenziale zu entfalten.«[176]

## Krankheiten und ihre Behandlung aus Sicht der anthroposophischen Medizin

**Beispiel Schnupfen** Nach anthroposophischem Verständnis kommt es beim Schnupfen zu einem Überquellen des Wässrigen, was auf ein Übergewicht des Lebensleibes (d.h. der Bildekräfte, die in Beziehung zum Element Wasser stehen) und eine Schwäche der wärmenden Kräfte, im übertragenen Sinne der Ich-Organisation, schließen lässt.[177] Daher werden Arzneimittel eingesetzt, die dieses Ungleichgewicht beheben sollen:

Mineralstoffe, die eine besondere Beziehung zum »Ich« haben sollen, dienen dazu, dass das »Ich« den physischen Leib wieder besser beherrschen kann. Bei fließendem oder schleimigem Schnupfen wird ein Heilmittel eingesetzt (Agropyron comp.), dessen Ziel es ist, die Lebertätigkeit und den Nierenstoffwechsel anzuregen und dadurch regulierend in den Flüssigkeitshaushalt einzugreifen.[178] Ein anderes Arzneimittel (Gencydo) enthält Fruchtsäuren aus Zitrone und Quitte, die nach anthroposophischem Verständnis besonders geeignet sind, bei quellenden Prozessen strukturgebend zu wirken.

Lokal werden zudem Nasenbalsam bzw. Nasenbalsam für Kinder empfohlen.

**Beispiel Rückenschmerzen** Die anthroposophischen Ärzte Sommer und Soldner beschreiben in dem 2008 erschienenen Buch *Anthroposophische und homöopathische Therapie von Wirbelsäulenbeschwerden*[179] eine auf Steiners Schriften aufbauende, vertiefende Betrachtung der Wirbelsäulenerkrankungen. Als Schlüssel zum Verständnis der Pathogenese, also der Krankheitsentstehung, dient hier in besonderem Maße die Berücksichtigung der Embryologie: So beschreiben die Autoren, dass die Wirbelsäule sich während der Embryonalentwicklung aus knorpelartigen Substanzen zu einem rhythmisch gegliederten Organ (Wechsel von Wirbelkörpern und Bandscheiben) entwickelt und dann – im Lauf von Schwangerschaft und weiterem Leben – mehr und mehr verknöchert. Der Kieselgehalt nimmt immer weiter ab, der Kalkgehalt der Wirbelsäule steigt immer weiter an. Diese Entwicklung betrachten die Autoren auch im übertragenen Sinn und weisen darauf hin, dass unser Leben »in Klarheit, Schwerelosigkeit und Transparenz beginnt und immer mehr in Schwere und Eintrübung führt«.[180] In der Therapie werden entsprechend kieselsäurehaltige Pflanzen wie der Ackerschachtelhalm oder der Bambus eingesetzt, die schon von der äußeren Struktur her der Wirbelsäule ähneln, außerdem Präparate mit potenzierten Bandscheibenextrakten vom Rind (Disci-Präparate).

Zudem nehmen die Autoren auf die biographische und psychisch-seelische Situation Rücksicht. Therapieziel ist ihrer Ansicht nach, »gemeinsam den Spuren der tieferen Krankheitsursachen nachzugehen, eine Aufarbeitung derselben anzuregen und letztendlich die innere Aufrichtung wieder zu üben. Letztlich muss es zu einem aktiven und selbstintendierten Ausgleich einseitiger Anforderungen und Belastungen kommen, müssen Leichtekräfte gepflegt werden, wo Schwere zu machtvoll geworden ist.«[181]

---

**Beispiel Krebs** »Die Zeitkrankheit Krebs ist nicht identisch mit dem im Leib lokalisierbaren Tumor.« schrieb Professor Peter Matthiessen vom Gemeinschaftskrankenhaus Herdecke bereits 1985, und weiter:

*Die einzelnen Manifestationsebenen übergreifend, kann bei der Krebserkrankung von einer seelisch-leiblichen Erkaltung und Erstarrung gesprochen werden, von einer ausgeprägten Tendenz zur Reaktionsstarre, von einem Verlust an Wahrnehmungs-, Begegnungs- und Auseinandersetzungsfähigkeit. Was sich leiblich als Verlust immunologischer Wahrnehmungs- und Reaktionsfähigkeit zeigt, findet sich seelisch als Versiegen lebendigen, phantasie- und enthusiasmusentzündenden Wahrnehmungsvermögens, als Verlust sozialer Begegnungs- und Gestaltungsfähigkeit, als Verschüttung ursprünglicher Lebensmotive und Sehnsüchte bis hin zur Resignation hinsichtlich biographischen Selbstentwurfs und Selbstvollzugs. […] Bei kaum einer Erkrankung tritt das Phänomen des nicht zur Entfaltung-, des nicht zur Verwirklichung-Gekommenseins persönlicher Lebensmotive im Gang der Biographie so eindrucksvoll zutage wie bei der Krebserkrankung.*[182]

Wir sehen: Die anthroposophische Medizin richtet ihr Augenmerk nicht nur auf das »Geschehen vor Ort«, den diagnostizierten Tumor, sondern auf die Gesamtsituation des Patienten, hier auch um die innere Situation. Der anthroposophische Arzt Markus Sommer berichtet davon, dass die Diagnose einer Krebserkrankung für viele Patienten eine existenzielle Erschütterung auslöst, die jedoch auch neue Kräfte freisetzen und den Anstoß geben kann, nach einer Phase der Erstarrung, der Unterdrückung des eigenen »Selbst« nunmehr vermehrt das »eigene Leben« zu führen.[183]

Etwas allgemeiner spricht 2006 Dr. Matthias Girke vom Gemeinschaftskrankenhaus Havelhöhe in Berlin von vier Ebenen des Krankheitsgeschehens und der Therapie einer Krebserkrankung:[184] Die räumliche Ebene ist befundorientiert, hier findet der operative Eingriff statt. Die zweite Ebene ist zeitlich, d.h. sie betrachtet die lange Entstehung des Tumors über mehrere Jahre, wobei Girke hier auch weitere Erkrankungen, z.B. entzündliche Erkrankungen, mit einbezieht, da entzündliche Erkrankungen (die dem »Ich« zugeordnet werden, das wissen Sie bereits) und Krebserkrankungen nach anthroposophischem Verständnis als gegenläufig beschrieben werden. Die dritte Ebene ist die seelische Ebene der Erkrankung, die vierte Ebene schließlich »bezieht sich auf die unmittelbare Begegnung im Gespräch mit dem erkrankten Menschen«.

Die anthroposophische Tumortherapie basiert auf mehreren Säulen. Eine Korrektur der Lebensführung soll zu einer Besinnung auf die eigentlichen Lebensziele und zum Setzen neuer Prioritäten führen. Weitere Säulen sind die vermehrte körperliche Aktivität und eine Ernährung, die arm an Zucker und tierischem Eiweiß sein soll und möglichst wenig verarbeitete Nahrungsmittel enthält. Der Tagesrhythmus sollte harmonisch und mit ausreichenden Ruhephasen gestaltet sein. Die medikamentöse Begleittherapie bietet zahlreiche Präparate an: Organpräparate, Kieselpräparate, Öldispersionsbäder, Mineralpräparate, Stärkungselixiere usw.

Einen besonderen Verdienst der anthroposophischen Krebstherapie stellt die Misteltherapie dar, die von Ita Wegman entwickelt wurde. 40 % der Krebspatienten wenden komplementäre Therapien an, wobei die Misteltherapie die am häufigsten verwendete ist.[185] Die Misteltherapie ist ein hervorragendes Beispiel für das Denken in Analogien, denn die Pflanze ähnelt in erstaunlicher Weise der Krebszelle: beide weisen äußerst ungewöhnliche Merkmale auf, beide richten sich nicht nach den »Regeln« des Verbundes, in dem sie stehen. Die Mistel wächst nicht auf der Erde, sondern auf einem Baum, sie wächst nicht gen Himmel, sondern in alle Himmelsrichtungen, hat als einzige Pflanze im gesamten Pflanzenreich eine kugelige Gestalt. Sie blüht im Februar und bildet im November und Dezember Früchte. Ihre Blätter sind außergewöhnlich wenig differenziert, sie haben beispielsweise keine ausgeprägte Ober- oder Unterseite.

Was die Mistel im Pflanzenreich ist, das ist in gewisser Weise die Krebszelle im Körper: Sie erfüllt ihre Funktion nicht mehr, sie wächst überschießend und unkontrolliert, sie ernährt sich von gesunden Körperzellen und frisst diese quasi auf, um selbst weiter zu wachsen. Sie ist, im Gegensatz zu einer normalen Zelle, fast »unsterblich«, würde sich immer weiter teilen und damit die gesunde Zelle überleben.

Die Analogie zwischen Krebszelle und Mistel wird fortgeführt in der Berücksichtigung der Wirtsbaumwahl der Mistel. Bereits Steiner legte Wert auf die Wirtsbaumwahl, von M. Sommer wurde dieses Thema weiter differenziert. Einen wesentlichen Beitrag zum Verständnis der Wirtsbäume lieferte der homöopathische und anthroposophische Arzt Johannes Wilkens, der 2004 eine ausführliche Typisierung der 13 Wirtsbäume der Mistel vornahm, um eine bessere Analogie zwischen den Charakteristika des Wirtsbaums einerseits und dem Tumorgeschehens und dem Patiententypus andererseits zu entwickeln. Ich hatte die Freude, das Manuskript redaktionell zu bearbeiten, in dem Johannes Wilkens die charakteristischen Merkmale der Wirtsbäume im Spektrum von Etymologie, Mythologie, Botanik, Phytotherapie, Homöopathie und Blütenessenz (Bach) mit herausarbeitet und daraus Anregungen für den sozialen Typus des Krebspatienten ableitet.[186]

# II. Medizin fremder Kulturen

Die erste große Etappe unserer medizinischen Rundreise haben wir hinter uns, Sie haben einen Eindruck verschiedener medizinischer Strömungen erhalten und große Heiler kennengelernt.

Da meine Fachkompetenz eindeutig im Bereich traditioneller europäischer Medizin und Gesundheitsförderung liegt, müssten wir nun an sich mit unserem Exkurs schließen. Und doch wäre es im Gesamtzusammenhang bedauerlich und lückenhaft, nicht noch einen Blick über den Tellerrand Europas zu werfen und sich, wenn auch kurz, mit außereuropäischen Systemen zu befassen. Denn diese Systeme – insbesondere die ayurvedische Medizin und die traditionelle chinesische Medizin – erfreuen sich wachsender Beliebtheit auch hierzulande. Daneben sind die Tibetische und die indianische Medizin zu nennen. All diese Systeme sind wichtig, sie sind klug und man sollte sie kennen, um einen Eindruck zu gewinnen, wie andernorts Gesundheit und Krankheit definiert werden.

Auf den nächsten Seiten, auf denen es etwas abstrakter zugeht als bisher, möchte ich einen kurzen Überblick über den Ayurveda und die traditionelle chinesische Medizin schaffen. Ich nehme mir die Freiheit, für unseren Kontext interessante Aspekte zu beschreiben, die die westliche Medizin sinnvoll ergänzen. An dieser Stelle auch zwei Bemerkungen zur indianischen und zur Tibetischen Medizin, die danach nicht weiter behandelt werden.

Für die nordamerikanischen Indianer spielte und spielt das Leben im Einklang mit der sie umgebenden Natur eine besondere Rolle, ebenso die Harmonie mit ihren Mitmenschen.[187] Wenn dieser Einklang gestört wird, kommt es zu Krankheit – die Harmonie muss wiederhergestellt werden. Sehr wichtig in der indianischen Medizin sind Spiritualität, Heilungsrituale, Kräuterheilkunde. Die indianischen Medizinmänner werden dabei als Menschen beschrieben, die häufig selbst in besonderem Maße Krankheiten oder sogar Nahtoderlebnisse durchlitten und erlebt haben und dadurch zu besonderer Weisheit gekommen sind.[188]

Die traditionelle tibetische Medizin basiert, wie die antike griechische Medizin, die indische und die chinesische Medizin, auf der Vorstellung, dass der Mensch Teil des Kosmos ist. Auch hier gibt es das Bild von fünf Elementen, die im menschlichen Körper in Form von Körperenergien auftreten. Ein Ungleichgewicht dieser drei Energien, das konstitutionell bedingt sein, aber auch durch falsches Verhalten, falsche Ernährung und fehlende Anpassung an Klima und Umwelt entstehen kann, begünstigt die Entwicklung von Krankheiten, ebenso wie die drei so genannten »Geistesgifte« Hass, Ignoranz und Gier, die gleichfalls krank machen können.

Das Besondere an der Tibetischen Medizin und ihrer Arzneimitteltherapie ist, dass für die Heilmittel eine große Anzahl von Substanzen (üblicherweise zwischen 3 und 40 Komponenten, aber auch bis zu 160 Bestandteilen), unterteilt in Haupt- und Nebenkomponenten, verwendet werden. Dabei sind die Hauptbestandteile für die therapeutische Wirkung verantwortlich, die Nebenbestandteile unterstützen die Wirkung oder mildern Nebenwirkungen ab. Entscheidendes Prinzip der Arzneimitteltherapie ist damit das Nutzen von Synergieeffekten, die sich traditionell bewährt haben – ein deutlicher Unterschied zur westlich orientierten Pharmakotherapie, die maßgeblich auf Einzelwirkstoffe setzt.[189]

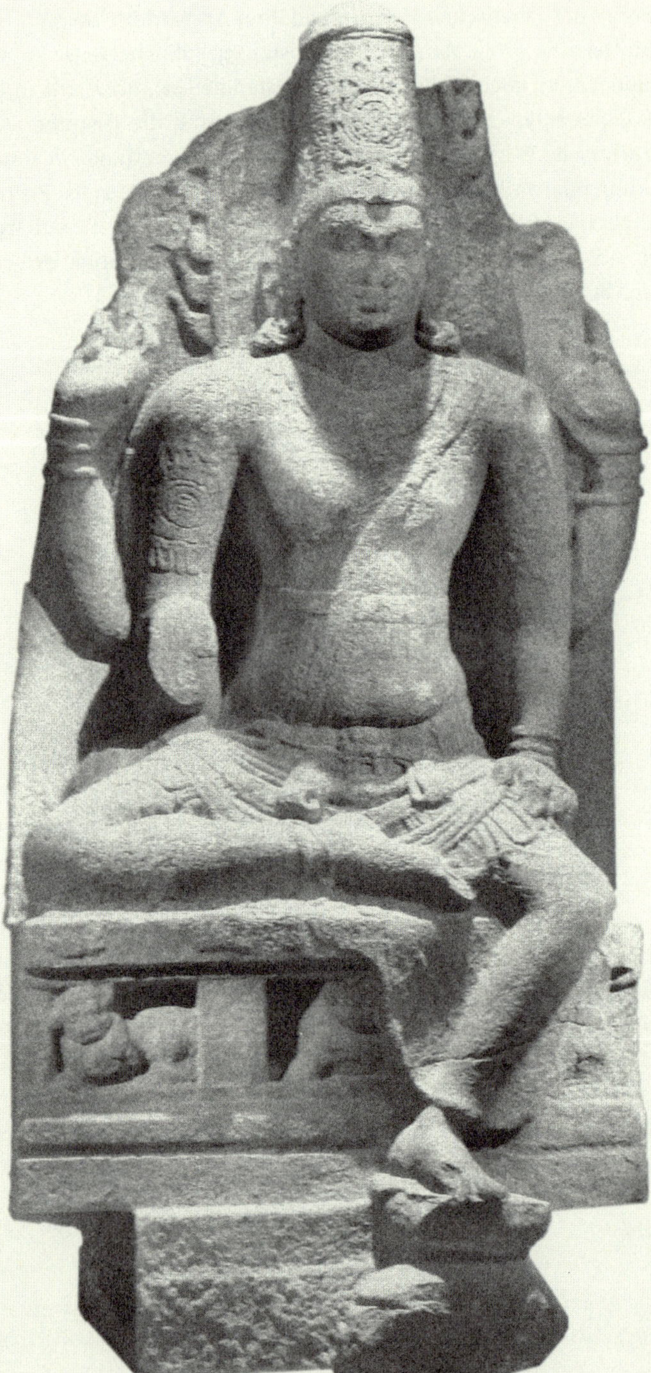

← Dhanvantari, der Schutzgott des Ayurveda, gilt als Inkarnation Vishnus (hier abgebildet).

# Ayurveda

*Ayurveda (Sanskrit: Ayus – Leben, Lebensspanne; Veda – Wissen, Wissenschaft): Heilkunde und Gesundheitslehre aus dem indischen Kulturbereich; Ziel des Ayurveda ist die Behandlung und Überwindung von Krankheiten sowie die Förderung und Steigerung der Gesundheit. Dem Ayurveda liegt ein eigenes wissenschaftliches Weltbild zugrunde, auf dessen Basis diagnostiziert und therapiert wird. In Indien ist Ayurveda eine eigenständige medizinische Wissenschaft.*

Pschyrembel Naturheilkunde und alternative Heilverfahren 2006

Der Begriff Ayurveda bedeutet etwa so viel wie die »Wissenschaft vom Leben«. Ayurveda »gilt als das älteste und vollständig integrierte System für Gesundheit und Langlebigkeit, das sich über die Jahrtausende bis heute bewährt hat«.[190] Seine Anfänge sollen bis zur vedischen Kulturepoche vor mehr als 7000 Jahren zurückreichen, wobei das vedische Wissen mündlich weitergegeben wurde, von Meister zu Schüler. Die ältesten erhaltenen Schriften – vier Veden mit den Namen Rgveda, Samaveda, Yajurveda und Atharvaveda, von denen vor allem der Atharvaveda Bezüge zur Heilkunde hat – stammen aus dem 1. und 2. Jahrhundert n. Chr. Die Vorstellung ist, dass die Veden nicht von Menschen geschrieben wurden, sondern dass es sich vielmehr um niedergeschriebene »Schauungen« großer Weiser handelt. Das ayurvedische Wissen selbst wurde maßgeblich von drei Autoren niedergeschrieben: Craka, Sushruta und Vagbhata, die wahrscheinlich für Ärzteschulen stehen. Die ayurvedische Lehre stellt einen »Kodex des Lebens dar und enthält praktische Anleitungen für alle Lebenslagen«.[191]

Die folgenden Ausführungen basieren maßgeblich auf den Beschreibungen im *Pschyrembel Naturheilkunde und alternative Heilverfahren* 2006.

## Menschenbild

Im Ayurveda wird der Mensch als Einheit der drei Anteile »Geist« (Manas), »Körper« (Sarira) und »Selbst« (Atman) betrachtet. Mit dem »Körper« ist der grobstoffliche Körper gemeint, mit dem »Selbst« der »ewig göttliche Funken«; es ist unveränderlich, wird von der Krankheit nicht betroffen (ähnlich wie das »Ich« der Anthroposophen) und lebt nach dem Tod weiter. Der »Geist«, der Geistiges und Seelisches umfasst, und der Körper stehen in stetiger Wechselwirkung. Der »Geist« ist stets mit dem Körperlichen verbunden. Ananda Chopra, leitender Arzt der Ayurveda-Klinik Habichtswald, beschreibt den ganzheitlichen Ansatz des Ayurveda wie folgt: »Ein wenig überspitzt formuliert gibt es im Ayurveda keine Erkrankungen, die sich nur auf körperlicher Ebene oder nur auf seelischer Ebene abspielen.«[192] Erinnern wir uns an die Vorstellung der Schulmedizin, bei der lediglich ganz bestimmte Krankheiten als »psychosomatisch« beschrieben werden, so weichen die Konzepte der westlichen und der indischen Medizin hier voneinander ab. Im Ayurveda ist jede Krankheit psychosomatisch, andererseits wird der psychische Zustand eng von dem körperlichen Zustand beeinflusst; immer sind beide Dimensionen betroffen.

Die ayurvedische Medizin verfügt, wie so viele traditionelle Systeme, über eine eigene Sprache, eigene Bilder. So wird das Menschenbild und damit auch das Verständnis von Gesundheit und Krankheit u.a. durch die Vorstellung von den »fünf Elementen«, den »drei Doshas«, den »verschiedenen Geweben«, den »Kanalsystemen« und vom »Verdauungsfeuer« geprägt. Der Mensch gilt als Teil der Natur, ebenso als Teil seiner familiären und sozialen Beziehungen.

## Fünf Elemente

Wie in der antiken Medizin, wie bei Hildegard von Bingen oder Paracelsus besteht zwischen dem Menschen und der Natur bzw. der Welt, die ihn umgibt, eine Verbindung durch die Elemente. Nach der ayurvedischen Auffassung gibt es fünf Elemente – Erde, Wasser, Feuer (Licht), Luft und Raum (Äther) –, aus denen der Mensch besteht, ebenso wie auch die ihn umgebende Welt. Diese Elemente reichen in ihrem physikalischen Zustand von absoluter Festigkeit, symbolisiert durch die Erde, bis hin zu völlig beweglicher Feinstofflichkeit (Raum).

Dadurch, dass sich die fünf Elemente in der Natur wie auch im Körper, in der Nahrung usw. finden, hat die Natur, die uns umgibt, einen Einfluss auf die Elemente in unserem Körper. In besonderem Maße gilt dies für die Ernährung. Wer ein Lebensmittel zu sich nimmt, vermehrt das Element, dem das Lebensmittel zugeordnet ist, auch in sich selbst. Ananda Chopra nennt hier das Beispiel des Erdelementes, das in der ayurvedischen Philosophie mit der Geschmacksrichtung süß verbunden ist und im menschlichen Körper das Fett bildet. Wird zu viel Zucker zugeführt – d.h. im übertragenen Sinne zu viel »Erde« – so schlägt sich dies im Fettgewebe nieder. Die Therapie sieht entsprechend vor, das entgegengesetzte Element zuzuführen, um einen Ausgleich zu schaffen. Dies wären die Elemente Luft und Raum, denen bittere Lebensmittel zugeordnet werden.

## Tri-Dosha-Lehre

Kernstück des Ayurveda stellt die so genannte »Tri-Dosha-Lehre« dar, die Vorstellung von drei Energieformen, biologischen Kräften oder biologischen Prinzipien, die als »Doshas« bezeichnet werden. Es handelt sich um die drei Doshas Vata, Pitta und Kapha. Jeder Mensch vereint diese Doshas in sich selbst, sie verbinden ihn ebenfalls mit der uns umgebenden Natur. Die Doshas sind in jeder einzelnen Körperzelle gegenwärtig, sie regulieren alle Prozesse im Leben[193]:

- Das Dosha **Vata** steht für die Bewegung, kann mit dem Element Luft assoziiert werden und repräsentiert die willkürlichen und unwillkürlichen Bewegungsabläufe im Organismus sowie die geistige Aktivität (Prinzip der Bewegung). Vata steht im Körper für die Atmung, die Darmbewegung, die Ausscheidungs- und Verteilungsvorgänge, allgemein für Initiative und Flexibilität.
- Das Dosha **Pitta** ist das feurige Prinzip, es steht für die Umwandlung, die Verbrennungsvorgänge in unserem Körper, für die Regelung der Körperwärme, den Stoffwechsel (Prinzip der Umwandlung), die Verdauung im Sinne der Verbrennung, im übertragenen Sinne für Intelligenz und Durchsetzungsvermögen.
- Das Dosha **Kapha** schließlich steht für Stabilität und Zusammenhalt, es repräsentiert alle Vorgänge, die zu Dichte, Stabilität und Widerstandsfähigkeit führen. Im Körper sorgt Kapha für Geschmeidigkeit, Schwere, z. B. für die geschmeidige Bewegung von Gelenken durch Gelenkschmiere, im geistigen Bereich für ein gutes Langzeitgedächtnis.

Die drei Doshas stehen in Beziehung zu den fünf Elementen – Vata zu Raum und Luft, Pitta zu Feuer und Wasser, Kapha zu Wasser und Erde –, wobei die Doshas in gewisser Weise die energetische Ebene, die Elemente die materielle Ebene repräsentieren.[194]

Was jetzt kommt, können Sie sich wahrscheinlich schon denken. Die drei Prinzipien haben – wie in der Antike, wie bei Paracelsus, wie bei den alten Chinesen im nächsten Kapitel – nicht nur einen Bezug zu Vorgängen im Menschen selbst, sondern bilden sich auch in der Natur, im Lebensalter, im Tagesablauf ab.[195] So werden beispielsweise die Stunden des Tages und der Nacht den Doshas zugeordnet (wie es auch in der traditionellen chinesischen Medizin eine »Organuhr« gibt): Die Zeit von 6 bis 10 Uhr früh wird Kapha zugeordnet, von 10 bis 14 Uhr Pitta, von 14 bis 18 Uhr Vata, von 18 bis 22 Uhr wieder Kapha, von 22 Uhr bis morgens 2 Uhr Pitta, von 2 bis 6 Uhr Vata. Aus diesen Zuordnungen, in denen die jeweiligen Doshas vorherrschen, leiten sich Empfehlungen für Lebensführung, Schlafrhythmus, geistige Aktivität, Ernährung und Bewegung ab.[196]

Die drei Doshas

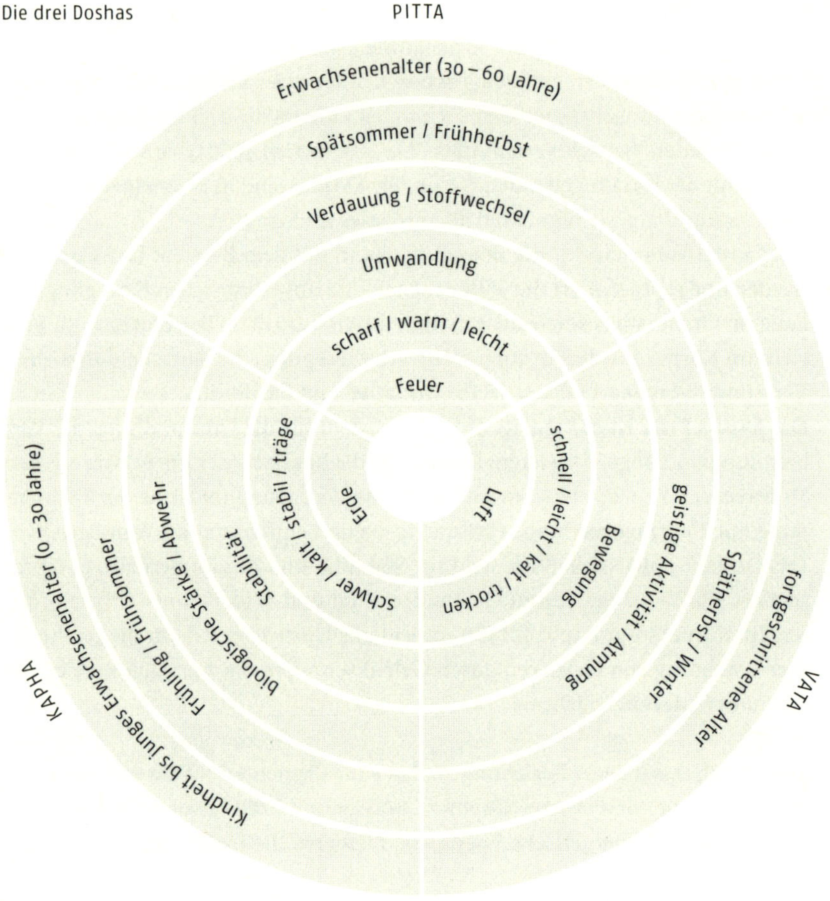

## Konstitution

Wenn wir an die antike Temperamentenlehre denken, ist der folgende Gedanke nicht ganz neu: Nach ayurvedischem Verständnis bringt jeder Mensch von Geburt an eine gewisse Konstitution mit auf die Welt, die durch das Mischungsverhältnis der drei Doshas gekennzeichnet ist. Die Dosha-Konstitution (es gibt auch noch eine psychische Konstitution, aber das wäre hier dann doch etwas zu kompliziert ...) entsteht bei der Zeugung und wird durch das Erbgut der Eltern wie auch andere Faktoren zum Zeitpunkt der Zeugung geprägt. Häufig handelt es sich dabei um ein Ungleichgewicht: Eines der Doshas überwiegt, vielleicht auch zwei. Die Konstitution ist unveränderlich, sie wirkt sich auf den Körperbau, aber auch auf Erkrankungsneigungen oder Reaktionsmuster aus.

- Der »luftige« Vata-Typ ist u.a. durch kühle, trockene Haut gekennzeichnet, unruhige Augen, die zur Trockenheit neigen, unregelmäßigen Appetit. Er ist schlank oder leidet unter Gewichtsschwankungen. Der Vata-Typ ist aktiv, hat ein eher unstetes Wesen und eine rasche Auffassungsgabe. Typische Beschwerden sind Darmträgheit, Schlaflosigkeit, Nervosität, aber auch Vergesslichkeit, Angst, Sorgen, Trockenheit, Verspannungen, Schmerzen und Arthrose.
- Der »feurige« Pitta-Typ ist durch Wärme, Hitze, Temperament gekennzeichnet. Er hat eine warme, geschmeidige Haut, ein stabiles Körpergewicht, häufig Appetit, ein durchsetzungsstarkes Wesen und einen scharfen Intellekt. Die Augen haben einen zielgerichteten Blick, sie werden schnell rot. Typische Beschwerden sind Entzündungen, Blutungen, Rötungen, entzündliche Hautsymptome, Übersäuerung, Durchfall und Magengeschwüre; auch neigt er zu Agressionen.
- Der Kapha-Typ schließlich ist »erdig«, sanft und gutmütig. Seine Haut ist typischerweise kühl, geschmeidig, glatt und ölig. Die Augen sind groß und feucht, er hat einen ruhigen Blick. Der Appetit ist regelmäßig, ebenso der Stuhlgang. Kapha hat einen schweren Körperbau und neigt zur Gewichtszunahme. Vom Wesen her ist dieser Typ ruhig, gelassen, hat eine langsame Auffassungsgabe, aber ein gutes Langzeitgedächtnis. Typische Beschwerden sind Wasseransammlungen, Verschleimungen der Atemwege, Übergewicht, mangelnde Antriebskraft und Depressionen.

Die Tabelle auf der folgenden Seite fasst dies zusammen.

| Dosha-Konstitution (nach Chopra 2006, Pschyrembel u. a.) | | | |
|---|---|---|---|
| **Doshas** | **Vata** | **Pitta** | **Kapha** |
| **Element** | Luft, Raum | Feuer | Wasser, Erde |
| **Bezug zu Körperorgan** | geistige Aktivität, Atmung | Verdauung, »Verbrennung« | biologische Stärke, Abwehrsystem |
| **Eigenschaften** | beweglich, schnell, leicht, kalt, trocken | warm, scharf, leicht, flüssig | schwer, ölig, langsam, kalt, stabil, träge |
| **Haut** | kühl und trocken | warm und geschmeidig | kühl und geschmeidig |
| **Augen** | unruhig, Neigung zu Trockenheit | zielgerichtet, Neigung zu Rötung | groß, feucht, ruhiger Blick |
| **Körpergewicht** | Neigung zu Untergewicht oder Gewichtsschwankungen | stabilies Gewicht | Neigung zu Gewichtszunahme |
| **Schlaf** | Neigung zu Einschlafstörungen | leichter Schlaf, Neigung zu Durchschlafstörungen | tiefer, fester Schlaf, Neigung zu vermehrtem Schlafbedürfnis |
| **psychische Merkmale** | Initiative, Flexibilität unstetes Wesen | Intelligenz, durchsetzungsstarkes Wesen | ruhig, gelassen im Wesen |
| **Gedächtnis** | rasche Auffassungsgabe, gutes Kurzzeitgedächtnis | Pragmatismus, mittleres Gedächtnis | langsame Auffassung, gutes Langzeitgedächtnis |
| **typische körperliche Erkrankungen bei Übermaß** | Trockenheit der Haut<br>trockene Augen<br>Obstipation und Blähungen<br>Sensibilitätsstörungen<br>Darmträgheit<br>Verspannungen<br>Schmerzen | entzündliche Erkrankungen<br>Rötungen<br>Blutungen<br>entzündliche Hautsymptome<br>gerötete Augen<br>Gelbverfärbung der Haut und der Schleimhäute<br>weicher heller Stuhlgang, Durchfall | schleimige Atemwegserkrankungen<br>Wasseransammlungen<br>Übergewicht<br>Blässe<br>Appetitlosigkeit |
| **psychische Merkmale bei Übermaß** | innere Unruhe und Schwäche<br>Nervosität<br>Vergesslichkeit<br>Angst<br>Sorgen | Reizbarkeit, Zorn | Trägheit, Schweregefühl<br>Antriebsmangel<br>Depressionen |

## WARUM KRANK?

Unter dem Stichpunkt »ayurvedische Ätiologie« (Ätiologie = Lehre der Ursachen von Erkrankungen) wird im *Pschyrembel Naturheilverfahren und alternative Heilverfahren* beschrieben, dass – dem psychosomatischen Ansatz der ayurvedischen Medizin entsprechend – zwischen vier Kategorien von Krankheitsursachen unterschieden wird: 1. grobstoffliche Ursachen, die endogen oder exogen sein können. Hier finden sich viele Ursachen, die wir auch schulmedizinisch beschreiben würden: genetische Veränderungen, Verletzungen, Infektionen, ernährungsbedingte Ursachen, aber auch z. B. die Konstitution des Patienten; 2. krank machende Einflüsse durch die Zeit, also im Jahresverlauf wie auch altersbedingt; 3. krank machende Sinneswahrnehmungen; und schließlich 4. »mentale und willkürliche Aktivitäten«. Für die meisten Erkrankungen werden verschiedene Ursachen verantwortlich gemacht.

An anderer Stelle werden fünf Aspekte der Krankheitsentstehung berücksichtigt: 1. die Zu- oder Abnahme des »biologischen Feuers«, hier häufig die Verringerung des so genannten Verdauungsfeuers. Das heißt: An zentraler Stelle wird die Verdauung für die Entstehung von Krankheiten berücksichtigt; 2. die Zu- oder Abnahme der Doshas; 3. die direkte Schädigung oder in ihrer Widerstandskraft geschwächte Gewebe; 4. in Mitleidenschaft gezogene Kanalsysteme, hier häufig eine Blockade; 5. die Unterscheidung zwischen einer subklinischen und einer klinischen Phase.

Interessanterweise gibt es dabei im Ayurveda sechs Stufen[197] der Entwicklung von körperlichen Erkrankungen. Auch diese differenzierte Untergliederung des Krankheitsverlaufs weicht deutlich von dem Verständnis der modernen Medizin ab, bei der das Vorliegen einer Erkrankung entscheidend durch die manifestierte »biologische Abweichung«, den objektiven Befund, geprägt ist; nach ayurvedischem Verständnis stellt dies jedoch erst die fünfte und sechste Stufe der Krankheitsentstehung dar. Wie also sehen die einzelnen Stufen des Ungleichgewichts aus?

1. **Ansammlung:** Zunächst kommt es zu einer ersten energetischen Ansammlung eines oder mehrerer Doshas – ein Ungleichgewicht entsteht. In diesem Stadium ist das Ungleichgewicht noch nicht pathologisch, es könnte noch reguliert werden.
2. **Anregung der Doshas:** Wenn die störenden Einflüsse erhalten bleiben, wird das Ungleichgewicht verstärkt und pathologisch.
3. **Ausbreitung:** Das gestörte Dosha verteilt sich im ganzen Körper. Es kommt zu Beschwerden, die man in diesem Zustand noch als funktionelle Störungen bezeichnen könnte.
4. **Ablagerung:** Das gestörte Dosha zirkuliert im Körper und lagert sich in den verschiedenen Körpergeweben ab, die Dosha-Störung »setzt sich fest«. Nun entwickelt sich die Störung zu einer organischen Krankheit und zeigt Vorzeichen einer akuten organischen Erkrankung.

5. **Ausbruch der Krankheit:** Dort, wo sich die Dosha-Störung festsetzt, bricht die Erkrankung aus.
6. **Krankheitsfolgen:** Aus der akuten Erkrankung wird eine chronische Erkrankung.

Der beschriebene Prozess zeigt anschaulich, was passiert, wenn eine ungünstige Situation (im Bild des Ayurveda das Ungleichgewicht der Doshas) immer weiter anhält. Das kennen wir alle aus dem Alltag: Wer zu viel sitzt und sich zu wenig bewegt, bekommt erst einmal leichte Rückenschmerzen, dann schwere Rückenschmerzen. Irgendwann kommt es zum Bandscheibenvorfall. Wird der Lebensstil nicht reguliert, werden auch nach Schmerzmittelbehandlung oder sogar Bandscheiben-Operation erneut Probleme im betroffenen Bereich auftreten. Ähnlich sieht dies bei Herz-Kreislauf-Erkrankungen aus: Zunächst treten so genannte Risikofaktoren auf, die sich schädigend auf die Gefäße auswirken: Übergewicht, Bluthochdruck, Typ-2-Diabetes. Sie begünstigen eine Veränderung der Arterien, eine Arteriosklerose. Führt die Arteriosklerose beispielsweise zu einer Verengung der Herzkranzgefäße, so kann in diesem Stadium eine Ballondilatation des betroffenen Areals durchgeführt oder ein Bypass gelegt werden. Entscheidend nach dem operativen Eingriff ist jedoch, den Lebensstil zu ändern, um einem Herzinfarkt vorzubeugen.

### WIE HEILEN?

Gesundheit wird im Sushruta Samhita, einem der Grundlagenwerke des Ayurveda, wie folgt definiert:

*Ausgewogenheit der Doshas, Ausgewogenheit in Verdauung und Stoffwechsel, ausgewogene Funktion und Struktur der Gewebe, Ausgewogenheit der Ausscheidungen, strahlende Sinnesfunktionen, strahlende Psyche, Zufriedenheit im Selbst: Das wird Gesundheit genannt.*[198]

Dieses innere Gleichgewicht ist das Ziel des Ayurveda. Die Regeln zur gesunden Lebensführung kommen jedoch nicht erst zum Einsatz, wenn bereits eine Erkrankung aufgetreten ist. Im Gegenteil: Ein wichtiger Schwerpunkt der ayurvedischen Medizin ist die »Gesundheitskultur«, die »Gesundheitspflege«, die Prävention.

Um den erstrebten Gleichgewichtszustand zu erreichen, gibt die ayurvedische Medizin – basierend auf der konstitutionellen Analyse – individuelle Empfehlungen. Ziel ist die Stärkung der Konstitutiton, die Stärkung der Verdauung, die Ausscheidung von Giften, die Aktivierung von Selbstheilungskräften.

Was aber geschieht, wenn bereits eine Krankheit aufgetreten ist? Der ayurvedische Arzt ermittelt auch zunächst einmal die Konstitution des Kranken, die bei der Therapie in wesentlichem Umfang berücksichtigt wird. Dies kann in der Praxis bedeuten, dass zwei Patienten, die unter der gleichen Krankheit leiden, unterschiedlich behandelt werden, weil sie unterschiedliche Konstitutionen aufweisen. Auf der anderen Seite können zwei Patienten mit der gleichen Konstitution eine ähnliche Therapie erhalten, selbst wenn sie unter verschiedenen Beschwerden leiden.

Die Diagnose erfolgt dabei im Ayurveda neben dem Gespräch durch Pulsmessung, Urin- und Stuhluntersuchung, Zungendiagnose, Abtasten, Abhören, Betrachtung von Augen, Gesicht und Körperbau.

Die ayurvedische Therapie selbst umfasst acht therapeutische Disziplinen, u.a. Ernährungskuren, Ölmassagen, Bäder, ausleitende Verfahren, Meditationsformen, Yoga, Gebet, Atemarbeit sowie Farb-, Aroma- und Musiktherapie, zudem den Einsatz von rund 5000 Pflanzen in unterschiedlichen Zubereitungsformen sowie mineralische Präparate. Einen hohen Stellenwert, insbesondere bei chronischen Leiden, haben Reinigungskuren für die Verdauung (»Pancha-Karma-Kuren«). Die Verdauung spielt in der Ayurveda-Medizin eine außerordentlich große Rolle – und zwar bei allen Krankheiten.

Heilpflanzen werden in der ayurvedischen Therapie stets »qualitativ« beschrieben (z.B. mit den Eigenschaften warm oder kalt, trocken oder feucht, leicht oder schwer usw.) und in ihrer Wirkung auf die Doshas kategorisiert.[199] So gelten Nelken als scharf, warm, anregend. Süßholz verringert Vata und Pitta. Ingwer verringert Vata und Kapha, ist scharf, leicht, ölig, spitz, süß und erhitzend. Kardamom verringert alle drei Doshas, ist süß und scharf, leicht und trocken, wirkt auswurffördernd, als Tonikum gegen Asthma und Husten. Gelbwurz (Curcuma) verringert alle drei Doshas, ist bitter, leicht, trocken, scharf, erhitzend. Und so weiter.

Einen großen Einfluss auf den Therapieerfolg hat das Verhalten des Patienten. Daher wird es als besonders wichtige Aufgabe des Arztes angesehen, den Patienten nicht nur über die Erkrankung aufzuklären, sondern auch auf die Bedeutung und die Möglichkeiten seiner eigenen Aktivität hinzuweisen, ihn hier zu motivieren und zu begleiten.

Zum Abschluss ein kleiner Hinweis darauf, wie die gesunde Lebensführung des Ayurveda aussehen kann – am Beispiel der Morgentoilette, wie wir sie ja schon bei den alten Griechen erwähnt haben. Die folgende Morgenroutine wird im Ayurveda Kranken wie Gesunden empfohlen.[200]

Man sollte früh aufstehen, möglichst vor Sonnenaufgang. Zur Reinigung und Anregung des Darmes wird zunächst ein Glas warmes Wasser getrunken und die Toilette besucht – auch als Training für die Verdauung, selbst wenn kein Stuhldrang besteht. Danach wird der Körper gereinigt, mit Sesamöl massiert, hier auch Ohren und Füße, die Nase wird mit Salzwasser gespült und die Nasengänge mit 2 Tropfen Sesamöl befeuchtet. Nun trinken Sie zur Stärkung ein weiteres Glas warmes Wasser, diesmal mit etwas Zitronensaft und Honig, machen Gymnastik, Atem- und Entspannungsübungen, um den Körper zu dehnen und in Schwung zu bringen. Als Nächstes wird ausführlich der Mundraum gereinigt, hier auch durch das so genannte »Ölziehen«, bei dem man einen Löffel Sesamöl über zehn Minuten durch die Zähne zieht. Die Zähne werden anschließend geputzt, der Zungenbelag abgeschabt. Im besten Fall folgt nun eine Trockenabreibung mit Kichererbsenmehl (eine Bürstenmassage täte es vielleicht auch), erst dann wird geduscht und ein leichtes Frühstück eingenommen. Nach einem kleinen Morgenspaziergang kann das Tagwerk beginnen, gereinigt, gelockert, erfrischt.

## Krankheiten und ihre Behandlung aus Sicht des Ayurveda

**Beispiel Schnupfen** Selbst der Schnupfen wird im Ayurveda daraufhin geprüft, welches Ungleichgewicht der Doshas dahinter stecken könnte, bedingt durch die konstitutionelle Situation, den Lebensstil und klimatische Faktoren. So können folgende Symptome eines grippalen Infekts auf das Übermaß eines Doshas hinweisen, wie der ayurvedische Arzt Ernst Schrott in seinem lesenswerten Buch *Ayurveda für jeden Tag* ausführt[201]:

- Menschen mit einer Pitta-Konstitution reagieren bei Infekten meist sehr heftig, Fieber steigt rasch an und erreicht hohe Werte. Es kommt zu großem Durst, die Haut brennt, sie sind hungrig. Sinnvoll sind kühlende Kompressen.
- Bei Vata-Menschen steigt das Fieber oft nur mäßig, es kommt zu Gliederschmerzen, schnellem Puls, die Haut ist trocken und berührungsempfindlich, häufig frieren sie trotz Fieber und wollen zugedeckt werden.
- Menschen der Kapha-Konstitution neigen grundsätzlich zu Erkrankungen der Schleimhäute, sie schwitzen viel, vor allem am Kopf, es kommt zu einer dick belegten Zunge, Körper- und Mundgeruch, grüngelbem Schleim, der zäh aus der Nase läuft. Bei einer Erkältung haben Menschen mit Kapha-Konstitution wenig Appetit, sie brauchen viel Wärme und leiden besonders unter einer Schwere von Körper und Geist.

Ganz allgemein werden Schleimhautaktivierung, Sekret- und Schleimabsonderung der Nasengänge und Nasennebenhöhlen dem Dosha Kapha zugeordnet, folglich kann ein Übermaß an Kapha auch einen Schnupfen verursachen. Dieses Übermaß jedoch – auch das berücksichtigt der ayurvedische Therapeut – kann durchaus eine körpereigene Reaktion auf das Übermaß beispielsweise des Doshas Vata sein, welches durch nervliche Beanspruchung, geistige Leistung, unsteten Lebenswandel, Reizmittel, psychisches Ungleichgewicht, aber auch kalten Wind usw. zu stark stimuliert wurde. In diesem Fall würde die Therapie darauf abzielen, Vata zu reduzieren. Neben der allgemeinen Empfehlung, bei Erkältungen und grippalen Infekten den Tagesablauf zu ordnen, früh schlafen zu gehen und leichte Kost einzunehmen, würde – bei Kapha-Überschuss – ein Tee mit Ingwer, schwarzem Pfeffer, Koriander, Gelbwurz, Nelken, Kardamom und Zimt helfen. Bei vatabedingter Erkältung dagegen würden vataberuhigende Heilpflanzen eingesetzt werden, außerdem ein ansteigendes Fußbad, das das »Apana-Vata« öffnet, ein Vata mit Sitz im unteren Bauchraum, das vatabedingte Nasennebenhöhlen-Erkrankungen verursachen kann.

---

**Beispiel Rückenschmerzen** An dieser Stelle ein kleiner eigener Erfahrungsbericht. Nach einem Bandscheibenvorfall und anhaltenden Rückenproblemen suchte ich eine ayurvedische Gesundheitsberaterin auf. Sie unterhielt sich lange mit mir – und nickte, als ich nicht nur von Rückenschmerzen, sondern auch von leichtem Schlaf, Vergesslichkeit, Blutarmut berichtete und davon, dass ich als Fachjournalistin beruflich vor allem geistig tätig war. Sie können es sich denken – eine Vata-Störung! Entsprechend wurde ich angehalten, meine Ernährung umzustellen, bevorzugt süße, warme, gehaltvolle und stärkende Speisen zu mir zu nehmen, die im ayurvedischen Sinne beruhigen und erden. Kalte und trockene Speisen sollte ich dagegen reduzieren, auch zu viel Obst und Rohkost streichen. Günstig seien kleine Mahlzeiten, süßes Obst, Gurken, Möhren, Avocados, Algen, Rote Bete, Süßkartoffeln, Basmatireis und Weizen, Nüsse und Mandeln, Milchprodukte, als Gewürze Ingwer, Cumin, Bockshornkleesamen, Fenchel.

Zur Reinigung diene eine Heißwasser-Trinkkur, bei der Wasser, das länger als 15 Minuten gekocht wird, über den Tag verteilt in kleinen Mengen und Abständen von 30 Minuten getrunken wird. Reinigend wirke auch Ingwerwasser. Außerdem sollte ich regelmäßig warme Fußbäder mit Steinsalz nehmen, mich einölen und nicht später als 23.00 Uhr ins Bett gehen. Auch wenn ich nicht all diese Empfehlungen konsequent umgesetzt habe, hat mir bereits die durchgeführte Änderung meines Lebensstils (regelmäßige Mahlzeiten, mehr warme Kost und früh ins Bett) gut getan – und kam so auch dem Rücken zugute.

---

**Beispiel Krebs** Auch hier gilt: Die Stärke der ayurvedischen Heilkunde liegt in der Prävention, im Krankheitsfall wird sie dann als unterstützende, ergänzende Therapie eingesetzt. Aber muss man so lange warten? Eine Lebensstilveränderung im ayurvedischen Sinne tut vielen gut, sie geht auf individuelle Schwachstellen ein. Sie bringt mehr Schwung in das eher träge Kapha-Leben, beruhigt geistig überaktive Vata-Typen und besänftigt all diejenigen, die zu viel Pitta in sich tragen.

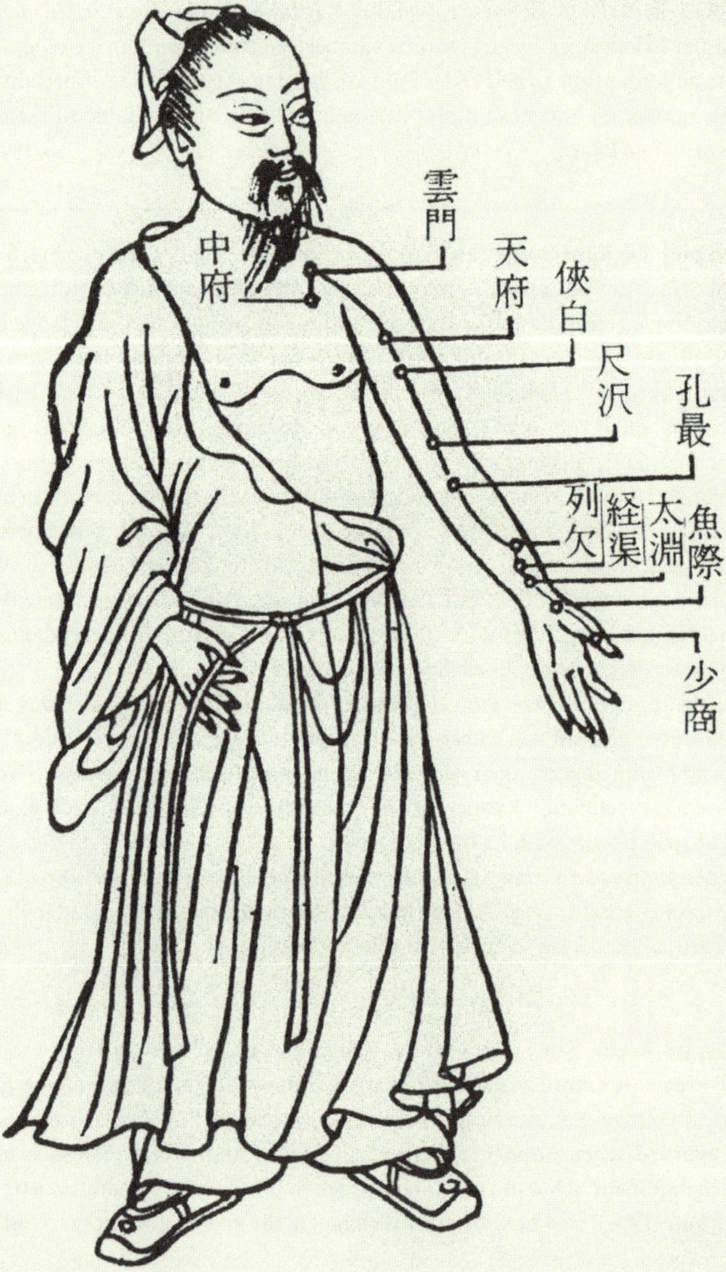

雲門
中府
天府
俠白
尺沢
孔最
列欠
経渠
太淵
魚際
少商

# Die traditionelle chinesische Medizin (TCM)

*Traditionelle chinesische Medizin, Abk. TCM; auf einer vorbegrifflichen Naturerfahrung des alten China beruhende Heilkunde, deren Anfänge ca. 6000 Jahre zurückliegen: Zu den Grundlagen der TCM gehören Vorstellungen wie die vom Yin-Yang als Zeithorizont und vom System der Fünf Elemente. Von der modernen westlichen Medizin unterscheidet sie sich v. a. durch eine ganzheitliche Auffassung vom Menschen, durch die differenzierende Syndromdiagnostik, das frühe Verständnis des menschlichen Blutkreislaufs und ein Verstehen des erkrankten Menschen von innen heraus.*

Pschyrembel Naturheilkunde und alternative Heilverfahren 2006

Akupunktur ist eine Therapieform, die sich wachsender Beliebtheit erfreut. In Deutschland, so das Statistische Bundesamt, wandten bereits 2004 40 000 Ärzte Akupunktur an. Mehr und mehr Menschen bei uns praktizieren Qigong oder Tai-Chi.

All diese Impulse gehen mehr oder weniger auf die chinesische Philosophie zurück. So ist auch die traditionelle chinesische Medizin, die in der Regel kurz als TCM bezeichnet wird, ein eigenständiges Medizinsystem, das selbst wieder über verschiedene Richtungen und Schulen verfügt. Es wurde auf der Grundlage philosophischer Schulen, dem Daoismus und Konfuzianismus, entwickelt.

Das Faszinierende an der TCM ist: Sie geht völlig anders vor als die westliche Medizin, sie hat Begriffe für Dinge, die in der westlichen Medizin quasi nicht existent sind, sie sieht Verbindungen und Wechselwirkungen, die so in der westlichen Medizin nicht erfasst werden. Damit umfasst sie ein eigenes Diagnosesystem und eigene Therapieverfahren, die wiederum auf verschiedenen Säulen basieren: Ernährungstherapie, chinesische Arzneimitteltherapie, Tuina-Behandlung (eine Form der Manuellen Medizin), Bewegungslehren wie eben Qigong oder Tai-Chi-Chuan und schließlich Akupunktur.

Zu den Grundlagen der traditionellen chinesischen Medizin (TCM) gehören die Begriffe Qi, Yin und Yang, das System der Fünf Elemente und das System der Meridiane. Schauen wir uns diese verschiedenen Punkte einmal kurz an.

## Qi

Qi (»Ch'i«) wird gern als »Energie« übersetzt, wobei TCM-Kenner hier zurückhaltend sind und darauf hinweisen, dass Qi eher als Bild einer Summe von Phänomenen zu verstehen ist, durch die sich ein ausgewogenes und harmonisches Leben erhalten und pflegen lässt. Das Qi nun wird weiter differenziert: Es gibt das vorgeburtliche Qi, das erworbene Qi, das Qi der Nahrung usw. Beispielsweise bringen wir nach Vorstellung der TCM ein gewisses Quantum an vorgeburtlichem Qi mit auf die Welt, das durch Eizelle und Samen der Eltern, aber auch die Schwangerschaft bestimmt wird. Das vorgeburtliche Qi ist es, das nach chinesischer Auffassung die Lebensspanne, die Vitalität im Leben und besonders im Alter bestimmt. Das vorgeburtliche Qi kann nach der Geburt nicht mehr vermehrt werden – wir können lediglich darauf achten, gut mit ihm umzugehen und es nicht unnötig zu verschwenden. Karola Schneider, Heilpraktikerin und TCM-Lehrerin, schreibt dazu:

*Die Menge an vorgeburtlichem Qi ist mit Geld auf einem Konto vergleichbar, von welchem man nur abbuchen kann, ohne die Möglichkeit zum Einzahlen zu haben. Da es, einmal verbraucht, nicht mehr ersetzt werden kann, sollte es sorgsam gepflegt und nicht durch schlechte Lebensgewohnheiten vergeudet werden. Am stärksten wird unsere Lebensenergie durch Drogen, Schlafmangel und ständige Überarbeitung erschöpft. Aber auch weit verbreitete Ernährungsgewohnheiten erschöpfen das vorgeburtliche Qi, wie z. B. ständig über den Hunger hinauszugehen oder große Mengen qi-loser Nahrung zu sich zu nehmen.*[202]

Neben dem vorgeburtlichen Qi gibt es jedoch auch nachgeburtliches Qi – und dieses können wir im Lauf unseres Lebens aufnehmen. Dabei wird, so die Vorstellung, 70 % des nachgeburtlichen Qi mit der Nahrung aufgenommen, 30 % durch die Atmung. Diese Energieformen werden vermischt, verwandelt und zirkulieren dann wieder in Form von Nähr- oder Abwehr-Qi im Körper.

Neben dem Qi, welches unsere aktive Energie beschreibt, gibt es zahlreiche andere Begriffe für bestimmte Energieformen, so auch für die geistige Kraft und das Bewusstsein.

## Yin und Yang

Die alten chinesischen Denker waren überzeugt, dass alle Phänomene zwei gegensätzliche, sich ergänzende (komplementäre) Seiten haben, die sich – im zeitlichen Ablauf betrachtet – abwechseln. Diese beiden gegensätzlichen Pole des Lebens, die gegensätzlich, gleichzeitig jedoch voneinander abhängig sind, die sich gegenseitig ergänzen, begrenzen und umwandeln, werden Yin und Yang genannt. So steht Yin für die Nacht, Yang für den Tag, Yin für Herbst und Winter, Yang für Frühling und Sommer.[203] Yin und Yang stellen damit auch gegensätzliche, komplementäre,

| Yin und Yang im Vergleich (Pschyrembel 2006, Auszug) | | |
| --- | --- | --- |
| | **Yin** | **Yang** |
| **Naturphänomene** | Erde | Himmel |
| | Nacht | Tag |
| | Herbst/Winter | Frühling/Sommer |
| **Mensch** | Frau | Mann |
| **menschlicher Organismus** | Bauch<br>innere Schichten der Extremitäten<br>untere Körperpartien<br>Körperinneres | Rücken<br>äußere Schichten der Extremitäten<br>obere Körperpartien<br>Körperäußeres |
| **Körperfunktionen** | Stabilität | Dynamik |
| | Abschwächung, Behinderung | Verstärkung |
| **Störungen** | Kälte<br>Feuchtigkeit | Hitze<br>Wind |

sich ergänzende Aspekte der Lebensenergie Qi dar. Yin bezeichnet die »weibliche« Energie und steht für die Begriffe dunkel, unten, innen, kalt, Hingabe; Yin wird bildlich durch den Mond oder die Erde dargestellt. Yang steht für die »männliche« Energie, für die Qualitäten hell, heiß, oben, außen, aktiv. Es wird mit der Sonne oder dem Himmel in Verbindung gebracht. Im Menschen verdichten sich diese Energien.

Das Symbol von Yin und Yang ist Ihnen sicher bekannt, sicher auch die Vorstellung, wie wichtig ein Gleichgewicht dieser beiden Pole ist. Verdeutlicht man sich jedoch, dass nach traditionell chinesischer Vorstellung das Gleichgewicht oder Ungleichgewicht von Yin und Yang über Gesundheit und Krankheit entscheidet, dass also für die Gesundheit tatsächlich beide Pole gleich gewichtet, gleich wichtig sein müssen – dann wird deutlich, wie weit wir in der westlichen Welt gemessen an der chinesischen Vorstellung davon entfernt sind, diesen Grundsatz zu beherzigen. Zwar wissen auch wir, dass Ruhe erforderlich ist, würden jedoch nie der Entspannung, der Passivität, der Introversion einen ähnlichen Raum einräumen wie der Aktivität, der Leistung, der Extroversion.

Wenn das Gleichgewicht von Yin und Yang entscheidend für die Gesundheit des Menschen ist, so führt wie schon erwähnt ein Ungleichgewicht zu Krankheit. Entsprechend diagnostiziert der TCM-Therapeut bei Krankheiten in der Regel Zustände des Ungleichgewichts.

| Funktionskreise [204] | | | | | |
|---|---|---|---|---|---|
| **Element** | **Holz** | **Feuer** | **Erde** | **Metall** | **Wasser** |
| **Organe** | Leber, Gallenblase | Herz, Dünndarm | Milz, Magen | Lunge, Dickdarm | Niere, Blase |
| **Jahreszeit** | Frühling | Sommer | Zwischen-phasen | Herbst | Winter |
| **Körperteile** | Augen, Sehnen, Muskeln, Nerven | Zunge, Adern | Lippen, Bindegewebe | Nase, Haut | Ohren, Haare, Knochen, Zähne |
| **Körpersäfte** | Tränen | Schweiß | Speichel | Schleim | Urin |
| **Emotion** | Zorn | Freude | Sorge | Trauer | Angst |
| **Tugend** | Güte | Liebe | Vertrauen | Mut | Sanftheit |
| **Geschmack** | sauer | bitter | süß | scharf | salzig |

## Das System der fünf Wandlungsphasen

Ein weiteres wichtiges Element der TCM ist das System der fünf Wandlungsphasen. Dieses beruht auf der Vorstellung von fünf in der Natur auftretenden Prozessen, die zyklisch ineinander übergehen – daher die Beschreibung als Wandlungsphasen, daher die Anordnung in einem Kreis (Abbildung rechts).

Jeder dieser Phasen ist ein Element zugeordnet. Im Entwicklungszyklus der fünf Wandlungsphasen beeinflussen sich diese fünf Elemente wechselseitig. Dabei beeinflussen sich nicht nur unmittelbar benachbarte Elemente, sondern sie stehen mit dem übernächsten oder vorletzten Element im Kreis in Beziehung. »Die Großmutter kontrolliert den Enkel«, so die Vorstellung.

Die Elemente Holz, Feuer, Erde, Metall und Wasser stehen sinnbildlich für Ordnungsprinzipien, für Vorgänge des Lebens – dabei repräsentiert beispielsweise das Wasser das ewig Wandelbare, Flüssige, Nicht-Fassbare. Jedes Element wird zudem einer Farbe, einer Jahreszeit, einem Organ, einer Tageszeit, einer Himmelsrichtung, einem Geschmack, einer Körperöffnung, einem Sinnesorgan, einer Körperflüssigkeit, einem Gefühl, einem Klima, einem Getreide, einer Zahl, einem Meridian, einem Puls usw. zugeordnet. Man spricht in diesem Zusammenhang auch von den Funktionskreisen. Dies verdeutlicht die Tabelle oben.

In jedem einzelnen Funktionskreis nun können Mangel- und Fülle-Zustände auftreten, kann es zu Hitze- oder Kälte-Zuständen, »Wind« oder Feuchtigkeit kommen. Im Detail ist dies sehr kompliziert, denn es gibt hier die unterschiedlichsten Zustände, die wiederum auf die Fünf Elemente bezogen werden. Dazu zwei

Die fünf Wandlungsphasen

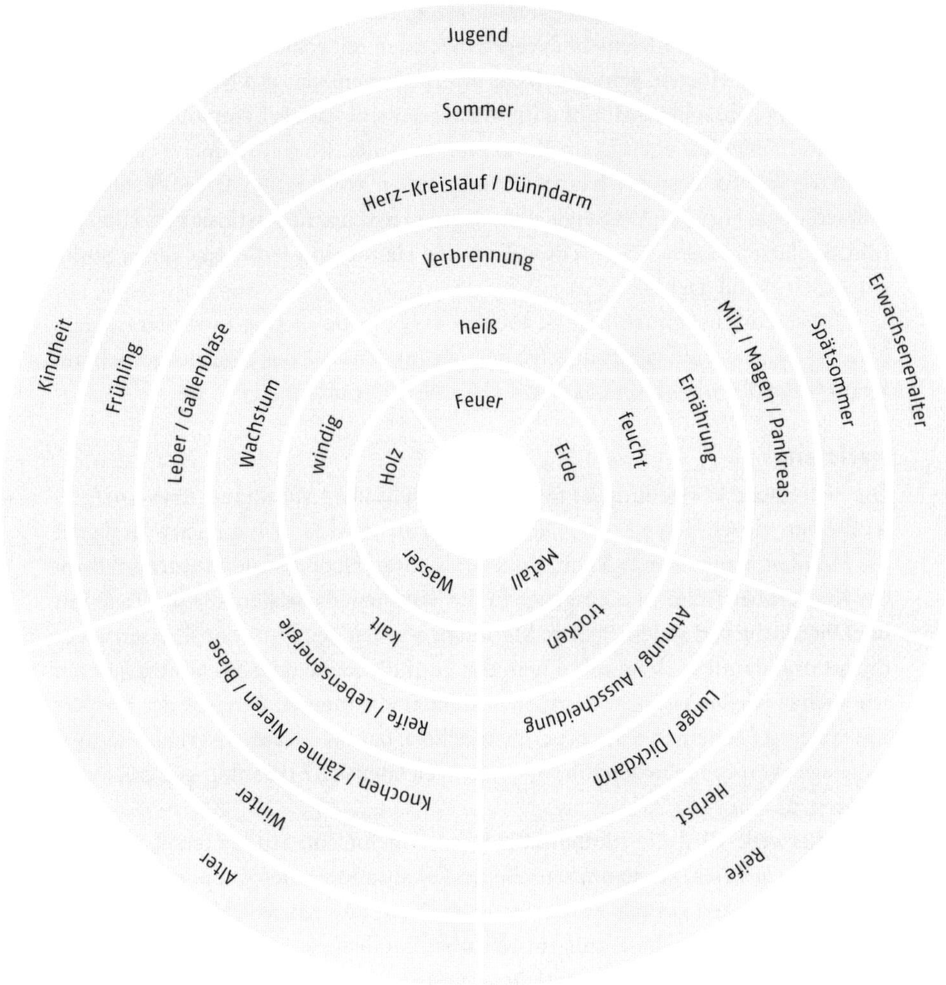

Beispiele: Das Metallelement wird u. a. der Lunge zugeordnet. Kälte im Metallelement zeigt sich in Kurzatmigkeit, Halskratzen, Husten mit klarer wässriger Flüssigkeit, Hitze im Metallelement dagegen in Husten mit gelbem, klebrigem Schleim und trockenem Husten. Schließlich das Wasserelement, das mit Niere und Blase in Verbindung gebracht wird: Kälte im Wasserelement hat als Symptome u. a. kalte Füße und Knie, Kältegefühl im Kreuz, innere Kälte, Rückenschmerzen, die sich durch Bewegung bessern, häufiges Wasserlassen von klarem Urin, nächtliches Wasserlassen, Hitze im Wasserelement dagegen psychische Rastlosigkeit, Hitzegefühl, Schlafstörungen, Nachtschweiß, warme Hände und Füße, trockenen Stuhl, trockenen Mund nachts.

In unserem Zusammenhang ist auch an dieser Stelle wichtig zu verstehen, dass es in der TCM darum geht, zunächst herauszufinden, welches Ungleichgewicht im Krankheitsfall vorliegt, und dann die Ursache zu ermitteln.

## Meridiane

Die historische Vorstellung ist folgende: Qi fließt über Meridiane, über Energieleitbahnen, durch den Körper. Der Medizinjournalist Gert Baumgart vergleicht die Meridiane mit einer U-Bahn, wobei die ca. 360 Haupt-Akupunkturpunkte an der Körperoberfläche »die Eingänge in die Stationen darstellen, die die Tiefe mit der Oberfläche verbinden«[205]. Die Meridiane werden den Funktionskreisen zugeordnet und damit auch jeweils einem der Fünf Elemente oder Wandlungsphasen wie auch entweder Yin oder Yang. Sie verbinden die inneren Bereiche des Körpers mit äußeren Partien an der Körperoberfläche. Über die Meridianverläufe können Störungen von außen in den Körper eindringen oder sich Erkrankungen von innen ausbreiten.

Mittlerweile wird die Akupunktur intensiv beforscht. Studien ergeben dabei, dass die klassischen, genau umschriebenen Lokalisationen der Akupunkturpunkte durchaus in Frage gestellt werden müssen. Iven Tao, ein Mitarbeiter von Prof. Gustav Dobos, Leiter der Klinik für Naturheilkunde und Integrative Medizin, hat Chinesische Medizin studiert, spricht chinesisch und deutsch. Er hat in China die alten Texte studiert und festgestellt, dass die Punkte nicht so eindeutig beschrieben wurden, wie dies heute auf den Lehrtafeln der Meridianverläufe vermittelt wird. Dies können auch erfahrene Praktiker bestätigen: Der erfahrene Akupunkteur sucht auf der Haut des Patienten im beschriebenen »reaktiven Areal« nach Spannungen und Vertiefung – und nadelt dort.[206]

Dass es Bereiche an der Körperoberfläche gibt, von denen aus eine Fernwirkung erzielt werden kann (woran auch immer dies im naturwissenschaftlichen Sinn liegen mag), ist jedoch nicht auf die TCM beschränkt: Die Fußreflexzonentherapie ist ein weiteres Beispiel dafür, dass gerade Behandlungen in Bereichen mit einer hohen Dichte an Nervenendigungen wie Füßen, Händen und Ohren Einfluss auf entfernt liegende Organe und Bereiche nehmen können. Woran das liegt? Die

Frage bleibt offen. Mit der »schulmedizinischen« Brille sind hier keine direkten Verbindungen erkennbar. Aber diese Überlegung muss erlaubt sein; auch die schulmedizinische Brille ist eben nur eine von mehreren und nimmt nur einen Ausschnitt wahr.

## Ernährung

Wir kennen die Vollwerternährung, die besonders im westlichen Raum populär geworden ist: Sie schlägt ein hohes Maß an Rohkost vor, aber auch frisch geschrotetes, ungekochtes Getreide in Form eines »Frischkornbreis«. Die Ernährungslehre der traditionellen chinesischen Medizin sieht deutlich anders aus: Es gibt wenig Rohkost und wenig Milchprodukte (was auch daran liegt, dass den Asiaten vielfach das Enzym Laktase fehlt, das für den Abbau von Milchzucker erforderlich ist). Vieles wird warm gegessen, manches sogar ausgesprochen lange gekocht – hier gilt die Vorstellung, dass durch langes Köcheln das Qi vermehrt wird. So erhalten beispielsweise Schwangere mehrere Stunden lang gekochte Hühnerbrühen als Kraftsuppen. Auch zum Frühstück wird traditionell eine warme Getreidesuppe gereicht, z. B. eine Reissuppe.[207]

Als wichtige Ernährungsregeln gelten in der TCM, in Ruhe zu essen, etwas Warmes zu frühstücken, nicht spätabends zu essen, nichts Kaltes während des Essens zu trinken, regelmäßig zu essen, denaturierte Nahrungsmittel zu vermeiden und sparsam mit Nachspeisen umzugehen.

## TCM als »energetische Medizin«

Vielleicht haben die vorangegangenen Ausführungen einen wichtigen Unterschied der TCM zur »Schulmedizin« deutlich gemacht: Die TCM fußt auf einer »energetischen Betrachtung des Menschen im Gegensatz zur somatischen, organbezogenen westlichen Medizin«.[208] Die TCM befasst sich vor allem mit dem (momentanen) energetischen Status des Patienten, sie fragt nach einem energetischen Ungleichgewicht oder sogar einer energetischen Entgleisung. Berücksichtigt wird dabei nicht nur der Befund des Patienten, sondern auch die Schilderungen seines subjektiven Befindens, seiner Gefühle, seiner sozialen Situation sowie seines Lebensstils, seiner Ernährung und nicht zuletzt des Klimas. Der westliche Arzt hat ein anatomisch-physiologisches Menschenbild, der chinesische Arzt ein energetisches. So heißt es im *dtv-Atlas Akupunktur*:

*Der chinesische Arzt interessiert sich für alle energetischen Phänomene, für alle aktiven Lebensäußerungen, für die Emotionen und vitalen Körperfunktionen, weil sie eventuelle Disharmonien des energetischen Gesamtgefüges des menschlichen Individuums anzeigen können.*[209]

## WARUM KRANK?

Als Krankheitsursachen – so der *Pschyrembel Naturheilverfahren* von 2006 – gelten in der traditionellen chinesischen Medizin alle Einflüsse, die den energetischen **Gleichgewichtszustand** des Organismus **stören** und auf diese Weise eine Erkrankung herbeiführen können:[210] übermäßige klimatische Einflüsse ebenso wie starke seelische Eindrücke, falsche Ernährung, körperliche, seelische oder sexuelle Unausgeglichenheit, eine Stauung der Körpersäfte, Infektionen oder Verletzungen. So werden innerhalb des Systems als krank machende Faktoren sechs klimatische Faktoren (Wind, Kälte, Sommer-Hitze, Feuchtigkeit, Trockenheit, Hitze) genannt, daneben epidemische Faktoren (Infektionen, mangelnde Hygiene u. a.) und sieben emotionale Faktoren (Zorn, Freude, Sorge, Grübeln, Trauer, Angst, Schock), außerdem falsche Ernährung (unregelmäßige Nahrungsaufnahme, verdorbene Nahrung, einseitige Ernährung), körperliche, geistige und sexuelle Unausgeglichenheit usw. Diese führen zu einem energetischen Ungleichgewicht, zu Stauung, Fülle- oder Leerezuständen, zu Hitze- oder Kältezuständen, zu Disharmonie: zu Krankheit.

Der Krankheitsverlauf wird dabei in drei Stadien eingeteilt: Im 1. Stadium ist die Abwehrenergie geschwächt, der Mensch kann erkranken. Im 2. Stadium erkrankt der Mensch tatsächlich durch die oben genannten Ursachen. Im 3. Stadium schließlich chronifiziert die Krankheit, sie heilt nicht aus.

Die Diagnostik der traditionellen chinesischen Medizin basiert auf folgenden Hauptmethoden: Betrachten (inkl. Beurteilung der äußeren Ausscheidungen), Hören und Riechen, Befragen, Betasten. Einen besonderen Stellenwert nehmen hier die Zungendiagnose und vor allem die Pulsdiagnose ein. Der geschulte Diagnostiker erkennt über die Tastung von 28 (achtundzwanzig!) verschiedenen Pulsqualitäten den Zustand der einzelnen Organe und kann so auf energetische Ungleichgewichte im Organismus rückschließen.

Wesentliches Kriterium für das Erfassen einer Krankheit ist die Unterscheidung nach vier Gegensatzpaaren. Man spricht hier auch von den »Acht Leitkriterien«. Im *dtv-Atlas Akupunktur*[211] werden diese Leitkriterien beschrieben wie folgt:

- algor - calor (»Kälte - Hitze«) drücken aus, ob ein krankhafter Prozess eine Verringerung der Lebensdynamik bewirkt hat oder es im Gegenteil zu einer Steigerung der gesamten Funktionsdynamik gekommen ist.
- extima - intima (»Oberfläche - Inneres«, außen - innen) machen Aussagen über die Tiefenwirkung eines pathologischen Geschehens.
- depletio - repletio (»energetische Schwächung - energetische Überladung«, Leere - Fülle)
- Yin - Yang schließlich sind die übergreifenden Bewertungen.

Ein **Yin-Zustand** ist u. a. durch »Kälte« (algor) und energetisches Defizit (depletio) oder Schwäche gekennzeichnet. »Kälte« bedeutet nicht nur die Kälte im thermischen Sinn, als kalte Hände oder Füße, Kälteempfindlichkeit usw., sondern zeigt sich auch in einem großen Ruhebedürfnis, einem blassen Gesicht, feuchtem Zungenbelag, blassem Zungenkörper, reichlich Auswurf. Der Durst fehlt, der Urin ist klar, Durchfall tritt auf.

Ein **Yang-Zustand** ist u. a. durch »Hitze« (calor) und repletio, d. h. eine energetische Überladung, gekennzeichnet. Hitze bedeutet hier ebenfalls nicht nur eine warme, gerötete Haut, sondern auch die Hitze im energetischen Sinn, dass man unruhig ist und nach kalten Getränken verlangt. Das Gesicht ist gerötet, der Zungenbelag gelb, braun und trocken, der Zungenkörper rot. Der Auswurf ist spärlich, man ist tendenziell laut und geschwätzig, hat starken Durst, dafür spärlichen Urin und leidet unter Verstopfung.[212]

Dies nur als Beispiele. Jeder, der die letzten Seiten gelesen hat, wird sich unschwer vorstellen können, dass die ganze Materie sehr viel komplexer ist als geschildert.

## WIE HEILEN?

Die Therapie schließlich beruht maßgeblich auf Akupunktur und **Heilkräutern**, wobei die Akupunktur quasi von außen nach innen wirkt, die Heilpflanzen von innen nach außen. Sie beinhaltet darüber hinaus Empfehlungen zur allgemeinen Lebensführung, zur Ernährung wie auch Körperübungen, um das Qi zu stärken (Qigong); das Abbrennen von Beifußblättern über bestimmten Akupunkturpunkten als Moxibustion. Daneben stellt die so genannte Tuina-Massage einen wichtigen Bestandteil der TCM dar.

**Akupunktur**, die Nadelung an definierten Punkten der Körperoberfläche, ist eine charakteristische Therapieform der TCM. Die Meridiane, so die Vorstellung der TCM, verbinden Körperoberfläche und innere Organe. Auf der Haut befinden sich 361 klassische Akupunkturpunkte. Diese werden durch die Akupunktur tonisiert oder sediert, d. h. angeregt oder beruhigt. Über die Leitbahnen wirken sie auf innere Organe, so dass durch die Akupunktur energetische Blockaden gelöst und **Ungleichgewichte ausgeglichen** werden können.

## Krankheiten und ihre Behandlung aus Sicht der TCM

---

**Beispiel Schnupfen** Auch bei einem Patienten mit akuter Rhinitis würde der TCM-Arzt zunächst eine Anamnese erheben, den Puls fühlen und die Zunge betrachten.

Greifen wir eine typische Ursache nach chinesischem Modell – den »Wind« – heraus und differenzieren weiter. Für ein Übermaß an »Wind-Kälte« spricht ein blasser oder bläulicher Zungenkörper, ein weißer, dünner Zungenbelag, ein oberflächlicher, langsamer Puls, eine verstopfte Nase oder aber Fließschnupfen mit weißem, wässrigem Sekret und Niesen.

Bei »Wind-Hitze« dagegen wäre der Zungenkörper rot, der Belag gelb, der Puls oberflächlich und schnell, die Nase trocken oder verstopft, mit dickem, gelbem Sekret.

Wie man sich denken kann, hängt die Therapie von der Ursache ab, und die Akupunkturpunkte werden entsprechend gewählt. Unterstützt würde die Therapie mit spezifisch wirkenden Heilpflanzen. Als Wind-Kälte vertreibende Heilpflanzen gelten z. B. Süßholz, Zimt, Ingwer, als Wind-Hitze vertreibende Heilpflanzen z. B. Pfefferminze oder Rettich.

Ganz allgemein werden in der Therapie des Schnupfens darüber hinaus der Funktionskreis Lunge und das Metallelement gestärkt.

---

**Beispiel Rückenschmerzen** Zu den Hauptindikationen von Akupunktur gehören chronisch-schmerzhafte Erkrankungen, funktionelle und psychosomatische Erkrankungen wie auch Erkrankungen des Bewegungsapparates. Bei Rückenschmerzen bieten sich für den Behandelnden zwei Wege: Zum einen kann im Schmerzbereich selbst genadelt werden, um lokal eine Verbesserung der energetischen Situation und des Energieflusses zu erzielen. Versierte Akupunkteure, die die Kunst der Pulsdiagnose beherrschen, werden jedoch wahrscheinlich weniger lokal nadeln, sondern – ähnlich wie auch der erfahrene Homöopath nicht die vorherrschenden Beschwerden behandelt, sondern auf tieferer Ebene die Konstitution – ermitteln, welches ursächliche Problem für die Schmerzsymptomatik individuell verantwortlich ist. Dieses Problem kann jedoch in einem ganz anderen Funktionskreis liegen.

---

**Beispiel Krebs** Die TCM als ganzheitliches Therapiekonzept gibt zahlreiche Anregungen für eine Lebensstilkorrektur, um eine Krebserkrankung zu vermeiden, aber auch, um nach einer bösartigen Erkrankung neue Energie zu sammeln, mit der eigenen Energie besser hauszuhalten und auf eine energetische Balance im eigenen Leben zu achten.

# III. Neue Ansätze des 20. und 21. Jahrhunderts

Das Haus der Heilkunde hat viele Zimmer, hieß es am Anfang. Auf der Reise durch die Medizingeschichte und die Medizinsysteme haben Sie eine ganze Reihe Zimmer kennengelernt: den Tempelraum des Asklepios, die Sportanlagen Hippokrates', den Behandlungsraum Galens, die Badestube Kneipps. Es sind die alten, bekannten Räume. Was noch fehlt, ist, um im Bild zu bleiben, das ausgebaute Dachgeschoss, sind – im medizinischen Kontext – die neueren Strömungen der letzten Jahrzehnte.

Vergegenwärtigen wir uns die Situation vor gut 20 Jahren. Auf der einen Seite die Schulmedizin, die sich die Wissenschaft auf die Fahnen geschrieben hatte, auf der anderen Seite die »Alternativmedizin«, ein Sammelsurium der unterschiedlichsten Verfahren, deren Vertreter der Schulmedizin in der Regel ablehnend gegenüberstanden, voll und ganz auf die Erfahrung setzten und oft nur eine dürftige Studienlage vorweisen konnten, übrigens auch nicht selten gar kein Interesse an Studien hatten. Dazwischen verlief ein tiefer Graben. Kommuniziert wurde nicht. Undenkbar war es zur damaligen Zeit, dass in den Universitäten »alternativmedizinische« Inhalte gelehrt oder in den Kliniken praktiziert wurden.

Professor Stefan N. Willich von der Charité erinnerte sich in einer Podiumsdiskussion im November 2008 in Berlin: »Noch vor 20 Jahren gefährdete man als Arzt regelrecht seinen Job, wenn man sich für Naturheilkunde und Alternativmedizin interessierte. Vor 10 Jahren waren diese Verfahren im Beruf zwar immer noch tabu, fragte man aber im Kollegenkreis nach, wo die Kollegen die eigenen Kinder behandeln ließen, hörte man, dass diese zu naturheilkunlich orientierten Ärzten gebracht wurden. Und heute gehört die Naturheilkunde quasi zum guten Ton dazu, wird die Kombination von Naturheilkunde und Schulmedizin von den Patienten gefordert.«[213]

Inzwischen hat sich viel getan. Neue wissenschaftliche Strömungen und Ansätze ermöglichen es, dem ganzheitlichen Verständnis vieler komplementärmedizinischer Verfahren näher zu kommen: die Kybernetik, die Systemtheorie, die Chaosforschung, die Psychosomatik, die Neurophysiologie, die Verhaltensforschung, die Regulationsbiologie, die Phytopharmakologie, um nur einige zu nennen. Mit diesen neuen Ansätzen wollen wir uns auf den nächsten Seiten befassen.

Die wissenschaftliche Durchdringung der Komplementärmedizin im Speziellen, der Brückenschlag zwischen Schulmedizin und Naturheilkunde, die Integration der Komplementärmedizin an den Hochschulen waren das erklärte Ziel einer herausragenden Frau, die selbst im Medizinstudium die tiefen Grabenkämpfe und verhärteten Fronten beklagte und die ich sehr verehre: Frau Dr. med. Veronica Carstens. 1981 gründete sie, gemeinsam mit ihrem Mann Professor Karl Carstens, dem damaligen Bundespräsidenten, die Carstens-Stiftung, die sich der Erforschung der Komplementärmedizin widmet. Die Carstens-Stiftung, die als einzige Stiftung weltweit von einer Fördergemeinschaft aus der Bevölkerung finanziert wird, ist heute die führende Einrichtung der Forschungsförderung im Bereich

Komplementärmedizin in Europa, sie verfügt über die größte Datenbank und Bibliothek in diesem Bereich. Letztes und größtes Projekt: 2008 wurde an der Charité in Berlin eine Stiftungsprofessur bewilligt, die mit Frau Professor Claudia Witt besetzt ist.

Ich selbst hatte die Freude, gemeinsam mit Dr. Henning Albrecht, Geschäftsführer der Carstens-Stiftung, anlässlich des 80. Geburtstages von Frau Dr. Carstens einen Band über die erfolgreichsten Studien und Förderprojekte aus der damals 20-jährigen Stiftungsgeschichte zu schreiben: *Starke Argumente für eine sanfte Medizin*. Es ist ein Buch, das auch Laien in die Forschung zu Naturheilkunde und Homöopathie einführt und Kritikern verdeutlichen kann, dass es zahlreiche erfolgreiche Studien nach schulmedizinischen Standards in diesem Bereich gibt.[214]

Dank der Carstens-Stiftung, aber auch zahlreicher anderer Initiativen, beginnt sich das Blatt zu wenden: An den Universitäten werden homöopathische Arbeitskreise gefördert, es gibt mittlerweile ärztliche Zusatzbezeichnungen für »Naturheilverfahren«; »Homöopathie«, »Regulationstherapien« und »Akupunktur«. Zahlreiche komplementärmedizinische Verfahren werden von den Krankenkassen bewilligt. Seit 1983 bietet die private Universität Witten/Herdecke mit dem Modellstudiengang Medizin ein praxisnahes und problemorientiertes Studium an, seit 1999 gibt es einen Reformstudiengang Medizin auch an der Berliner Charité (der übrigens ursprünglich auf Studentenproteste und eine studentische Initiative zurückging).

Inzwischen gibt es Kliniken mit Schwerpunkt Naturheilkunde – z. B. die bereits erwähnte Abteilung von Professor Gustav Dobos in Essen – und neue, universitäre Einrichtungen für Naturheilkunde und Prävention – so die 2007 eröffnete Ambulanz an der Charité (CHAMP-Charité-Ambulanz für integrative Medizin und Prävention). Letztere wurde nach nur einem Jahr als »Ort im Land der Ideen« ausgezeichnet. Das sind nur einige ausgewählte Projekte.

Was nun ist das Besondere an diesen neuen Tendenzen? Was das Besondere an diesen »neuen Ärzten«? Die Antwort: Sie fühlen sich auf beiden Seiten zu Hause. Sie wenden die Methoden der modernen Wissenschaft an, um die traditionellen Systeme zu erfassen. Sie wollen eine »Komplementärmedizin«, die im wahrsten Sinne des Wortes die Schulmedizin ergänzt (complementum = Ergänzung), keine Alternativmedizin, die in Entweder-oder-Kategorien denkt. Sie wollen eine integrative Medizin, die das Beste von Beidem verbindet. Wissenschaftler, so z. B. die Neuropsychologin Dr. Frauke Musial, erforschen, was während der Anwendung von komplementärmedizinischen Verfahren im Nervensystem und vor allem im Gehirn abläuft und gewinnen dadurch mehr und mehr neue Erkenntnisse, die Hinweise auf die Wirkmechanismen geben. Studiendesigns werden entwickelt, die den Besonderheiten der Komplementärmedizin, beispielsweise der individuell gewählten oder zusammengestellten Therapie wie auch der Kombination verschiedener Maßnahmen, gerecht werden und die zudem darauf abzielen, Fragen zu beantworten und Hypothesen zu prüfen, die der tatsächlichen Therapie zugute kommen.

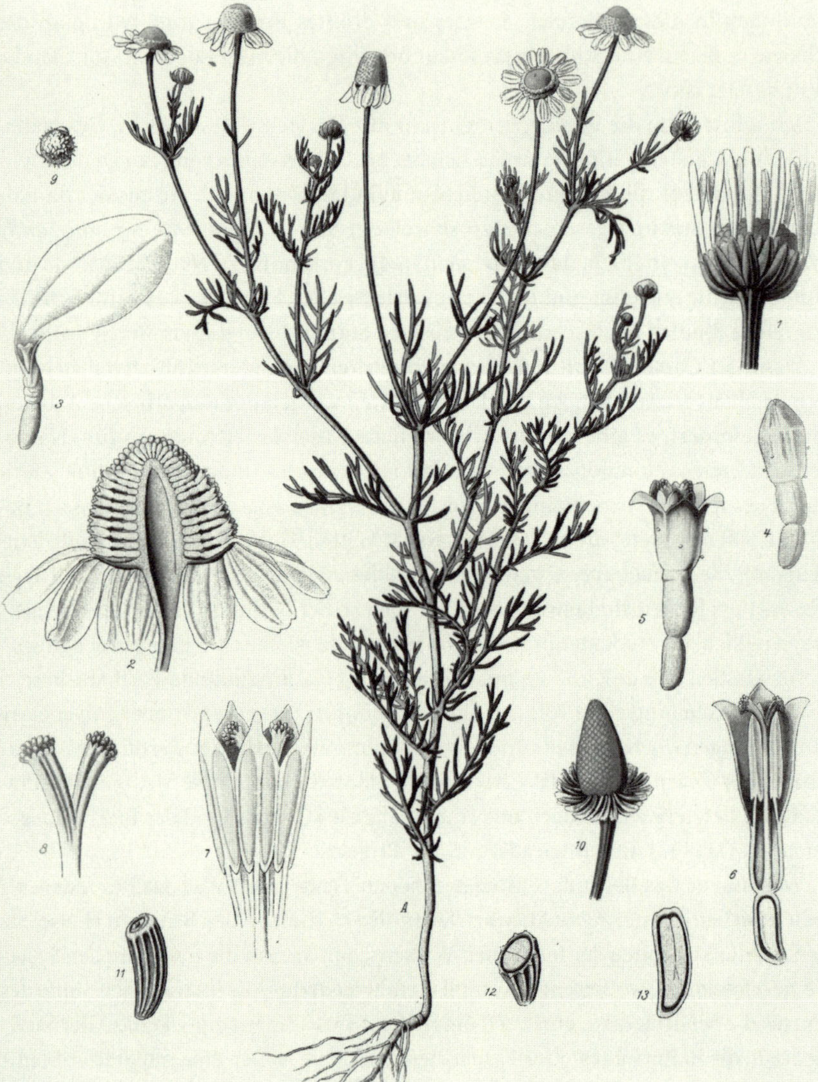

A
1
2
3
4
5
6
7
8
9
10
11
12
13

# Licht, Luft, Pflanze – moderne Naturheilverfahren

*Naturheilverfahren: Therapie mit Naturheilmitteln; z. B. Hydrotherapie, Balneotherapie, Klimatherapie, Kryotherapie, Bewegungstherapie, Massage, Ernährungstherapie, Phytotherapie; aus einzelnen Elementen und aus der allgemeinen Erfahrung zu den Naturheilmitteln werden Gesichtspunkte für eine Ordnungstherapie abgeleitet.*

Pschyrembel Naturheilkunde und alternative Heilverfahren 2006

Naturheilkunde arbeitet mit den Mitteln der Natur in jeder Form. Wie auch immer ein Heilmittel, eine Therapie aussieht, sie stammt – zumindest ursprünglich – aus der Natur.

Die moderne Naturheilkunde nun hat, anders als bei den Vertretern der reinen Erfahrungsheilkunde, Interesse daran, die eingesetzten naturheilkundlichen Maßnahmen verstehbar und belegbar zu machen: »Auch wenn sich diese oder jene Maßnahme seit Jahrhunderten bewährt hat – wir wollen genau wissen, warum!« scheinen sie sagen zu wollen.

Aufbauend auf der traditionellen Naturheilkunde, wie sie beispielsweise von Kneipp, Künzle und Prießnitz repräsentiert wird, hat sich so im Lauf des letzten Jahrhunderts ein breites Spektrum an verschiedenen Verfahren entwickelt, die unter dem Überbegriff »Naturheilverfahren« subsumiert werden.[215] Dazu gehören ab- und ausleitende Heilmethoden sowie die klassischen Naturheilverfahren; Atemtherapie; Balneotherapie (Badeanwendungen); Bewegungstherapie; Chronobiologie (zeitliche Organisation des Körpers); Entspannungstherapie; Ernährungstherapie; Hydrotherapie (Wasseranwendungen); Klimatherapie; Manuelle Medizin (Chirotherapie, Osteopathie); Massage; Neuraltherapie nach Huneke; Ordnungstherapie; Pflanzenheilkunde (Phytotherapie); Sauna; Segment- und Reflexzonentherapie; Symbioselenkung.

Kennzeichen der modernen, wissenschaftlichen Naturheilkunde ist die wissenschaftliche Überprüfung therapeutischer Maßnahmen und ihre Bewertung. Was dies bedeutet, dazu an dieser Stelle als Beispiele drei gängige Heilpflanzen – Brennnessel, Pfefferminze, Sonnenhut –, um zu zeigen, wie die moderne Pflanzenheilkunde, die so genannte »rationale Phytotherapie«, die sich bewusst von der traditionellen Pflanzenheilkunde absetzt, vorgeht.

War es den Laienheilern noch relativ egal, warum genau die Brennnessel »blutreinigend« wirkte (so wie das Pfarrer Kneipp propagierte), so begann die rationale Phytotherapie zu fragen: »Blutreinigend – was soll denn das überhaupt heißen?« Sie richtete ihr Augenmerk auf die Inhaltstoffe, versuchte sie zu identifizieren und fand hier ungesättigte Fettsäuren, Caffeoyläpfelsäure, Mineralsalze wie Calcium- und Kaliumsalze und Kieselsäure in den Brennnesselblättern, biogene Amine wie Histamin oder Serotonin in den Brennhaaren.[216] Weiterhin untersuchten die Wissenschaftler, welche Wirkung diese Substanzen auf die Gewebe hatten, fanden heraus, dass das Kalium über eine osmotische Wirkung die Durchspülung der Nieren anregt, dass Caffeoyläpfelsäure und ungesättigte Fettsäuren antiphlogistisch, sprich: entzündungsmindernd, wirken. In der entsprechenden Fachliteratur heißt es dann beispielsweise:

*Caffeoyläpfelsäure und lipophile Fraktion mit selten vorkommenden ungesättigten Fettsäuren hemmen dosisabhängig die 5-α-Liposygenase-abhängige Leukotriensynthese und die Cyclooxygenase-abhängige Prostaglandinsynthese. Dies führt zu einer Hemmung der Infiltration immunkompetenter Zellen in entzündetes Gewebe und deren Aktivität, z. B. der Zytokinexpression, wodurch es zu einer positiven Beeinflussung chronisch-entzündlicher Prozesse kommt.*[217]

Genau das ist der Unterschied zwischen der rationalen Phytotherapie und dem guten alten Kneipp, der sagt:

*Die Brennnessel hat in der Tat für Kenner den größten Wert. Frische Brennnesseln, vom Standorte gerade weggenommen, gedörrt und zu Tee verwendet, lösen die Verschleimungen in Brust und Lunge, reinigen den Magen von verlegenen Stoffen, wirken auf die Nierenfunktion.*
*Ein Tee von Brennnesselwurzeln räumt […] mit faulen Säften im Innern gründlich auf!*[218]

Die Brennnessel war das erste Beispiel, um im Bereich Phytotherapie die Herangehensweise der rationalen Phytotherapie zu verdeutlichen. Zweites Beispiel: die Pfefferminze, besser gesagt das daraus gewonnene Pfefferminzöl. Dieses ätherische Öl, das man durch Destillation aus den Blättern der Pfefferminze gewinnt, ist der Hauptwirkstoff der Pfefferminze, es wird gegen Kopfschmerzen eingesetzt. Warum ist das so? Der wichtigste Bestandteil des ätherischen Öls, das Menthol, stimuliert die Kälterezeptoren, die sich in der Haut und in der Schleimhaut befinden. Dies wiederum führt zu einer Blockade der Schmerzrezeptoren, die sich ebenfalls in Haut und Schleimhaut befinden – und deshalb hilft Pfefferminzöl symptomatisch bei Kopfschmerzen, wenn es vorsichtig (!) auf die Schläfen aufgetragen wird.

Drittes Beispiel: Echinacea, der Sonnenhut, wird in zahlreichen Präparaten eingesetzt, um das Abwehrsystem zu stärken (man spricht hier von »Immunmodulation«). Bei dieser Pflanze ist, anders als beim Menthol der Pfefferminze, nicht ein einziger Inhaltsstoff für die Wirksamkeit verantwortlich. Vielmehr nimmt man eine synergistische Wirkung verschiedener Wirkstoffe im Sonnenhutkraut an (Cichoriensäure, Polysaccharide, Polyacytylene, Alkamide, Flavonoide, ätherisches Öl). Diese aktivieren das Immunsystem auf verschiedenen Ebenen. Wer es genau wissen will: Es kommt zu einer Steigerung der Phagozytoserate von Granulozyten und Makrophagen, zu einer Erhöhung der Produktion von T-Helferzellen und Zytokinen wie Interleukin-1 und -6.[219] Diese Stimulation des Immunsystems kann sinnvoll sein, wenn sich die allerersten Anzeichen eines grippalen Infektes bemerkbar machen. Ungünstig ist die Daueranwendung, schädlich sogar die Anwendung bei Erkrankungen des Immunsystems.

Die Methoden von Wissenschaft und Forschung, wie Sie sie aus dem Kapitel über die Schulmedizin kennen, erstrecken sich dabei jedoch nicht nur auf die Inhaltstoffe von Heilpflanzen, sondern auch auf die Durchführung und Sichtung von Studien. Und so folgen auch die Studien zur Komplementärmedizin, z. B. die klinischen Studien am Patienten, in aller Regel dem klassichen Studiendesign: Zwei oder mehr Gruppen, übereinstimmende Erkrankungen, die eine Gruppe erhält Verum (hier häufig Präparate mit einem standardisierten Gehalt von Inhaltstoffen, die als wirksamkeitsbestimmend angesehen werden), die andere Placebo. Vielleicht gibt es auch eine Null-Gruppe, die weder Verum noch Placebo erhält. Die Studien finden verblindet statt, die Gruppen werden nach dem Zufallsprinzip aufgeteilt. Moderne Studiendesigns, das werden Sie auf den nächsten Seiten noch sehen, prüfen daneben nicht eine einzelne Maßnahme, sondern ganze »Therapiepakete« wie die Kneipp-Therapie oder ein ordnungstherapeutisches Konzept im Vergleich zur Standardtherapie. Mehr und mehr wird auch – denn dies ist die Frage, die den praktischen Arzt und den Patienten besonders interessiert – verglichen, ob die Standardtherapie plus naturheilkundliche Therapie besser abschneidet als die Standardtherapie allein.

## WARUM KRANK? ●●

Die Ursache für Krankheiten sehen die modernen Naturheilverfahren ähnlich wie ihre Vorgänger, sie drücken sich jedoch gewählter, wissenschaftlicher und in messbaren Termini aus. Sie sprechen nicht mehr von Lebenskraft oder Säftehaushalt, sondern von Selbstregulation, Immunabwehr, von Gefäßwiderstand und reaktiver Erwärmung. Aber im Grunde denken sie ähnlich wie Kneipp.

## WIE HEILEN? ○○

Das Gleiche gilt für die Maßnahmen zur Gesunderhaltung und Therapie. Auch hier decken sich die Überzeugungen der zeitgenössischen Ärzte für Naturheilverfahren, Hydrotherapie o. Ä. in vielen Punkten mit den Überlegungen der alten Naturheilkundler: Der Mensch wird gesund, wenn er eine gewisse **Ordnung** in sein Leben bringt, sich ausreichend bewegt, ausgewogen ernährt und sich von Hektik und Stress nicht allzu sehr aus der Ruhe bringen lässt. Wenn er Wasser, Wärme und Kälte, Pflanzen und Schlamm nutzt, um den Organismus zu stärken.

Der Unterschied zu früher ist jedoch: Heute weiß man viel mehr. Traditionelle naturheilkundliche Anwendungen lassen sich erforschen, prüfen, im besten Fall belegen. Der Zusammenhang von Schröpfen und Blutwerten, von basischer Ernährung und Gewichtskurve, von Teegaben und ausgewählten Symptomen ist mittlerweile erfasst, mehr und mehr Studien werden in diesem Bereich durchgeführt, die auch komplexere Phänomene erfassen. Was früher qualitativ umschrieben wurde, das wird nun wissenschaftlich geprüft und in Zahlen und Messwerte übersetzt. Und: Es wird die Spreu vom Weizen getrennt. Traditionelle Maßnahmen werden geprüft – und verworfen, wenn die Maßnahmen überholt scheinen.

## Krankheiten und ihre Behandlung aus Sicht der modernen Naturheilverfahren

**Beispiel Schnupfen** Die modernen Naturheilverfahren haben, was den Schnupfen anbelangt, durchaus einiges zu bieten[220]:

- Ätherische Öle wie Menthol, Cineol oder Kampfer wirken entzündungswidrig. Da sie schleimhautgängig sind, dienen Nasensalben, Nasensprays oder Badezusätze als beliebte Anwendungsform.
- Zur Inhalation werden zudem Kamillenblüten oder der verdünnte Extrakt aus Kamillenblüten verwendet. Kamillenblüten enthalten verschiedene Inhaltstoffe (ätherisches Öl, Flavonoide, Schleimstoffe, Cumarine), die entzündungshemmend, wundheilungsfördernd, desodorierend, antibakteriell, bakterientoxinhemmend und antimykotisch (also gegen Pilze) auf Haut und Schleimhäute, zudem krampflösend, verdauungsfördernd und insgesamt immunstimulierend wirken.[221] Kein Wunder, dass die Kamille hierzulande die Heilpflanze Nr. 1 ist!
- Zur Befeuchtung der Nasengänge dienen Nasentropfen oder Nasenspülungen mit einer isotonischen Salzlösung auf Meersalzbasis, die im Gegensatz zu chemisch-synthetischen Nasentropfen auch bei längerer Anwendung keine Gewöhnungseffekte zeigen und nebenwirkungsfrei sind. Zur Information: »Isotonisch« bedeutet, dass die Konzentration der Salzlösung der körpereigenen Konzentration entspricht – so wie bei der Tränenflüssigkeit.
- Da Viren – und die verursachen Schnupfen ja nun mal, wenn es sich um einen Infekt handelt – hitzeempfindlich sind, empfiehlt die Naturheilkunde Wärmeanwendungen: bei robustem Kreislauf ein Überwärmungsbad, ansonsten ein heißes Bad oder ein temperaturansteigendes Fußbad, um danach im Bett ordentlich zu schwitzen, die Thermoskanne mit Holunder- oder Lindenblütentee mit Honig und Zitrone neben dem Bett.

**Beispiel Rückenschmerzen** Das naturheilkundliche Therapiespektrum bei Rückenschmerzen: Bewegungstherapie, daneben Wärme, Beinwellsalbenauflagen, Heublumen- oder Wacholderbäder, Fangopackungen.

**Beispiel Krebs** Viele Maßnahmen aus dem Bereich der modernen Naturheilkunde werden bei einer integrativen Krebstherapie eingesetzt, um die konventionelle Therapie zu unterstützen, Nebenwirkungen abzumildern, den Gesamtorganismus zu stärken und wieder aufzubauen: Allgemeinmaßnahmen zur Lebensführung, Stärkung des Immunsystems, Entspannungsverfahren, Schmerztherapien.

Eine dieser unterstützenden Maßnahmen ist die Misteltherapie – für uns besonders interessant, da die Misteltherapie der »rationalen Phytotherapie« deutlich anders vorgeht als die anthroposophische Misteltherapie, die einige Seiten zuvor besprochen wurde.

Die anthroposophische Medizin, Sie erinnern sich, setzt die Mistel u. a. aufgrund einer Analogie von Mistel und Krebszelle ein, sie hat eine eigene Form der Verarbeitung und berücksichtigt den Wirtsbaum in hohem Maße. Die moderne Naturheilkunde geht hier etwas nüchterner vor. Sie schreibt die Wirkung der Mistel bei Krebs definierten Inhaltstoffen zu, unterschiedlichen Eiweißverbindungen (Mistellektine, Viscotoxine). Mistellektine wirken dabei einerseits auf die Krebszellen (sie hemmen als Zellgift die Eiweißsynthese der Krebszellen und verstärken den »natürlichen Zelltod« (Apoptose) der Krebszellen), andererseits haben sie eine anregende Wirkung auf die Zellen des menschlichen Immunsystems. So werden verschiedene Zellen des unspezifischen wie auch des spezifischen Abwehrsystems nachweisbar durch die Verabreichung von Mistellektinen vermehrt produziert bzw. in ihrer Funktion aktiviert. Entsprechend sind die phyto-pharmakologischen Präparate auf den Gehalt an Mistellektinen standardisiert, die Dosierungsmenge richtet sich nach dem Körpergewicht des Patienten.

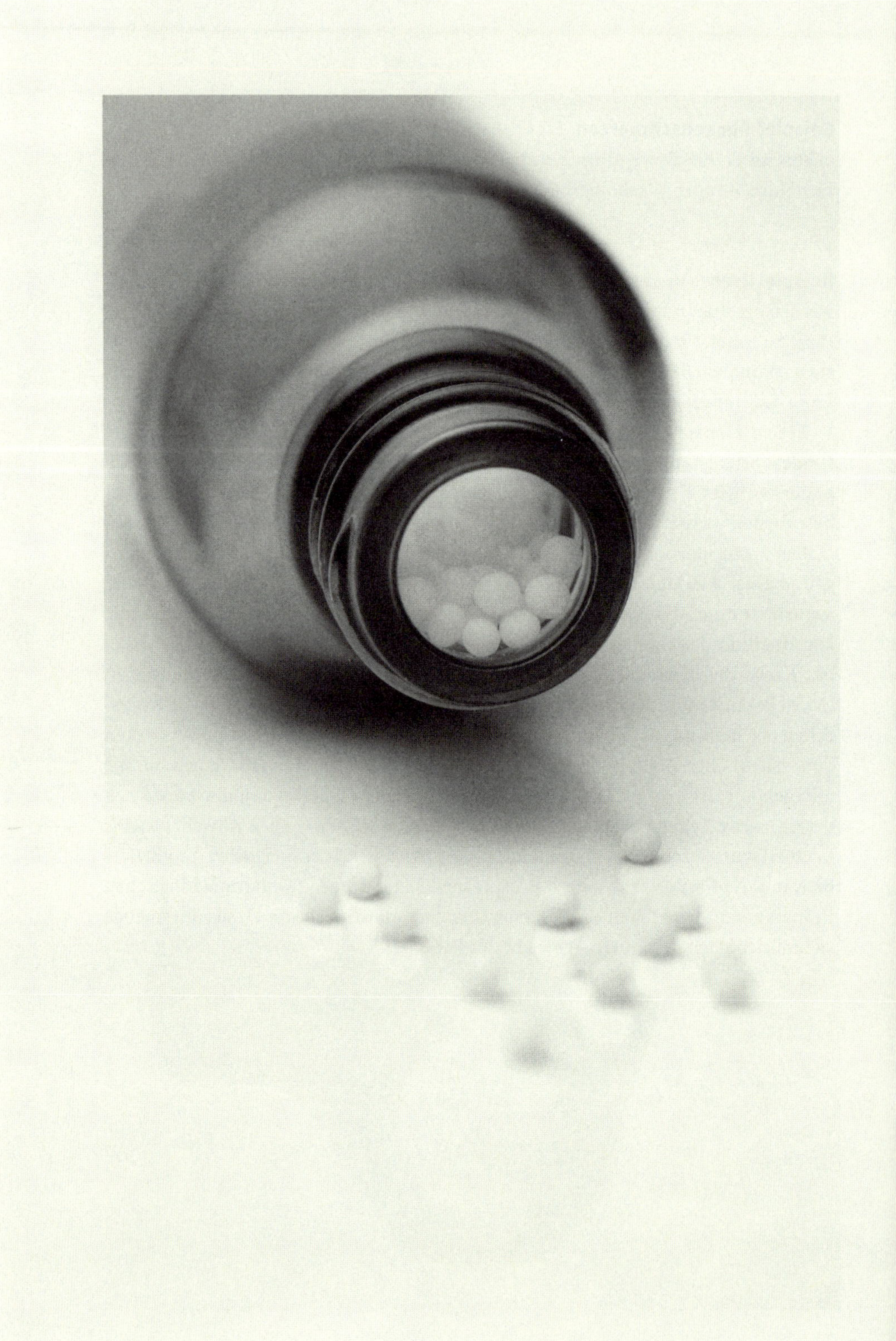

← Homöopathische Globuli
Foto: by-studio

# Impulse und komplexe Systeme – Regulationstherapien

*Syn. autoregulative Therapie; Therapie mit dem Konzept, besonders bei chronischen Krankheiten über einen Reiz oder eine Reizserie die natürlichen Regulationsvorgänge zu aktivieren und eine Heilung oder Normalisierung gestörter Funktionen zu erreichen.*

Pschyrembel Naturheilkunde und alternative Heilverfahren 2006

Vielleicht haben Sie nun, nach dem Kapitel über die modernen, wissenschaftlichen Ansätze der Naturheilkunde den Eindruck: Eigentlich funktioniert das genau wie in der Schulmedizin, eigentlich »denkt« die moderne wissenschaftliche Naturheilkunde genau wie die Schulmedizin: Der Wirkstoff x wirkt auf das Gewebe y. Anwendung x führt zu Reaktion y.

Aber ist das alles? Nein – und deshalb wird an dieser Stelle ein neuer Begriff eingeführt, der viel eher ein Überbegriff zahlreicher komplementärmedizinischer Verfahren ist. Im Kapitel »Homöopathie« haben Sie ihn schon kennengelernt: der Begriff »Regulationstherapie« oder besser noch »Reiz-Regulationstherapie«.

»Regulationstherapien« sind nicht nur zahlreiche Methoden aus der Naturheilkunde: Lichttherapie, Luftkuren, Atemübungen, Wasseranwendungen, Wärme und Kälte, Sauna; Bürsten, Schröpfen, Massage; der Begriff umfasst auch Verfahren, die im engeren Sinn nicht zu den Naturheilverfahren gehören: die Homöopathie, die Biochemie nach Schüßler, die Akupunktur oder Meridianmassage, die Fußreflexzonenmassage und vieles mehr.

Was nun ist mit »Reiz-Regulationstherapie« gemeint? Erinnern Sie sich an die Schulmedizin. Deren Motto war »Hilfe von außen«. Das Motto der Regulationstherapien ist übereinstimmend »Hilfe zur Selbsthilfe«. Diese Hilfe zur Selbsthilfe läuft bei allen Verfahren, die unter dem Begriff »Regulationstherapien« subsumiert werden, recht ähnlich ab:

- **Phase 1:** Ein äußerer Reiz wird gesetzt.
- **Phase 2:** Der Körper reagiert – und reguliert.

»Regulieren«, »Regulation«, »Regulationssystem«, diese Begriffe beziehen sich auf die vielen komplexen Abläufe, die im menschlichen Körper existieren. Nichts ist hier starr, immer wieder passt sich der Mensch den Bedürfnissen des Moments an:

Es ist heiß – die Gefäße werden erweitert, die Schweißdrüsen geben Schweiß ab, um dadurch die Haut zu kühlen. Auf dem Teller wartet eine Käse-Sahne-Torte, eine Peking-Ente süß-sauer, eine Spinat-Lasagne mit Pinienkernen: Das Wasser läuft im Mund zusammen, im Magen wird die Magensaftproduktion angekurbelt, in der Bauchspeicheldrüse die Produktion des Bauchspeichels, um all die Köstlichkeiten zu zerkleinern, aufzuspalten, nach Nährstoffen auszusaugen – und dann, nach getaner Arbeit, wieder herunterzufahren mit der Produktion.

Reguliert wird in allen großen Körpersystemen, ständig und immerzu – und zwar auch systemübergreifend, vernetzt, wie bereits ganz zu Beginn dieses Buches kurz am Beispiel der Blutdruckregulation durch die Hormonausschüttung in der Niere gezeigt wurde. Drei weitere Beispiele:

- Das **vegetative Nervensystem** habe ich bereits mehrfach erwähnt. Es steuert alle Körpervorgänge, die nicht unserem Willen unterliegen, und wird daher auch als autonomes oder unwillkürliches Nervensystem bezeichnet. Atmung, Verdauung, Kreislauf, Durchblutung, Ausscheidung usw. unterliegen dem Kommando des vegetativen Nervensystems, das – vereinfacht gesagt – zwei Zustände kennt: Aktion, Reaktion auf einen äußeren Reiz, Leistungsfähigkeit oder, auf der anderen Seite, Entspannung und Verdauung. Im ersten Fall, der durch eine Aktivierung des so genannten Sympathikus gekennzeichnet ist, werden alle Reserven des Körpers mobilisiert, der Körper ist in einer hochangespannten Verfassung, um schnell reagieren zu können. Der andere Zustand, geprägt durch die Aktivität des Parasympathikus, ist das, was die Teenager als »chillen« bezeichnen und der ältere Mensch als »Muße«. Zusammengefasst: Das vegetative Nervensystem sorgt also dafür, dass unser Körper sich optimal den ihn umgebenden Reizen anpasst, an Stress, Gefahr, köstliches Essen, attraktive Vertreter des anderen Geschlechts. Heute haben wir mehr denn je mit dem vegetativen Nervensystem zu tun: Alle stressbedingten Erkrankungen, und das sind sehr, sehr viele, werden u. a. durch eine Überaktivität des Sympathikus verursacht. In der Therapie lernt man mühsam, hier gegenzusteuern.
- Das **Kreislaufsystem**: Durch den Herzschlag wird Blut rhythmisch erst in die großen Gefäße, dann in immer kleiner werdende Blutgefäße bis in die Peripherie gepumpt. Hier gibt es den an die roten Blutkörperchen gebundenen Sauerstoff ab und gelangt über die Venen wieder zum Herzen zurück, von dort in die Lunge, wo es mit Sauerstoff neu angereichert wird. Je nach Bedarf (gesteuert vom vegetativen Nervensystem) wird dabei das Blut in unterschiedliche Regionen des Körpers gepumpt. Wenn also beispielsweise ein Zustand der Aufregung, der Aufmerksamkeit, der Leistungsbereitschaft besteht – richtig, Sympathikus-Aktivität –, dann wird das Hormon Adrenalin ausgeschüttet und das Blut vor allem in Herz, Lunge, Gehirn und die Skelettmuskulatur gepumpt. Der Blutdruck steigt, der Herzschlag beschleunigt sich. Der gesamte Körper ist darauf vorbereitet, zu reagieren. Das bedeutete in früheren Zeiten: wegrennen oder

zuschlagen. Konrad Lorenz nannte es flight or fight. Dass heute Herz-Kreislauf-Erkrankungen die Nr. 1 unter den Todesursachen in den industrialisierten Ländern darstellen, hat auch etwas mit der engen Verzahnung von Kreislaufsystem und vegetativem Nervensystem zu tun, des Weiteren mit den Folgen der Ernährung auf Blutzusammensetzung und Zustand der Blutgefäße.

- Ein großes und wichtiges Körpersystem ist auch das **Hormonsystem**: Hormone sind Botenstoffe des Körpers, die in zahlreichen Drüsen im gesamten Körper ausgeschüttet und dann über das Blut weitertransportiert werden. Wer sich die Bedeutung der Hormone bewusst machen will, der braucht nur an die eigene Pubertät zurückzudenken, an die Zeit vor der Periode bei sich oder der Liebsten, an schwangere Frauen usw. Schnell wird deutlich: Hormone haben Power. Und das Hormonsystem ist eng mit dem Stoffwechsel, mit Nervensystem und Psyche verbunden. Blumen und Schokolade sind, wenn auch nicht in klinischen Studien belegt, immer noch hervorragende Behandlungsmethoden, um Stimmungswechsel, Weinerlichkeit, Jähzorn, Weltschmerz und Empfindlichkeit an den »Tagen vor den Tagen« in Grenzen zu halten.

Eng sind die einzelnen Organsysteme untereinander verbunden, eng ist der Zusammenhang von Nervensystem, Psyche und körperlicher Situation.

Nachdem die Fachbereiche der Medizin das einzelne Organsystem in allen Facetten untersucht haben, betrachtet die Regulationsmedizin nunmehr den Menschen als komplexes, vernetztes System, bei dem untergeordnete Systeme interagieren, bei dem es Wechselwirkungen, Regelkreise und Rückkopplungen gibt, aber auch Fehlsteuerungen und Blockaden. Der Blickwinkel dieses medizinischen Systems ist nicht linear, wie in der Schulmedizin bzw. den klassischen Naturwissenschaften, sondern systemisch. Wie in Kybernetik, System- oder Chaosforschung werden Systeme als Ganzes betrachtet. Wie die Verkehrsforschung untersucht, warum es zum Stau kommt, betrachtet die regulationsmedizinische Sicht den Transport in den Blutgefäßen, beobachtet, wie sich Prozesse aufschaukeln, wie defekte Mechanismen kompensiert werden, wie es bei Überforderung zum Kollaps kommt usw.

## WARUM KRANK?

Die Antwort, die ein Vertreter der Regulationstherapien auf die Frage, warum wir krank werden, geben würde, ist naheliegend: Weil eine **Regulationsstörung** vorliegt. Weil irgendeine Substanz im Körper zu stark oder zu schwach produziert wird, weil eine Rückkopplung nicht funktioniert, weil ein Mechanismus überschießend reagiert, wie z. B. bei einer Allergie, weil ein Stoff nicht zur richtigen Zeit am richtigen Ort ist. Weil Rezeptoren blockiert sind. Weil eine Information zwar bei A abgeschickt wird, aber nicht bei B ankommt. Weil Impulse versacken.

Erinnern Sie sich? In der Einleitung wurde kurz von Beschwerden gesprochen, bei denen es zu Symptomen kommt, obwohl »organisch alles in Ordnung ist«: Magenschmerzen, obwohl die Magenschleimhaut nicht entzündet ist; Rückenschmerzen mit unauffälligem Röntgenbild; Schlafstörungen, Schwindel, Durchfall ohne Keime im Stuhl; häufiger Harndrang ohne Erreger im Urin. Derartige Beschwerden werden auch als »funktionelle Störungen« bezeichnet. Funktionelle Störungen stellen – mit der Brille der Schulmedizin betrachtet – ein gewisses Sorgenkind dar. Was soll man tun, wenn organisch alles okay ist? Und woran liegen die Beschwerden – sind sie »rein psychisch« bedingt?

Aus Sicht der Regulationsmedizin sieht dies anders aus. Mehr noch: Diese »funktionellen Störungen«, »funktionellen Beschwerden«, »Funktionsstörungen« oder auch »Regulationsstörungen« sind es, auf die die Regulationsverfahren ihr besonderes Augenmerk lenken. Auch wenn organisch noch alles unauffällig ist – der Regulationsmediziner weiß, dass es bei anhaltender gesundheitlicher Belastung irgendwann zur organischen Manifestation kommt, zum Magengeschwür, zum Bandscheibenvorfall, zur akuten Bronchitis. Und greift ein, um rechtzeitig einen neuen Kurs einzuschlagen.

## WIE HEILEN?

Die Antwort auf die Frage »Wie heilen?« lautet entsprechend: Gesund wird man, indem die Regulationsstörung behoben wird, indem die körpereigenen Regulationskräfte gezielt durch einen Reiz – ob nun einen Wärmereiz, einen Kältereiz, Bewegung, homöopathische Globuli oder eine Akupunkturnadel – angeregt werden. Früher sprach man hier von »Selbstheilungskräften«, dieser Begriff wird aber nicht mehr so gerne gebraucht, da man letztendlich doch nicht so genau weiß, was sich dahinter verbirgt. Dass aber der Körper stets und ständig Körpervorgänge reguliert, ist unumstritten.

Typisches Beispiel einer **Regulationsmaßnahme** ist die Anwendung von kaltem Wasser. Man weiß heute, dass kaltes Wasser zu einer Verengung der Blutgefäße führt, da sich die Muskelschicht, die sich insbesondere um die arteriellen Blutgefäße befindet, zusammenzieht. Wenn Sie Ihren Unterarm unter kaltes Wasser halten, so wird der Arm zunächst blass und kalt, rötet sich jedoch – bei guter Reaktionslage – im Anschluss wieder und wird kuschelig warm. Der Körper selbst sorgt für die aktive Wiedererwärmung der gekühlten Region. In diesem Sinne hat das kalte Wasser nicht nur eine unmittelbare Wirkung auf das lokal betroffene Blutgefäß, sondern dient als Regulationsmaßnahme dem Gefäßtraining. Darüber hinaus macht der kalte Unterarmguss, der nicht umsonst als die »Tasse Kaffee des Naturheilkundlers« bezeichnet wird, munter. Denn über den Kältereiz wird der Sympathikus stimuliert, dies dient – Sie erinnern sich – der Bereitschaft für Aktion, Leistungsfähigkeit, Wachheit.

Das Beispiel des kalten Unterarmgusses zeigt: Oft hat eine therapeutische Maßnahme nicht nur einen Effekt auf die unmittelbar betroffene Region, sondern auch eine systemische Wirkung auf den Gesamtorganismus – oder sogar Fernwirkungen auf andere Körperteile oder Organe. Die herkömmlichen Naturwissenschaften, die eher den mikroskopischen Blick praktizieren, können diese Fernwirkungen nur schwer erfassen. Der Blick auf Fernwirkungen erfordert, einen Schritt zurückzutreten, so dass im Blickfeld der gesamte Mensch mit seinen vielen Organsystemen steht.

So viel zu den Grundsätzen. Steigen wir noch etwas tiefer ein, um die Besonderheiten der Regulationsmedizin zu erfassen, die stets darauf abzielt, einen Reiz zu setzen, der in der individuell vorherrschenden Situation als Stimulus dient, der also nicht zu stark und nicht zu schwach sein darf.

## Der Reiz – spezifisch oder unspezifisch

Wir unterscheiden bei den Reizen unspezifische und spezifische Reize.

**Unspezifisch** sind all diejenigen Reize, die nicht auf den Einzelnen abgestimmt sind: Sonnenlicht etwa ist ein unspezifischer Reiz, der zahlreiche Stoffwechselvorgänge im Körper anregt und optimiert, z. B. über den Melatonin-Stoffwechsel das Nervensystem. Meerwasser wäre ein anderer unspezifischer Reiz. Gut für die Haut, gut für die Durchblutung, gut für den Kreislauf, gut – als feinste Wassertropfen in der Luft – für die Atemwege (wenn der Betroffene nicht so angegriffene Bronchien hat, dass er den Reiz nicht verkraften kann und richtig krank wird). Nicht umsonst spricht man vom »Reizklima«, weil eben der Reiz des Meerwassers zu einer Reaktion im Organismus führt.

**Spezifisch** dagegen sind Reize, die auf den Patienten, sein Leiden und seine Verfassung (ganz wichtig!) zugeschnitten sind. Ein sehr kurzes kaltes Schäuerchen für den Verweichlichten, ein kalter Schwallguss für robustere Naturen. Spezifisch ist auch das individuell gewählte homöopathische Arzneimittel, die individuell gesetzte Akupunkturnadel. Das wissen Sie schon.

Was Sie sich nun vielleicht denken können: Therapieverfahren, die auf individuell gewählte spezifische Reize setzen – die Homöopathie, die Akupunktur, vielleicht auch der individuell gemischte Pflanzentee –, wissenschaftlich zu belegen, ist nicht ganz einfach. Denn *das* homöopathische Schnupfenmittel gibt es eben nicht, oder *das* Rückenschmerzmittel. Ist jedoch die Therapie darauf ausgelegt, individuell ein Arzneimittel auszuwählen, dann wird es schwierig, verblindete Studien durchzuführen. Kompromisse sind so genannte bewährte Indikationen, bei denen sich beispielsweise ein bestimmtes Homöopathikum bei einem klar umrissenen Krankheitsbild bewährt hat. Eine andere Möglichkeit ist es, nicht ein einzelnes Arzneimittel, sondern das ganze Verfahren zu prüfen, also quasi die »Homöopathie bei Kopfschmerzen«.

## Reizstärke

Mindestens genauso wichtig wie die Unterscheidung in spezifische und unspezifische Reize ist die Reizstärke. Je größer, beispielsweise in der Wassertherapie die behandelte Fläche ist, je länger die Anwendungsdauer, je mehr die Temperatur von der Körpertemperatur abweicht – desto stärker der Reiz.

Nun sollte man nicht glauben, dass schwache Reize eine schwache Wirkung, starke Reize eine starke Wirkung haben. Im Gegenteil. In der Medizin ist seit Langem bekannt, dass gerade die kleinen Reize die »Lebenskräfte entfachen«, zu starke Reize dagegen überfordern oder gar blockieren. So schimpft bereits Sebastian Kneipp:

*Gar nichts nämlich bringt das Wasser als Heilelement so sehr in Verruf und Misskredit als maß- und vernunftloses Anwenden.*[222]

## Regulationsfähigkeit

Der Reiz ist der eine wichtige Faktor in der Regulationsmedizin, der andere die Regulationsfähigkeit des Patienten. Diese hängt von zweierlei ab: der Konstitution und dem Lebensstil. Bereits Hippokrates formulierte:

*Versuche aber der Natur gerecht zu werden, indem du acht gibst auf die Konstitution und die Kräfte des Patienten.*[223]

... und Kneipp ergänzte:

*Anfängern in der Wasserkur, schwächlichen, insbesondere ganz jungen und älteren, hochbetagten Personen; Kranken, welche das Kalte zurückschreckt; Leuten, welche wenig Naturwärme haben; Blutarmen und Nervösen gönne ich namentlich zur Winterszeit zum gewärmten Bad- und Gießraume (17–19 Grad Celsius) mit Freunden für den Beginn laues »abgeschrecktes« Wasser zu einer jeden Anwendung. Die Fliegen locke ich ja auch mit Honig, nicht mit Salz oder Essig.*[224]

Das heißt: Die Reizstärke wird abhängig von der Regulationsfähigkeit des Patienten gewählt. Eine falsch gewählte Reizstärke kann zu Blockierungen, Gegenkompensation oder Zusammenbruch des betroffenen Systems führen. Weniger ist hier stets mehr!

Wir sehen: Die Regulationsverfahren bedürfen eines gewissen therapeutischen Geschickes, um zunächst einmal überhaupt den richtigen Reiz zu wählen (beispielsweise das passende homöopathische Arzneimittel), daneben jedoch auch die Reizstärke auf die Regulationsfähigkeit des Patienten abzustimmen.

## Ein Wort zur Forschung

Über die neuen Forschungsansätze und die wachsende Zahl an Studien habe ich bereits berichtet. Vielleicht erinnern Sie sich: Als Goldstandard der schulmedizinischen Forschung wurde die placebokontrollierte, randomisierte Doppelblindstude beschrieben. Statistisch spricht man hier von der »isolierenden Variation«. Wie sieht es nun mit diesem Goldstandard im Hinblick auf die Forschung bei Regulationsverfahren und komplementären Therapien aus?

1. Viele Verfahren lassen sich nicht verblinden – wo gibt es den Placebo-Egel oder den Placebo-Schröpfkopf?
2. Während die schulmedizinische Therapie – beispielsweise das Arzneimittel – standardisiert verabreicht werden kann, sind zahlreiche komplementärmedizinische Therapien darauf ausgerichtet, individuell das richtige Mittel, den richtigen Reiz zu wählen. Eine standardisierte »Gleichbehandlung« ist nur schwer möglich und wird den Verfahren oft nicht gerecht. Zudem ist die unmittelbare Beziehung zwischen Patient und Arzt in vielen komplementärmedizinischen Verfahren Teil der Gesamttherapie und kann nicht durch einen Dritten ersetzt werden. Dies jedoch erschwert ebenfalls die Verblindung.
3. Schwierig wird es bei allen Individualtherapien auch mit der Randomisierung, der Zufallsverteilung. Die Vorgabe der Zufallsverteilung ist dem Anspruch der Individualtherapie diametral entgegengesetzt.
4. Ganz konkret gestaltet sich die Randomisierung daneben schwierig, weil die Patienten, die an Studien teilnehmen, einer Zufallsverteilung oft nicht zustimmen. Im Gegenteil: Häufig suchen sie eine naturheilkundliche Einrichtung auf, um dort auch eine naturheilkundliche Behandlung zu bekommen. Oder aber sie wollen auf keinen Fall der komplementärmedizinischen Gruppe zugeteilt werden und dafür auf schulmedizinische Präparate verzichten.
5. Immer wieder wird beobachtet, dass das Studienergebnis sehr stark von der Erwartungshaltung der Patienten beeinflusst wird. Gerade im Bereich Komplementärmedizin sind die Erwartungen oft sehr hoch – so dass auch die Placebotherapien auffallend gut abschneiden.
6. Komplementärmedizinische Verfahren setzen häufig auf eine Veränderung der Regulation, auf eine Verbesserung der »Selbstheilungskräfte«. Dies geht jedoch meist nicht von heute auf morgen – was zwei Folgen hat: Zum einen muss die Dauer der Studie einer realistischen Einschätzung des Therapieerfolgs angepasst sein. Wer 20 Jahre lang Neurodermitis hatte, wird wahrscheinlich nicht innerhalb von 14 Tagen gesunden, wenn er auf ein naturheilkundliches Präparat umschwenkt (oder auch dieses zusätzlich einnimmt). Die andere Konsequenz: Es gibt häufig Therapieabbrecher, die mit extrem hohen Erwartungen im Rahmen einer Studie mit der Komplementärmedizin begonnen haben, und dann enttäuscht sind, wenn nichts passiert.

7. Eine weitere Besonderheit: Häufig wenden sich solche Patienten der Komplementärmedizin zu, die an mehreren Krankheiten leiden: Reizdarm und Depressionen, Krebs und Herz-Kreislauf-Erkrankungen. Das ist durchaus logisch: Die Komplementärmedizin hat sich ja auch auf die Fahne geschrieben, den ganzen Menschen zu behandeln, nicht an einzelnen Organen »herumzudoktern«. Für den Statistiker jedoch ist diese Situation ein Graus; man erinnere sich an die theoretische Vorgabe der »isolierenden Variation«.

Komplementärmedizinische Studien erfordern also aufgrund ihrer typischen Charakteristika ein gewisses Hintergrundwissen und Fingerspitzengefühl, und die typisch schulmedizinischen Anforderungen Randomisierung, Standardisierung, Objektivierung und Isolation sind bisweilen schwer mit komplementärmedizinischen Grundideen vereinbar.

Aus Sicht der medizinischen Weltbilder – wie ich es in diesem Buch versuche – muss eingeräumt werden, dass der Versuch, Komplementärmedizin nach schulmedizinischen Gesichtspunkten zu erforschen, auch damit einhergeht, dass ein lineares, kausal-analytisches Denken auf komplexe Systeme und holistisches oder analoges Denken übertragen wird, was nicht ganz unproblematisch ist.

## Krankheiten und ihre Behandlung aus Sicht der Regulationstherapien

**Beispiel Schnupfen** So wie Sebastian Kneipp wetterte, dass die Menschen von damals verweichlicht seien (gottlob kannte er ja noch nicht die heutige Lebensart mit Zentralheizung und Klimaanlagen ...) und es ihnen an Abhärtung mangelte, so würden auch die Regulationsmediziner von heute, etwas feiner ausgedrückt, über Schwächen in der Eigenregulation beispielsweise des Abwehrsystems sprechen. Entsprechend würden diese Ärzte bereits im Vorfeld dafür sorgen wollen, dass die Durchblutung verbessert wird, ebenso die Funktion der Schleimhäute, dass die Abwehr trainiert wird und es erst gar nicht zu einem Schnupfen kommt. Wenn die Erkältung dennoch ausbricht, würde die Regulationsmedizin auf die Stimulation der Körpersysteme setzen, würde mit Echinacea das Immunsystem anregen, mit biochemischen Salzen den Mineralstoffwechsel verbessern. Für daheim würden sie vermutlich nicht nur das lokal wirkende Kopfdampfbad anraten, sondern auch Fußbäder. Tatsächlich haben temperaturansteigende Fußbäder eine Fernwirkung auf Nase und Nasennebenhöhlen. Zwar kann man noch nicht so recht erklären, warum das so ist, aber probieren Sie es einfach einmal aus, bei der nächsten Erkältung!

**Beispiel Rückenschmerzen** Die Akupunktur, eine typische Regulationstherapie, wurde im Kapitel über die TCM beschrieben. Aber es gibt auch andere, hochinteressante Ansätze der Regulationsmedizin, die den Körper als vernetztes System betrachtet. So sucht beispielsweise die Osteopathie nach Ursachen für Rückenschmerzen, die nicht im betroffenen Bereich liegen, sondern im gesamten knöchernen Halteapparat, aber auch in bindegewebigen Strukturen, die mit der Wirbelsäule verbunden sind. Das könnte ein »verwrungenes« Becken sein, das die gesamte Statik der Wirbelsäule ungünstig beeinflusst. Es könnten bindegewebige Verklebungen bei einer Frau nach einer Entbindung oder eine Eierstockentzündung sein, die einen Zug auf die Wirbelsäule ausüben, Narben nach einem Kaiserschnitt, chronische, aber dennoch unbemerkte Reizungen innerer Organe, die zu einer reflektorischen Anspannung führen. Durch die zunehmende Zusammenarbeit von Orthopäden, Zahnärzten und Osteopathen könnte auch ein Bissfehler von Ober- und Unterkiefer ausfindig gemacht werden, der sich – über Schädelbasis und Wirbelsäule – bis in den unteren Rücken auswirkt.

**Beispiel Krebs** Die Regulationstherapien streben an, die Eigenregulation des Organismus zu verbessern. Bei Krebs kann, falls keine Reaktionsstarre vorliegt, ein Versuch der Akupunktur bei Tumorschmerzen durchgeführt werden. Autogenes Training dient dem Abbau von Spannungen und Ängsten, Bach-Blüten können zur Nachbehandlung eingesetzt werden. Zur Verbesserung der Abwehrlage können Körperbürstungen oder Kneippanwendungen eingesetzt werden, als Begleittherapie die Reflexzonentherapie am Fuß, um Schmerzen zu lindern und die psychische Verfassung zu harmonisieren.[225]

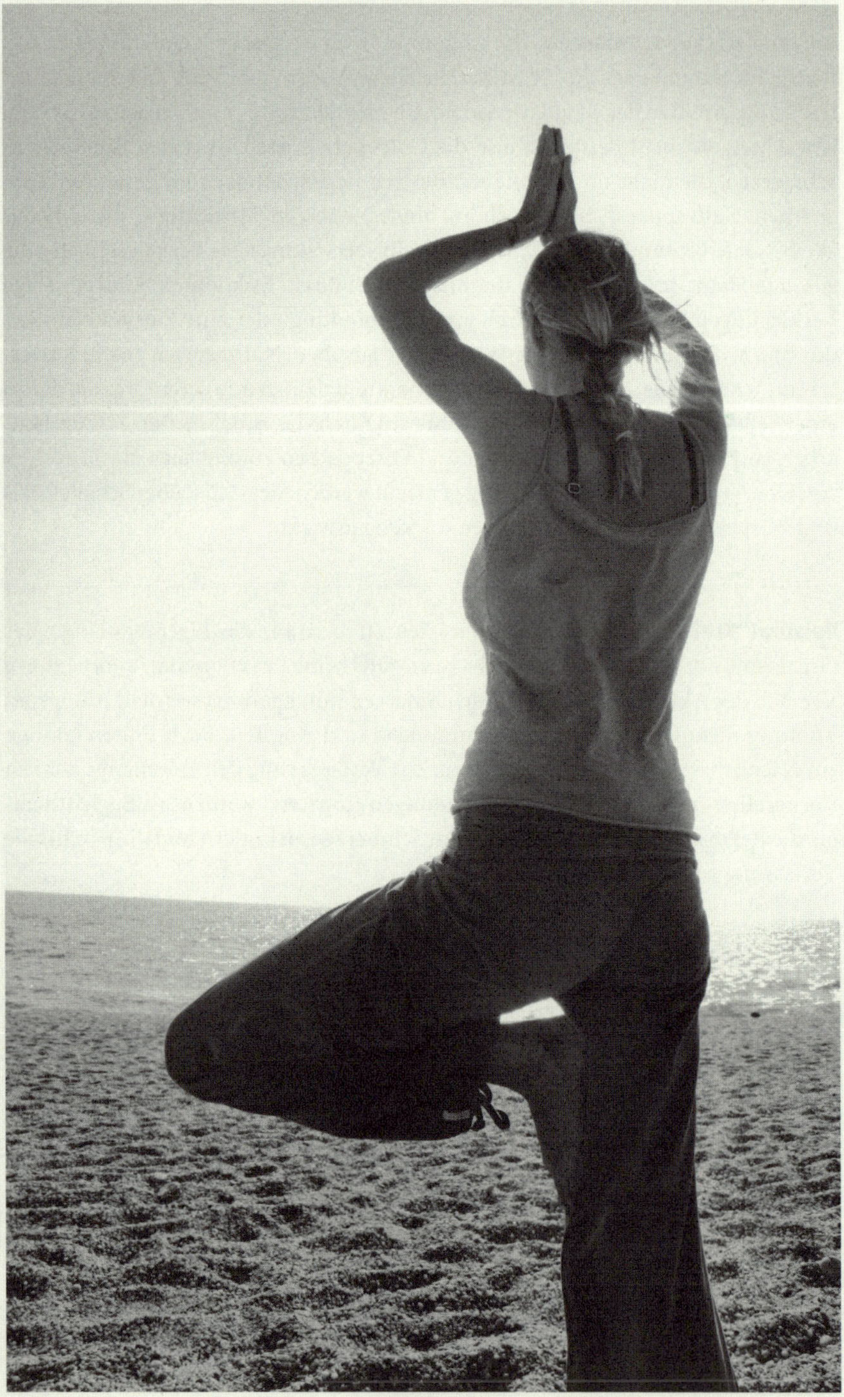

← Entspannung bringt Körper und Psyche ins Gleichgewicht
Foto: Claus Mikosch

# Salutogenese und Gesundheitsförderung

*Salutogenese: (lat. salus – Gesundheit; gr. genesis – Erzeugung, Entstehung) von Aaron Antonovsky geprägte Bezeichnung für den individuellen Entwicklungsprozess von Gesundheit, der sich als zeitbezogenes Ergebnis vorwiegend personaler Lern- und Reifungsprozesse, genetischer Ausstattung, physiologischen Verhaltens und sozialbiologischer Umweltfaktoren darstellt (Melchart 1993); das Konzept der Salutogenese begründet sich auf der Fragestellung: Wie entsteht oder erhält sich Gesundheit und welche Faktoren fördern sie? Antonovsky definierte die Fähigkeiten des Individuums, mit Belastungen des Lebens erfolgreich und kreativ umzugehen, als Kohärenzgefühl, das als Grundorientierung das Ausmaß eines umfassenden, dauerhaften und gleichzeitig dynamischen Gefühls des Vertrauens darauf ausdrückt, dass 1. die Ereignisse im Leben strukturiert, vorhersehbar und erklärbar sind (comprehensibility), 2. die Ressourcen verfügbar sind, um den aus den Ereignissen stammenden Anforderungen gerecht zu werden (manageability); 3. diese Anforderungen Herausforderungen sind, die Interventionen und Engagement lohnen (meaningfulness, Übersetzung nach K. Kähle, 1994). Nach Melchart spielen salutogenetische Prinzipien im Rahmen einer evidenzbasierten Prävention und naturheilkundlichen Therapie eine grundlegende Rolle.*

Pschyrembel Naturheilkunde und alternative Heilverfahren 2006

Sicher ist Ihnen bei der Lektüre dieses Buches folgendes aufgefallen: Die beschriebenen großen medizinischen Systeme, die großen Konzepte der traditionellen Medizin – ob nun die Ayurveda-Medizin, die traditionelle chinesische Medizin, die antike Medizin, aber auch die Kneipp-Therapie oder die Vorstellungen von Paracelsus und Hildegard von Bingen – sie alle befassen sich damit, wie ein Leben auszusehen hat, das auf der einen Seite gesund erhält, auf der anderen Seite im Krankheitsfall wieder gesund macht und zur Heilung beiträgt.

Die großen Konzepte der Medizin beinhalten das Element der Prävention, der aktiven Gesundheitsförderung. Sie enthalten Verhaltensregeln, die im Krankheitsfall befolgt werden sollen, besser jedoch noch im Vorfeld.

Dieser Aspekt der Heilkunde, der auch in der Geschichte unserer Medizin traditionell von großer Bedeutung war – man denke nur an Hufeland und die Makrobiotik – ist in der Schulmedizin, wie wir sie heute erleben, deutlich in den Hintergrund getreten. Der Einsatzbereich des Arztes hat sich auf die Therapie im Krankheitsfall konzentriert, von einigen Vorsorgeuntersuchungen abgesehen. Auch in der ärztlichen Ausbildung spielt die Diätetik im antiken Sinne, die »Kunst der rechten Lebensführung«, keine große Rolle. Weit weniger lernen die Medizinstudenten über den Weg zur gesunden Lebensführung als über die Behandlung von Krankheiten.

Woran es liegt, dass die Frage der Gesundheit und der gesundheitserhaltenden Maßnahmen ins Abseits geraten ist, darüber kann man spekulieren. Ein Grund ist sicher, dass das Augenmerk im Lauf der Geschichte mehr und mehr auf spezielle Fragen der Pathogenese und Therapie gerichtet wurden, dass einzelne Fragestellungen immer genauer untersucht wurden, der beschriebene »mikroskopische Blick« der Wissenschaft das untersuchte Blickfeld weiter und weiter vergrößerte – und die Frage nach der Gesundheit des ganzen Menschen dabei unbemerkt aus dem Blickfeld der Medizin geriet.

Nicht ganz unähnlich ist dies bei einem anderen Aspekt, der ebenfalls in den traditionellen Systemen selbstverständlich integriert und von größter Bedeutung war: die Psyche. Durch den maßgeblichen Focus der Medizin auf die körperlichen Zusammenhänge ist die Psyche sozusagen über den Tellerrand gerutscht – und zu einer eigenen Disziplin geworden: der Psychologie.

Genau dies geschieht – mittlerweile – auch mit der Gesundheitsförderung. Heute stellt sie nicht mehr einen Bestandteil der Medizin im engeren Sinn dar, sondern eine eigene Wissenschaft. Seit 2001 bietet das interuniversitäre Kolleg für Gesundheit und Entwicklung mit Sitz in Seggau bei Graz eine dreijährige Weiterbildung zum EU-Master für komplementäre Gesundheitswissenschaften an der ich im zweiten Jahrgang teilnehmen durfte. Die Weiterbildung richtet sich an Angehörige helfender Berufe wie Ärzte, Psychologen, Sozialarbeiter, Biologen, Apotheker, Gesundheitstrainer mit zusätzlicher gesundheitsrelevanter Qualifikation u. Ä. Der inter-universitäre Lehrgang, geleitet von Dr. Christian Endler, hat mittlerweile ein umfangreiches Netzwerk in Europa aufgebaut. Der Lehrgang selbst kombiniert E-Learning und Präsenzphasen. In Deutschland gibt es an der Hochschule Coburg seit einigen Jahren den ersten Bachelor-Studiengang zur »integrativen Gesundheitsförderung«.

In beiden Fällen wurde ganz bewusst der Begriff »integrativ« gewählt, um auszudrücken, dass sich Gesundheitsförderung als Teil der Heilkunde, als Teil der Medizin versteht. »Erst das Wort, dann die Pflanze, dann das Messer«, sagte Hippokrates. Gesundheitsförderung wäre hier, neben dem ärztlichen Gespräch, beim »Wort« zu suchen. In ähnlicher Weise wie Hippokrates zeichnet Herbert Benson, Begründer der Mind-Body-Medizin, als Bild für die ideale Medizin einen dreibeinigen Stuhl: Dieser Stuhl bleibt im Gleichgewicht durch die angemessene Kombination von Medikamenten, Operationen und – als drittem Bein – der Selbstfürsorge, der aktiven Gesundheitspflege.[226]

Weitere Angebote im Bereich Gesundheitsförderung, Gesundheitsmanagement, psychosoziale Prävention und Prävention allgemein gibt es mittlerweile an der Pädagogischen Hochschule Heidelberg, der Hochschule Fulda, der Pädagogischen Hochschule Schwäbisch Gmünd, der Hochschule Magdeburg-Stendal, der evangelischen Fachhochschule Darmstadt, den Universitäten Lüneburg und Flensburg.

Gesundheitsförderung als Wissenschaft hat eine andere Blickrichtung als die konventionelle Medizin, die sich maßgeblich mit der Erforschung der Ursachen und Behandlungen von Krankheiten befasst. Gesundheitsförderung fragt danach, was uns gesund macht, was uns stärkt und gut tut. Gesundheitsförderung liefert wissenschaftliche Belege für gesundheitsfördernde Faktoren. So befassen sich Studien im Bereich der Gesundheitsförderung beispielsweise mit den positiven Effekten von bestimmten Ernährungsformen, von Wandern, sozialen Kontakten, Meditation, ja sogar Glücksgefühlen. Eine wichtige Wissenschaft im Bereich der Gesundheitsförderung ist – wie in der Regulationsmedizin – die Neurobiologie, d. h. die Erforschung des Nervensystems und des Gehirns. Sie verrät, was im Nervensystem geschieht, wenn ein Mensch gesunde (oder ungesunde) Dinge tut. Sie verrät, warum der eine besser mit Stress klar kommt als der andere. Dazu Professor Esch in einem Interview zur Bedeutung der neurobiologischen Forschung: »Ich bin fest davon überzeugt, dass Verhalten – und sei es noch so gesund – nur dauerhaft in Richtung eines gesunden Lebensstils verändert werden kann, wenn es aus dem ›Selbst‹ heraus geschieht und letztlich auch Spaß macht. Wenn jemand nicht mehr rauchen soll oder will, dann wird er das über eine längere Zeit nur dann tun, wenn an die Stelle des Rauchens etwas tritt, das entweder genauso gut oder noch viel besser ist als jenes. Wir müssen verstehen, was Menschen motiviert. Die Neurobiologie hilft hier sehr – beispielsweise das Wissen über hirneigene Belohnungsmechanismen.«[227]

Noch etwas: In gewissem Umfang, das ist Ihnen sicher aufgefallen, überschneidet sich Gesundheitsförderung mit der Prävention, der gezielten Vorbeugung von Erkrankungen oder Komplikationen. Gesundheitsförderung befasst sich jedoch weniger mit der gezielten Vermeidung von einzelnen Krankheiten, sondern eher mit den allgemeinen Ressourcen für Gesundheit und der Frage, wie wir diese Ressourcen aktivieren können.

## Ressourcen

Sie sehen schon: Das Zauberwort der Gesundheitsförderung ist »Ressourcen«. Ressourcen, das sind die Schatzkammern, die Quellen, die gedeckten Tische in uns selbst. Die Gesundheitsförderung geht davon aus, dass jeder von uns diese Ressourcen in sich trägt. Nur manchmal glaubt man das eben nicht, läuft vorbei, findet den Eingang nicht, oder – so wie bei Ali Baba und den 40 Räubern – das entscheidende Wort fällt einem nicht ein, durch das sich der Berg öffnet und die Reichtümer greifbar werden. Denn unsere Ressourcen können und müssen durchaus mobilisiert werden, entdeckt, gefunden, verfügbar gemacht, geübt und trainiert werden.

Manche Ressourcen gelten für uns alle. Die gesundheitsfördernde Wirkung von gutem Essen, hier insbesondere einer mediterranen Vollwertküche, 30 Minuten Bewegung am Tag, 20 Minuten Meditation und innerer Einkehr am Tag und positivem Denken sind mittlerweile wissenschaftlich belegt. Daneben jedoch gibt es die »Supertankstelle« des Einzelnen, die Beschäftigung, bei der er oder sie in besonderem Maß auftankt. Und so fragt Gesundheitsförderung auch danach, was jedem Einzelnen von uns besonders viel Freude macht – und was uns besonders belastet. Sie fragt danach, was wir in unserem Leben gerne verändern würden. Gesundheitsförderung legt nahe, die Grundlagen der eigenen Gesundheit neu zu ordnen, die Säulen Ernährung, Bewegung, Entspannung auf feste Fundamente zu stellen und die eigenen Ressourcen zu erschließen: Sesam öffne dich.

## Das Bild des Gesundheits-Krankheits-Kontinuums

Stellen Sie sich bitte eine waagerechte Linie vor. Links am Ende ist der Zustand absoluten Wohlbefindens. Nach rechts nimmt das Maß an Krankheit zu. Ganz rechts, am Ende der Linie, steht der Tod.

Die konventionelle Medizin setzt in aller Regel zum Zeitpunkt der Erkrankung an. Mit gutem Zureden, Arzneimitteln und Operationen versucht der Arzt, den Patienten auf unserem Gesundheits-Krankheits-Kontinuum in Richtung Gesundheit zu schieben.

Die Gesundheitsförderung schiebt nicht, sie lockt, sie winkt vom linken Ende der Linie zu, möchte dazu animieren, einen Schritt in Richtung Wohlbefinden und Zufriedenheit zu gehen – ganz von alleine, ob noch gesund oder bereits krank. Während wir uns die konventionelle Medizin als einen Mann im weißen Kittel vorstellen dürfen, entspricht die Gesundheitsförderung im übertragenen Sinn einer sportiven jungen Dame, die Lust auf Leben machen will. Denn mit den rigiden Vorstellung der Gesundheitserziehung, wie sie auch über weite Strecken des 20. Jahrhunderts propagiert wurde, mit erhobenem Zeigefinger und lustfeindlichen Verboten hat die moderne Gesundheitsförderung nicht mehr viel zu tun. Moderne Forschungsgruppen, z. B. die um Professor Tobias Esch von der Hochschule Coburg und dem Neurowissenschaftlichen Forschungsinstitut der State University New York, befassen sich damit, was im Gehirn abläuft, wenn wir genussvoll essen (und nicht einfach nur »gesund«), sie untersuchen die Bedeutung des Glücksgefühls für die Gesundheit, von Lachen, von guten Freunden, von aktiver Entspannung.

»Man kann immer etwas für seine Gesundheit tun, bis zum letzten Atemzug.«[228] sagt Jon Kabat Zinn, der die Stress Reduction Clinic in Worcester, USA, gründete. Der bereits mehrfach erwähnte Herbert Benson spricht (wie beim Beispiel des dreibeinigen Stuhls) von der »Selbstfürsorge« und der »Selbstpflege«.[229] Das ist das Schöne: Die Erkenntnisse der Gesundheitsförderung sind dazu gedacht, dass sie in die Hände des Patienten gelegt werden und seine Möglichkeiten und Kompetenzen verbessern.

## Aaron Antonovsky

Ein wichtiger Begriff im Zusammenhang mit Gesundheitsförderung ist die »Salutogenese«, die sich mit der Entstehung (genesis) von Gesundheit (salus = Gesundheit) befasst. Geprägt wurde er von Aaron Antonovsky, der die »Salutogenese« ganz bewusst der »Pathogenese«, der Krankheitsentstehung, gegenüberstellte. Antonovsky (1923–1994) war Medizinsoziologe und Professor für Soziologie. Er befasste sich in seinen Arbeiten damit, warum Menschen *nicht* krank werden bzw. warum manche Menschen weniger krank werden als andere.

Ausgangspunkt von Antonovskys Forschung waren Frauen verschiedener ethnischer Gruppen in Israel, die einen KZ-Aufenthalt überlebt hatten. Dem Wissenschaftler fiel auf, dass sich ein knappes Drittel dieser Frauen trotz der unglaublichen Belastungen der Internierung in einem guten mentalen Zustand befand. So drängte sich ihm die Frage auf: Warum haben diese Frauen den KZ-Aufenthalt mit psychisch besserer Gesundheit überlebt als andere? Und weiter: Was macht diese Frauen aus? Über welche Eigenschaft verfügen sie, die ihnen hilft, mit der Situation besser fertig zu werden, mit Belastungen, Ängsten, Sorgen, traumatischen Erlebnissen?

In den 70er Jahren entwickelte Antonovsky das Konzept der Salutogenese, das er in dem viel beachteten Buch *Health, stress and coping* (1979) vorstellte. Er verdeutlichte seine Überlegungen mit einem Bild, in einem Fluss zu schwimmen, dem Fluss des Lebens. Wie jeder Fluss fließt auch dieser Fluss manchmal ruhig und gleichmäßig, dann wieder ist er voller Strudel und Gefahrenquellen. Den Fluss und seinen Verlauf können wir nicht ändern, so Antonovsky, wohl aber lernen, darin zu schwimmen.

»Was macht gute Schwimmer aus?«, fragte Antonovsky, oder im übertragenen Sinne: Was befähigt uns, mit den Unwägbarkeiten, den veränderlichen Bedingungen des Lebens umzugehen, sie zu meistern?

Für die Antwort auf diese Fragen prägte der Medizinsoziologe den Begriff des »Sense of Coherence«. Übersetzt bedeutet dies »Kohärenzgefühl« (lat. cohaerere = zusammenhängen). Antonovsky nun verstand unter dem »Kohärenzgefühl« eine gewisse Grundeinstellung, eine »Lebensorientierung«, geprägt durch ein »Gefühl des Vertrauens«, durch das man in der Lage ist, mit den Stressoren, Anforderungen und Herausforderungen (er bezeichnet sie als Stimuli) umzugehen.

Mit anderen Worten: Unsere Fähigkeit, im Fluss des Lebens zu schwimmen, hängt davon ab, wie wir die Welt um uns herum, die möglichen Veränderungen und Aufgaben, die auf uns zukommen, bewerten und einordnen. Ist das Kohärenzgefühl hoch, so gelingt uns dies leichter, ist es niedrig, so fällt es uns schwer, anstehende Anforderungen zu bewältigen. Dazu Antonovsky:

*Ich bin überzeugt davon, dass das Kohärenzgefühl eine Hauptdeterminante sowohl dafür ist, welche Position man auf dem Gesundheits-Krankheits-Kontinuum erhält, als auch dafür, dass man sich in Richtung des gesunden Pols bewegt.*[230]

Antonovsky differenzierte weiter. Sein Modell des Kohärenzgefühls weist drei Komponenten auf: Verstehbarkeit (comprehensibility), Handhabbarkeit (manageability) und Bedeutsamkeit (meaningfulness):

**Comprehensibility** oder **Verstehbarkeit** hat etwas damit zu tun, wie wir Stressoren einordnen. Je mehr wir verstehen, warum uns etwas widerfährt, desto besser kommen wir damit klar. Je größer das Verständnis dessen, was um uns herum vor sich geht, desto geringer ist das Gefühl von Ohnmacht und Fremdbestimmung.

1987 veröffentlichte Antonovsky einen Fragebogen, den er damals als »Fragebogen zur Lebensorientierung« bezeichnete, später dann als Fragebogen zum Kohärenzgefühl oder SOC-Fragebogen (Sence of Coherence). In diesem Fragebogen wird die Verstehbarkeit beispielsweise mit folgenden Fragen geprüft:

- »Wenn Sie mit anderen Leuten sprechen, haben Sie das Gefühl, dass diese Sie nicht verstehen?
- Abgesehen von denjenigen, denen Sie sich am nächsten fühlen – wie gut kennen Sie die meisten Menschen, mit denen Sie täglich zu tun haben?
- Waren Sie schon überrascht vom Verhalten von Menschen, die Sie gut zu kennen glaubten?
- Kommt es vor, dass Sie das Gefühl haben, nicht genau zu wissen, was gerade passiert?«[231]

Die zweite Komponente für das Kohärenzgefühl hat etwas damit zu tun, ob wir der Überzeugung sind, mit Stressoren, Veränderungen und Stimuli umgehen zu können. **Manageability** oder **Handhabbarkeit** wird in dem Satz ausgedrückt: »Ich schaffe das schon irgendwie!« Anders ausgedrückt: Mir stehen Möglichkeiten und Ressourcen zur Verfügung, um den Anforderungen, die sich aus der momentanen Situation ergeben, zu begegnen. Die Originalfragen aus dem SOC-Fragebogen von Antonovsky zur Handhabbarkeit lauten beispielsweise:

- »Haben Sie das Gefühl, in einer ungewohnten Situation zu sein und nicht zu wissen, was Sie tun sollen?
- Wenn Sie an Schwierigkeiten denken, mit denen Sie in wichtigen Lebensbereichen wahrscheinlich konfrontiert werden, haben Sie das Gefühl, dass

es Ihnen immer gelingen wird, die Schwierigkeiten zu meistern oder dass Sie die Schwierigkeiten nicht werden meistern können?

- Wie oft haben Sie Gefühle, bei denen Sie nicht sicher sind, ob Sie sie kontrollieren können?
- Viele Menschen – auch solche mit einem starken Charakter – fühlen sich in bestimmten Situationen wie ein Pechvogel oder Unglücksrabe. Wie oft haben Sie sich in der Vergangenheit so gefühlt?
- Wie oft haben Sie das Gefühl, ungerecht behandelt zu werden?

Schließlich und endlich wird das Kohärenzgefühl auch noch durch ein drittes Merkmal geprägt – die Bewertung der Gesamtsituation. **Meaningfulness** oder **Bedeutsamkeit** heißt, dass wir die auf uns zukommenden Anforderungen als Herausforderungen und Aufgaben sehen, für die es sich lohnt, sich anzustrengen und zu engagieren. Das entsprechende Motto wäre etwa: »Wer weiß, wofür das gut ist. Ich seh's mal positiv!« Die Fragen aus dem Original-SOC-Fragebogen von Antonovsky zu diesem Apekt lauten beispielsweise:

- Wie oft haben Sie das Gefühl, dass die Dinge, die Sie täglich tun, wenig Sinn haben?
- Ist das, was Sie täglich tun, für Sie eine Quelle von tiefer Zufriedenheit und Freude oder von Schmerz und Langeweile?
- Haben Sie das Gefühl, dass es Ihnen ziemlich gleichgültig ist, was um Sie herum passiert?
- Nehmen Sie an, dass ihr zukünftiges Leben ohne jeden Sinn und Zweck ist oder voller Sinn und Zweck ist?
- Wenn Sie über Ihr Leben nachdenken, passiert es sehr häufig, dass Sie fühlen, wie schön es ist zu leben, oder sich fragen, warum Sie überhaupt da sind?

Wie es konkret aussehen kann, wenn wir einen hohen Kohärenzsinn haben, zeigt Aaron Antonovsky anhand verschiedener Interviews. Zwei Beispiele:

*Im Konzentrationslager war der Tod […] ein kollektives Ereignis, nicht gegen mich persönlich gerichtet.*[232]

*Sicher, ich spürte, dass ich eine Behinderung hatte, aber ich empfand sie nicht als solche, weil sie in meinen Augen keine Tragödie war. […] Natürlich, ich bin anders als andere Menschen – sie sehen und ich nicht. Aber es stört mich nicht. Es ist eine Tatsache meines Lebens.*

Befragte mit einem niedrigen Kohärenzsinn anworteten beispielsweise:

*Ich habe immer an irgend etwas gelitten. [...] Die Dinge sind hart, ich habe keinen Glauben an irgend jemanden mehr [...] Das lange Leben ist voller Probleme, nur beim Sterben gibt es keine Probleme.*[233]

*In einem Fall wie meinem kann nichts getan werden [...] Ich habe keine Kraft mehr übrig [...] Ich bin nur ein Ball, mit dem die da oben spielen.*

## Suzanne Kobasa

Neben den Arbeiten von Antonovsky gibt es noch andere Konzepte zur Gesundheit. Bereits Anfang 1979, noch bevor Antonovsky *Health, Stress and Coping* veröffentlichte, schrieb die amerikanische Psychologin Suzanne Kobasa darüber, dass Menschen, die hohem Stress ausgesetzt sind und dennoch nicht krank werden, ein bislang in Literatur und Forschung vernachlässigtes Phänomen waren. Sie entwickelte das Konzept der **Widerstandsfähigkeit (Hardiness)**, welches beschreibt, warum manche Menschen besser mit Stress umgehen können als andere.

Für Kobasa entsteht die Widerstandsfähigkeit aus **Control** (Kontrolle), **Challenge** (Herausforderung) und **Commitment** (Engagement). Je höher diese Komponenten sind, desto höher ist auch die Widerstandsfähigkeit gegen Stress.

**Control** oder **Kontrolle** bezeichnet die innere Haltung, sich nicht als Opfer einer Situation zu fühlen, sondern selbst dafür verantwortlich zu sein, wie man mit dieser Belastung umgeht. Menschen mit einem hohen Maß an Kontrolle handeln aus der Überzeugung heraus, dass sie die Ereignisse beeinflussen können, sie berücksichtigen ihre eigene Verantwortlichkeit und fühlen sich in der Lage, eigenständig effektiv handeln zu können.[234] Sie fühlen sich als freie Menschen und glauben daran, ihr Leben gestalten und ihm einen Sinn geben zu können. Menschen mit einem geringen Maß an Kontrolle fühlen sich demgegenüber eher fremdbestimmt.

**Engagement** oder **Commitment** bedeutet, dass man sich emotional und mit Freude einbringt. Kobasa:

*Engagement ist die Fähigkeit, an die Wahrheit, Bedeutung und den Wert dessen zu glauben, wer man ist und was man tut.*[235]

Menschen mit einem geringen Maß an Engagement sind sich selbst und ihrer Arbeit gegenüber entfremdet, sie sehen ein hohes Maß sinnloser Aktivität in ihrem Leben, sind gleichgültig und ziellos.

Eine Umstellung oder eine neue Aufgabe als **Herausforderung**, als **Challenge** und nicht als Bedrohung zu verstehen, hilft ebenfalls, mit Veränderungen und Anforderungen umzugehen und erhöht die Widerstandsfähigkeit gegen Stress. Dabei hilft, so Kobasa, die Überzeugung, dass Lernen und Veränderung einem nützt, ebenso wie persönliche Erfahrungen. Menschen, bei denen der Aspekt der Herausforderung in hohem Maße enthalten ist, sind der Überzeugung, dass Veränderungen etwas ganz Normales sind und zum Leben dazugehören.

### Das vierte »C«

Die drei »C«s des Modells von Kobasa hat das Team um Herbert Benson noch um ein weiteres »C« ergänzt: **Connectedness** (Verbundenheit) oder **Closeness** (Nähe). Gemeint ist damit ein Gefühl der Verbundenheit in sozialer, aber auch in spiritueller Hinsicht, soziale Unterstützung, ein soziales Netz, Freunde, Familie, Gleichgesinnte – und auf der anderen Seite Spiritualität und Glauben. Auch diese Verbundenheit und Nähe hilft nachweislich, mit Veränderungen, Unsicherheit, neuen Informationen, Belastungen, Bedrohungen, Ängsten, stressigen Situationen usw. umzugehen.

### Mind-Body-Medizin

Ebenfalls seit den 70er Jahren gibt es die so genannte Mind-Body-Medizin (MBM), die sich gleichfalls mit Fragen der Gesundheitsförderung befasst und gezielt Verfahren im Umgang mit Stressoren erforscht, entwickelt und trainiert. Die Mind-Body-Medizin wurde ursprünglich von Herbert Benson entwickelt. Er gründete 1988 am Deaconess Hospital in Boston das Mind/Body Medical Institute der Harvard Medical School. Auch Jon Kabat Zinn (Stress Reduction Clinic, Massachusetts Medical School, Worcester) hat hier wesentliche Beiträge geleistet.

Die wissenschaftlichen Grundlagen der Mind-Body-Medizin beruhen vorwiegend auf Erkenntnissen aus Neurobiologie und Verhaltensmedizin.

Bereits im Kapitel über den Asklepios-Heilkult wurde die von Benson 1975 entwickelte **Relaxation Response**, die »Entspannungsantwort« oder »Entspannungsreaktion« vorgestellt. Es handelt sich um eine Meditationsübung, mit deren Hilfe der Parasympathikus, der für Regeneration zuständige Teil des vegetativen Nervensystems, bewusst aktiviert wird. Diese Übung, die man überall und jederzeit durchführen kann, dient dazu, das vegetative Nervensystem wieder auszubalancieren, Anspannung abzubauen und Entspannung zu fördern. Benson schreibt dazu, die »Relaxation Response« sei

*die wissenschaftliche Definition einer körperlichen Beruhigung, die jeder von uns selbst herbeiführen kann und die den gegenteiligen Effekt der wohlbekannten Kampf-oder-Flucht-Reaktion hat. Ich nannte dieses körperliche Ruhigwerden die »Entspannungsreaktion«, einen Zustand, in dem der Blutdruck absinkt und Herz- und Atemfrequenz sowie der Stoffwechsel sich reduzieren. Die Entspannungsreaktion lässt sich durch eine einfach Form der geistigen Konzentration oder andere Meditationstechniken herbeiführen und wirkt sich langfristig sehr positiv auf Gesundheit und Wohlbefinden aus.*[236]

Er rät dazu, die Übung wie das tägliche Ritual des Zähneputzens zu betrachten, an das man sich gewöhnt hat, das man durchführt, ohne vorher darüber nachzudenken, ob man es tun sollte, und appelliert: »Lassen Sie zu, dass Ihr Körper sich selbst heilt.«

Neben der bewussten Aktivierung der Entspannungsreaktion befasste sich Benson intensiv mit der *Heilung durch Glauben*, so der Titel eines seiner Bücher. Benson sammelte Studien und Erfahrungsberichte über die Macht des Glaubens, ob es sich nun um den Glauben an die positiven Effekte eines neuen Arzneimittels oder einer neuen Theorie, die Erwartungshaltung gegenüber der Zukunft, Spiritualität oder Religiosität handelte. So konnte er beispielsweise zeigen, dass bei Patienten, die wärmstens an die von ihrem Arzt empfohlene Therapie glaubten, dieser Glaube eine offensichtliche Linderung zahlreicher Beschwerden bewirkte. In diesem Zusammenhang spricht Benson auch vom »wohltuenden Placebo« und fordert auf, den Placebo-Effekt, der auf dem Glauben an die Therapie beruht, gezielt zu nutzen.

Ein ähnliches Programm wie das von Benson ist die **Achtsamkeitsbasierte Stressreduktion** (Mindfullness-Based Stress Reduction – MBSR), auch als »Stressreduzierung durch die Übung der Achtsamkeit«[237] übersetzt. Das Konzept zur Stressbewältigung wurde von Jon Kabat-Zinn 1979 entwickelt. Kabat-Zinn ist, wie bereits erwähnt, Gründer und Leiter der Stress Reduction Clinic, daneben Professor für Medizin an der Universität in Worcester und Direktor des Instituts für Achtsamkeit in Medizin, Gesundheitsvorsorge und Gesellschaft. Seine umfangreichen Erfahrungen sammelte Kabat-Zinn mit Patienten, die an stressbedingten Erkrankungen wie auch an Schmerzerkrankungen litten.

Heute gibt es in den USA über 240 Kliniken, die die Achtsamkeitsbasierte Stressreduktion praktizieren.

Wesentliches Element der **Mindfullness-Based Stress Reduction** ist die Achtsamkeitsmeditation, die heute ebenfalls zu den Techniken der Mind-Body-Medizin gezählt wird. Kabat-Zinn zitiert den wunderbaren Ausspruch:

*Du kannst die Wogen nicht stoppen,*
*aber du kannst lernen, sie zu reiten.*[238]

Auf heutige Verhältnisse übersetzt: Wir können die Welt um uns mit all ihrem Lärm, ihren vielen Bildern, ihren Aufregungen, ihrer Informationsflut, ihren Veränderungen nicht verändern – aber wir können lernen, mit ihr umzugehen.

Achtsamkeit ist dabei keine isolierte Übung, Achtsamkeit ist eine Lebenshaltung. Nicht umsonst heißt einer der Ratgeber von Jon Kabat-Zinn: *Im Alltag Ruhe finden. Meditationen für ein gelassenes Leben.*[239] Achtsamkeit bedeutet, so Kabat-Zinn, auf eine bestimmte Weise aufmerksam zu sein: bewusst, im gegenwärtigen Augenblick und ohne zu urteilen.[240] Achtsamkeit bedeutet, im ganz normalen Alltag immer wieder innezuhalten und dem, was wir gerade tun – essen, abwaschen, gehen, liegen – Aufmerksamkeit zu schenken.

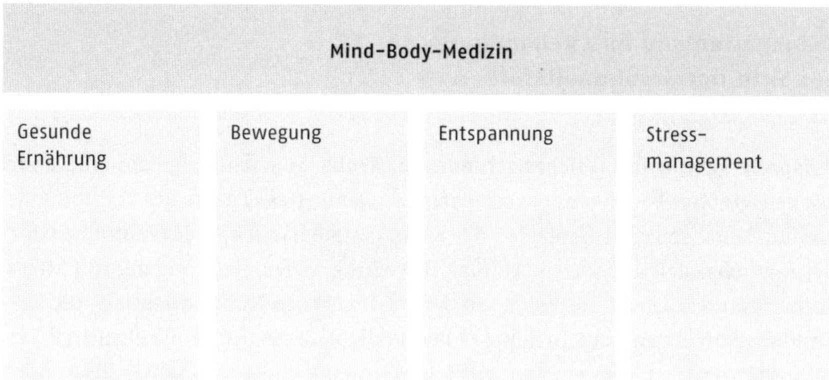


Mind-Body-Medizin

## Strömungen in Deutschland und Österreich

Ausgehend von den Impulsen in Amerika finden sich in Deutschland vor allem zwei Einrichtungen, die diese neue Form der Gesundheitsförderung, die Mind-Body-Medizin vertreten. Beide Institutionen kennen Sie schon: Es handelt sich um die bereits beschriebene Abteilung für Naturheilkunde und Integrative Medizin in Essen unter Leitung von Professor Gustav Dobos, in der er gemeinsam mit Dr. Anna Paul ein umfangreiches Konzept der Ordnungstherapie aufgebaut hat.

Professor Tobias Esch, der Leiter des Studiengangs für Integrative Gesundheitsförderung an der Hochschule Coburg, hat als Mitarbeiter sowohl von Herbert Benson wie auch von Kabat-Zinn und Dobos gearbeitet.

Relativ jung ist das 2007 in Potsdam gegründete Institut für Mind-Body-Medizin (IMBM), das ein Experten-Netzwerk im Bereich der integrativen Gesundheitsförderung und salutogenetische Konzepte auf der Grundlage der MDM sowohl für Unternehmen als auch für Einzelpersonen anbietet. Die Geschäftsführerin des Instituts, Dr. Sonja Maren Esch:

*[Ziel der Mind-Body-Medizin ist,] die in jedem Menschen von Natur aus vorhandenen gesundheitsfördernden Potenziale zu wecken und zu stärken. Mind-Body-Medizin (MBM) basiert auf der Erkenntnis, dass jeder Einzelne die Fähigkeit zur Selbsthilfe hat. Ihr Ziel ist es, langfristig die Eigenaktivität jedes Menschen zu stärken und ihn zu motivieren, Veränderungen in Gang zu setzen, die zu einer gesundheitsfördernden Gestaltung des eigenen Lebens führen.*[241]

## Krankheiten und ihre Behandlung aus Sicht der Gesundheitsförderung

**Beispiele Schnupfen, Rückenschmerzen, Krebs** Wie schön: Bei diesem Kapitel können wir ohne Bedenken zusammenfassen. Denn ob es sich nun um Verschnupfte, von Rückenschmerzen Geplagte oder Krebskranke handelt – die Gesundheitsförderung behandelt alle gleich: Mäßige Bewegung, bewusster Umgang mit Stress, aufmerksames, achtsames Essen, an der mediterranen Küche orientiert, die Verwendung von Lebensmitteln hoher Qualität, die Wahrnehmung der eigenen Belastungsgrenzen – all dies sind wesentliche Elemente eines gesundheitsfördernden Programms, wie es z. B. im Gesundheitstraining der Universitätsklinik in Jena für Krebskranke angeboten wird oder in der Klinik für Naturheilkunde und Integrative Medizin in Essen für Schmerzpatienten.

Ergänzt werden diese Maßnahmen, dieses Basisprogramm, durch spezifische Anwendungen. Der Kern jedoch ist in den großen salutogenetischen Programmen gleich: erst einmal wieder in sich hineinzuhorchen, die Säulen der Gesundheit neu auszurichten und langfristig Strategien der Lebensveränderung einzuüben, bei denen die Ressourcen, das Auftanken und Energiesammeln eine weitaus größere Rolle spielt als zuvor.

# IV. Fazit

## Vergleich der Systeme

Ihre Rundreise durch die »Highlights der Medizingeschichte« und die wichtigsten Konzepte der Komplementärmedizin ist nun beendet. Zahlreiche Gründer medizinischer Systeme haben Sie kennengelernt, herausragende Ärzte und große Heiler. Charismatische Persönlichkeiten. Individualisten allesamt.

Eigentlich könnte man es jetzt gut sein lassen, das Buch zuklappen und es in den Schrank stellen.

Aber wir sind noch nicht ganz fertig. Mehr noch: Eigentlich geht es jetzt erst richtig los. Im Vorwort dieses Buches habe ich Ihnen von dem mehrdimensionalen Blick vorgeschwärmt, davon, wie es ist, wenn man mal von der einen Seite, mal von der anderen Seite auf Krankheit und Gesundheit blickt, wenn man um einen imaginären Kranken regelrecht herumgeht, ihn von allen Seiten betrachtet.

Stellen wir uns diese Situation doch einmal ganz konkret vor, die gesamte Expertenriege dieses Buches von Asklepios bis Steiner, von Paracelsus bis Hufeland gemeinsam in einem Zimmer vor, am besten in einem Behandlungszimmer. Sie stehen im Kreis. In ihrer Mitte, auf einer Behandlungsliege, ein Kranker, der dort gekrümmt liegt und über Bauchschmerzen klagt.

Wie würde eine solche Szene wohl ablaufen?

Wahrscheinlich wird der Vertreter der Schulmedizin als Erster aktiv, beginnt mit einer kurzen körperlichen Untersuchung, einer Anamnese, rät zu einer Ultraschall-Untersuchung des Bauches, einer Stuhlprobe. Schließlich muss man Notfälle ausschließen, eine akute Blinddarmentzündung, eine Nierenkolik mit ausstrahlenden Schmerzen, außerdem Magen-Darm-Infekte, vielleicht sogar Salmonellen oder gar Amöben nach einem Urlaub in den Tropen. Während der Schulmediziner seine Überlegungen unterbreitet, steht der alte Kneipp auf, die Hände in die Seiten gestemmt, schaut den Kranken genau an, schüttelt den Kopf: »Koi Wunder, dass der sich was eigfange hett«, moniert er, »seht ihn Euch an, völlig verweichlicht. Ist doch selber schuld an der Misere.« Da, von hinten, eine Frauenstimme: »Das Wetter hat seine Schmerzen ausgelöst, die Wärme, gleichzeitig ist es so feucht und schwül ...« Hildegard von Bingen erntet Zustimmung von Hippokrates, Galen und dem alten chinesischen Arzt, wobei Galen ergänzt: »Die Säfte sind es. Alles in Aufruhr. Wir müssen beruhigen. Kühlen. Ableiten.« Nun mischt sich der Vertreter der Salutogenese ein, ein sportlicher junger Mann, dem man ansieht, dass er jeden Tag meditiert und regelmäßig zu den Nordic-Walking-Stöcken greift: »Er ist einfach gestresst. Ihm wird alles zu viel. Da hat ein Infekt leichtes Spiel. Er kann mit solchen Situationen einfach nicht umgehen.« »Aber was ist das auch für ein Leben«, meldet sich Prießnitz mit sonorem Bass zu Wort, »er raucht, trinkt Kaffee ohne Ende, immer das Handy am Ohr, immer fünf Sachen gleichzeitig. Wenn man da nicht krank wird ...«

Die Herrschaften werden wahrscheinlich noch lange weiterdiskutieren, wer nun recht hat und was zu tun sei, vielleicht werden sie unterschiedliche Maßnahmen vorschlagen, vielleicht aber auch ganz ähnliche Maßnahmen, die sie jedoch unterschiedlich begründen. Wir lassen sie diskutieren. Und versuchen, ein gewisses Fazit aus dem Hauptteil dieses Buches zu ziehen.

## Ergebnis 1: Schulmedizin ist neu

Die Lektüre dieses Buches dürfte Ihnen deutlich gemacht haben: Die Errungenschaften von Wissenschaft und Technik, die Entdeckungen des 19. und 20. Jahrhunderts, haben es erst möglich gemacht, Einblicke in die Physiologie des Menschen zu gewinnen, pathophysiologische Zusammenhänge zu erfassen, Krankheitserreger ausfindig zu machen, im Bereich der Erkrankung in die Tiefe zu gehen und Spezialkenntnisse zu erlangen. Sie haben ausgetüftelte Diagnoseverfahren ermöglicht, ein unglaubliches Arsenal an Medikamenten, die ganz gezielt im Organismus eingreifen, sowie Operationsverfahren, die den Patienten schonen.

All das ist neu. All das gab es so zuvor in den traditionellen Systemen nicht. Die Entwicklung der Schulmedizin stellt einen Paradigmenwechsel dar, der das qualitative Beschreiben durch quantitatives Messen, die symbolische Umschreibung durch bildgebende Verfahren ersetzt. »Schulmedizinische« Ansätze sind damit innovativ, sie führen zu neuen Erkenntnissen, neuen Verfahren, neuen Medikamenten. Dumm wäre jeder, der sich »aus Prinzip« auf die traditionellen und komplementären Verfahren beschränkt und die Möglichkeiten der Schulmedizin nicht nutzt.

## Ergebnis 2: Komplementärmedizin ist anders

So innovativ die Errungenschaften der modernen, wissenschaftlich ausgerichteten Medizin sind – betrachtet man die traditionellen und die komplementärmedizinischen Systeme, so fällt auf, dass hier übereinstimmend immer wieder ganz bestimmte Aspekte im Verständnis von Krankheit und Gesundheit betont werden, die in der Schulmedizin einen weitaus geringeren Stellenwert haben. Die Tatsache, dass sich Heilsysteme aus verschiedenen Kulturen, von verschiedenen Orten und verschiedenen Zeiten in vielen Punkten ähnlich zu Krankheit und Gesundheit äußern, macht nachdenklich. Soll man sie wirklich sang- und klanglos »über Bord werfen«? Oder doch noch einmal bedenken, worum es den traditionellen Systemen geht?

Wenn man einmal von den unmittelbar verwendeten Bildern und Begriffen in traditionellen und komplementärmedizinischen Systemen absieht, hier ein wenig abstrahiert, dann werden in diesen medizinischen Konzepten ähnliche Ursachen für Erkrankungen genannt, ähnliche Strategien zur Gesundung empfohlen. Unabhängig davon, ob wir uns mit der ayurvedischen oder der anthroposophischen Medizin, der Homöopathie oder der Klostermedizin befassen, immer wieder geht es um die große Bedeutung des Lebensstils, die Berücksichtigung der individuellen Konstitution, die Vorstellung von einer wie auch immer gearteten Lebensenergie, die Beschreibung von Schwächezuständen als Vorläuferstadien von Erkrankungen, den fundamentalen Zusammenhang von Körper und Psyche, die Berücksichtigung des subjektiven Befindens für Diagnose und Therapie, die Vorstellung von Menschen als Teil der Natur. Schließlich fällt auf, dass in traditionellen Systemen sowohl Krankheit als auch Heilmittel qualitativ beschrieben wurden, als warm oder kalt, trocken oder feucht. Zentraler Begriff für die Ursache von Erkrankungen ist das »Ungleichgewicht«, entscheidende Voraussetzung von Gesundheit das »Gleichgewicht«. Schauen wir uns diese Punkte einmal genauer an.

### Lebensstil

Fast alle traditionellen Systeme (und natürlich jeder gute Arzt von heute) schreiben dem Lebensstil eine wichtige Rolle als Krankheitsursache wie auch als erste Strategie in der Therapie zu, wobei als allgemeinste Richtlinie die Weisung Hildegards von Bingen angesehen werden darf, in allen Dingen Maß zu halten.

Die Regelung des Lebensstils – hier mit den Säulen Ernährung, Bewegung, Entspannung – wird dabei jedoch nicht nur als Therapie verstanden, sondern als vorbeugende Maßnahme, um die Gesundheit zu stärken, sich wohlzufühlen und gar nicht erst krank zu werden.

Die Tibetische Medizin habe ich in diesem Buch nur kurz erwähnt. Dennoch möchte ich an genau dieser Stelle einen Ausspruch des Dalai Lama zitieren, der die Bedeutung des Lebensstils und der Prävention hervorhebt. So sagte er in seiner Festrede auf dem ersten Internationalen Kongress für Tibetische Medizin in Washington, DC, 1998:

*In my own experience, I find the general approach of the Tibetan medical system quite attractive, because the Tibetan medical system emphasizes prevention rather than actual cure at the beginning. In the Tibetan medical tradition, the first stage that is emphasized is modification of behavior to prevent potential illnesses. If the modification of behavior does not stop the problem, then the next stage is to maintain a proper diet so one does not encounter the diseases and illnesses. It is only as a third step that the use of medication is recommended.*[242]

Frei übersetzt: »Meiner eigenen Erfahrung nach finde ich die grundsätzliche Herangehensweise des tibetischen Medizinsystem recht attraktiv, da die Tibetische Medizin die Prävention zunächst eher betont als die Therapie. In der tibetischen Tradition ist der erste Schritt, die Veränderung des Lebensstils und des Verhaltens zu betonen, um mögliche Krankheiten zu vermeiden. Wenn die Lebensstilmodifikation das Problem nicht behebt, ist der nächste Schritt, eine gute Diät einzuhalten, so dass Erkrankungen nicht gefördert werden. Erst als dritter Schritt wird die Anwendung von Arzneimitteln empfohlen.« Erinnert dies nicht an Hippokrates der riet, erst das Wort, dann die Pflanze, dann das Messer einzusetzen?

### Konstitution

Die antike Medizin, die ayurvedische und Tibetische Medizin wie auch die Homöopathie legen außerordentlichen Wert auf die Konstitution des Patienten. Der Konstitutionsgedanke ist auch in der abendländischen Geschichte zu finden.[243] Ausgehend von der Humoralpathologie und der antiken Temperamentenlehre (Choleriker, Sanguiniker, Phlegmatiker, Melancholiker) entwickelte der französische Forscher Rostan (1824) eine vierfache Typologie (digestiv, muskulär, zerebral und respiratorisch). Der italienische Anthropologe Viola (1909) vereinfachte dieses Schema und schlug drei Typen vor: den mikro-, normo- und makrosplanchnischen Typ (griech. splanchnon = Blut und Fleisch). Ernst Kretschmer (1888–1964), der bekannteste deutsche Konstitutionspsychologe, unterschied den Astheniker (Leptosom, zart, gerade), den athletischen Körperbau (kräftig-muskulös) und den pyknischen Körperbau (rundlich) sowie als vierten, abweichenden Typ den dysplastischen Typ.

Zahlreiche Strömungen der Komplementärmedizin messen der Konstitution eine große Bedeutung bei. Insbesondere seit der zunehmenden Verwissenschaftlichung der Hochschulmedizin im 19. Jahrhundert (und den damit verbundenen Standardisierungen) wurde der Konstitutionsgedanke von Gegenbewegungen aufgegriffen: von der Homöopathie oder der Blütentheorie von Edward Bach.[244] In der »Schulmedizin« findet sich der Konstitutionsgedanke in gewisser Weise immer dann, wenn es um die genetische Veranlagung für bestimmte Erkrankungen geht.

### Lebensenergie

Insbesondere in der traditionellen chinesischen Medizin wird dem energetischen Zustand viel Gewicht beigemessen. Das Qi, die Lebensenergie, kann verbraucht oder gepflegt werden, es gibt zahlreiche Formen und Ausprägungen dieser Energie. Hufeland entwickelte ein ganzes medizinisches Konzept um die Vorstellung von einer Lebenskraft, die wir verbrauchen oder mit der wir haushalten können. Auch für Hahnemann stellte die *dynamis*, die Lebenskraft, einen zentralen Aspekt seiner Lehre dar.

### Schwäche

Es ist erstaunlich, dass in zahlreichen traditionellen und komplementärmedizinischen Systemen als Ursache einer Erkrankung ein Schwächezustand genannt wird, selbst beim läppischen Schnupfen findet man die Schwäche des Metallelements (TCM), die Schwäche des Abwehrsystems (Kneipp) usw. Es handelt sich dabei in der Regel um die Schwäche eines Organs, eines Organsystems, eines Gewebes (»Bindegewebsschwäche«), um eine Funktionsschwäche, aber auch um die Schwäche des Gesamtorganismus. Langanhaltende Schwäche- und Erschöpfungszustände können schweren Erkrankungen vorausgehen.

### Psyche

Traditionelle Systeme sehen Körper, Seele und Geist übereinstimmend als untrennbar miteinander verbunden – und so hat die psychische Verfassung einen Einfluss auf die Krankheitsentstehung, aber auch auf den Gesundungsprozess. Während in der Schulmedizin nur ganz bestimmte Krankheiten als »psychosomatische Erkrankungen« bezeichnet werden, wird dieser Zusammenhang in anderen medizinischen Systemen als grundsätzlich angesehen – und zwar für alle Erkrankungen. Diese Verbindung, dieser wechselseitige Einfluss muss nicht erst bewiesen werden – er stellt eine der Grundannahmen dieser Systeme dar. Er ist ganz selbstverständlich.

Ähnlich sieht es mit dem Bereich der Emotionen aus: Natürlich spielen die Gefühle eine Rolle – und zwar auch die im Hinblick auf die Beziehung zum Arzt. Natürlich hat die Arzt-Patienten-Beziehung einen Einfluss auf den weiteren Verlauf. Wer würde dies bezweifeln?

### Subjektives Befinden

TCM, Ayurveda, anthroposophische Medizin und vor allem die Homöopathie messen dem subjektiven Befinden eine große Bedeutung bei. Viele komplementärmedizinische Verfahren sind als Regulationstherapien zu verstehen, deren Angriffspunkt (und optimale Wirksamkeit) im Bereich der Eigenregulation zu finden ist. Professor Peter Matthiessen schrieb bereits vor knapp 20 Jahren:

> *Die Vernachlässigung des Befindens gegenüber den »harten Daten« des Befundes ist die Folge eines verkürzten Erfahrungsbegriffs in den Naturwissenschaften.*

---

> *Wir sind in der ärztlichen Praxis weit davon entfernt, die Phänomene des Befindens bzw. Missbefindens als feine Indikatoren für im Entstehen begriffene Krankheitsprozesse diagnostisch und therapeutisch verwerten zu können.*[245]

---

Viele Regulationsverfahren setzen in einer Krankheitsphase an, in der es zu subjektiven Beschwerden kommt, der objektive Befund jedoch noch unauffällig ist. Nach Auffassung der Regulationsmedizin ist es immens wichtig, bereits in diesem Stadium therapeutisch einzugreifen und das Ruder herumzureißen, damit es gar nicht erst zu organischen Veränderungen kommt – die nämlich sind in der Regel nicht mehr reversibel.

### Qualitative Beschreibung

Die moderne wissenschaftliche Medizin spricht über Gesundheit und Krankheit in quantitativ messbaren Parametern, in Zahlen, in Skalen, in klar definierten Einheiten.

Traditionelle Systeme gehen hier anders vor. Sie beschreiben Krankheitszustände oder auch Heilmittel qualitativ: Diese Pflanze wirkt kühlend und befeuchtend, die andere erhitzend. Die eine Krankheit ist durch ein Übermaß an Hitze geprägt, die andere durch zu viel Kälte.

Eine Krankheit oder ein Heilmittel qualitativ zu beschreiben, als warm oder kalt, trocken oder feucht, ist vergleichsweise diffus und ungenau. Präziser ist es sicher, sich an Zahlen und Fakten zu halten. Deswegen haben die messbaren Parameter in der westlichen Geschichte die Umschreibungen ja auch abgelöst.

Aber auch hier scheint es etwas vorschnell, ganz darauf zu verzichten, denn diese Umschreibungen, diese Bilder liefern Informationen, die uns in der Heilkunde durchaus nützen können. Man könnte dies mit harten und weichen Fakten vergleichen. Die harten Fakten sind die messbaren Daten, der objektive Befund. Die weichen Fakten, die Umschreibung, die letztlich auch die subjektiven Erscheinungen des Kranken berücksichtigen, sind zwar deutlich ungenauer, sie vermitteln jedoch ein plastischeres Bild.

Betrachten Sie sich selbst, Ihre Kinder, Ihre Freunde, Ihre Kollegen: Der Eine wird plötzlich krank, fiebert hoch, mit roten Lippen und aufgewühltem Gemüt – im traditionellen Denken ein eindeutiger Fall von Hitze. Der Andere schleppt die Erkrankungen ewig mit sich herum, die Erkältungen chronifizieren, das Gesicht ist blass, das Gemüt eher bedächtig – nach traditionellem Verständnis überwiegt hier die Kälte. Beide brauchen unterschiedliche Therapien.

Ein anderes Beispiel: Heute leiden wir – ganz allgemein – in gewisser Weise unter einem Füllezustand. Wir leiden an Überangebot und Übersättigung, an zu viel Zucker, zu viel Informationen, zu viele Kalorien. »Wer heute mit dem Strom schwimmt, landet bei den Herz-Kreislauf-Erkrankungen«, so ein befreundeter Kardiologe. Erst die Erkenntnis, dass wir die Fülle von Außenreizen, Genussmitteln, Fernsehprogrammen und Internetangeboten reduzieren müssen, um letztendlich ohne Schaden von ihnen profitieren zu können, führt dazu, auch mal Nein zu sagen und Auszeiten zu nehmen.

Ich selbst habe zahlreiche Pflanzenporträts erarbeitet. Stets dienten die Angaben über die Inhaltstoffe als Grundlage. Doch gerade dann, wenn diese Inhaltstoffe wenig spektakulär waren oder sich mit anderen Pflanzen deckten (und das ist durchaus bei zahlreichen einheimischen Pflanzen der Fall), wandte ich mich den weichen Fakten zu und berücksichtigte als Informationsquellen die traditionelle Verwendung der Pflanze in Europa, die Bewertung in der Humoralpathologie, darüber hinaus die Zugehörigkeit zur Pflanzenfamilie und sogar Informationen über volkstümliche Namen der Pflanzen, über ihre Bedeutung in Mythen und Märchen, über ihre Nutzung außerhalb der Heilkunde. Es schien mir, als ob die wissenschaftlichen Fakten das Gerippe bildeten, sich aber durch die weichen Daten das spezifische Profil der Pflanze, das Charakteristische sehr viel besser herausarbeiten ließ.

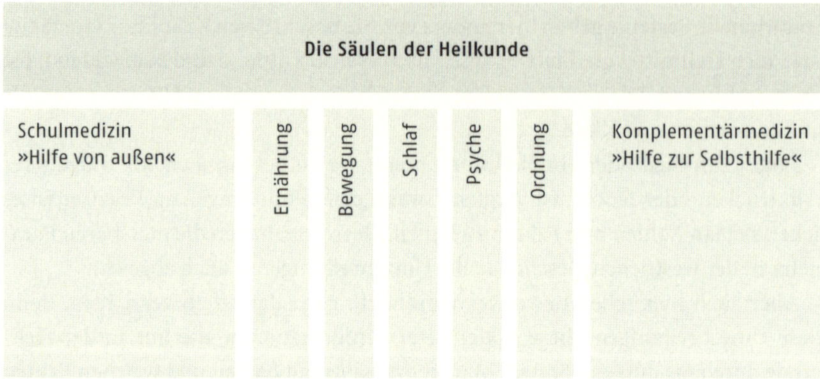


**Die Säulen der Heilkunde** (© Annette Kerckhoff)

## Zyklische Modelle

Gerade der Vergleich der Grafiken zu antiker Medizin, TCM und Ayurveda zeigt: In mehreren Konzepten der Heilkunde geht es um Prozesse, um Veränderungen, um Entwicklungen, die bestimmten Gesetzen unterworfen sind, die eine unterschiedliche Betrachtung von Krankheiten des Kindes und des alten Menschen, von Erkrankungen im Sommer und im Winter liefern, zudem Hinweise für unseren Biorhythmus. Im März 2009 führte ich eine Veranstaltung an der Charité zum Thema »Frühjahrsmüdigkeit« durch und ließ Brennnesselsaft, Gemüsesaft und Teemischungen, Dinkelstangen, Mandeln und Chlorella-Algen probieren. Die Erklärung der Frühjahrsmüdigkeit aus schulmedizinischer Sicht verweist auf die erforderliche Neu-Anpassung des Hormonhaushalts mit Melatonin und Serotonin, von Blutgefäßen und Stoffwechsel an die veränderten klimatischen Verhältnisse. Die antike Sicht, die ich ebenso präsentierte wie die Sicht der TCM, zeichnet hier ein radikaleres Bild: Der Übergang vom Winter zum Frühling ist in gewisser Weise gleichbedeutend mit einem Neustart in ein neues Leben, in eine neue Runde. Hier können wir etwas mithelfen: Ballast abwerfen einerseits, Kraft tanken andererseits.

## Mehr-Säulen-Modell

Sicher ist Ihnen aufgefallen: Immer wieder gibt es in diesem Buch Bilder von Hausmodellen mit mehreren Säulen. Große Systeme der Heilkunde setzen nicht nur auf eine Karte – sie ordnen das Fundament und fahren mehrgleisig. Dabei ergibt sich letztendlich ein Modell, das man mit der folgenden Abbildung beschreiben könnte.

**Ungleichgewicht**

Egal, mit welchem traditionellen System Sie sich befassen, es läuft darauf hinaus, dass einseitige Belastungen Krankheiten begünstigen. Krankheit ist Ungleichgewicht. Gesundheit ist Gleichgewicht. Und das verdient eine eigene Ergebnisüberschrift.

## Ergebnis 3: Schlüsselwort Gleichgewicht

Tritt man einen großen Schritt zurück, so wird deutlich: Alle großen Systeme der Heilkunde sehen als Voraussetzung für Gesundheit ein Gleichgewicht an. Stets wird dieses Gleichgewicht als Gleichgewicht zwischen verschiedenen polaren Kräften, zwischen verschiedenen Größen beschrieben. Es ist in diesem Zusammenhang unerheblich, wie diese Elemente oder Größen bezeichnet werden. Die Vertreter des Ayurveda sprechen von Pitta, Vata und Kapha, die Griechen von den Körpersäften, die Anthroposophen von Äther- und Astralleib, die Salutogenese von einem Modell von Anforderungen und Ressourcen – als übereinstimmende Idee der Gesundheit wird das Gleichgewicht genannt. Heilung wird entsprechend vor allem dadurch erzielt, dass einseitige Belastungen reduziert werden, dass ein Ausgleich geschaffen wird, dass Ungleichgewichte erneut ausbalanciert werden.

Diese grundsätzliche Überlegung legt nahe, dass wir unser Leben heute neu überdenken, neu ausbalancieren müssen. Dies bedeutet zum einen – will man gesund bleiben und gesund werden – die Errungenschaften der modernen Zivilisationstechnik nicht überhand nehmen zu lassen, sondern sie gezielt zu nutzen. Jede Mutter weiß, wie wichtig es ist, den Kindern einen gesunden Umgang mit Computer und Fernsehen, Handy und Internet, Fastfood und Genussmitteln beizubringen. Und wie schwierig das ist.

Auf der anderen Seite bedeutet es, aktiv für einen Ausgleich zu sorgen, die Waagschale der »Ressourcen« bewusst zu füllen und im normalen Alltag zu lernen, zu entspannen und abzuschalten, sich zu bewegen, sich zu konzentrieren und in eine Beschäftigung zu vertiefen, mit Freude zu kochen und gemeinsam zu essen.

Was noch auffällt: Alle großen medizinischen Systeme stimmen darin überein, dass das beschriebene Gleichgewicht ein *dynamisches* Gleichgewicht darstellt. Immer wieder gibt es Veränderungen, neue Impulse von außen, Einflüsse, Informationen usw., die dazu führen, dass wir uns neu ins Gleichgewicht bringen. Auch das ist normal, ist »gesund«. Mehr noch: Aus den Forschungen der Regulationsbiologie weiß man, dass ein Zeichen von Gesundheit und Stärke eben genau die flexible Adaption an neue Situationen ist, während Starre und Rigidität Wegbereiter von Krankheitszuständen sind. Aaron Antonovsky hat das Bild des Schwimmers im Strom des Lebens geprägt. Der gute Schwimmer weiß, dass immer wieder neue Überraschungen auf ihn warten. Und er vertraut darauf, dass er diese Überraschungen meistern wird.

Viel spricht ganz allgemein dafür, Belastungen zu reduzieren und Ressourcen zu stärken. Gleichzeitig ist es besonders wichtig, herauszufinden, wo die Belastungen des Einzelnen liegen. Wer den ganzen Tag sitzt, sollte gehen, laufen, rennen. Wer den ganzen Tag am Bildschirm arbeitet, dem tut wahrscheinlich eine Auszeit für die Augen gut, ein Besuch im Konzert, eine schöne CD. Wer den ganzen Tag telefoniert, der braucht die Stille. Wer den ganzen Tag mit Leuten zusammen ist, dem könnte die innere Einkehr gut tun.

Wer – konstitutionell betrachtet – kälteanfällig ist, der braucht eine Badewanne, eine Wärmflasche. Wer aus einer Familie mit Bluthochdruck kommt, muss sich, noch mehr als andere, um die Fähigkeit bemühen, gezielt in jeder erdenklichen Lebenssituation zu entspannen.

Ein Trumpf in diesem individuellen Austarieren, bei dem Belastungen reduziert und Ressourcen gestärkt werden, ist die beschriebene »Supertankstelle«, die Art von Beschäftigung, bei der man besonders viel und gut und schnell auftankt. Tanzen, Telefonieren, lange Spaziergänge, ein bestimmtes Musikstück.

Die seit jeher von guten Ärzten gestellte Frage »Was fehlt Ihnen?« trifft damit den Nagel auf den Kopf. Es lohnt sich, sie auch sich selbst zu stellen, und – wenn die innere Stimme im Getöse des Alltags zu leise geworden ist – dafür zu sorgen, den Lautstärkeregler für unseren »inneren Arzt«, der weiß, was wir brauchen, wieder etwas hochzudrehen.

## Der mehrdimensionale Blick

Bei jedem Heilkundesystem haben Sie drei Krankheitsbilder kennengelernt. Hier eine kurze Zusammenfassung:

Beim **Schnupfen** klärt uns die Schulmedizin auf, dass der eigentliche Übeltäter ein Rhinovirus ist, und bietet symptomatische Therapien an. Andere Systeme weisen auf die Kälte der Umgebung, die kalte Jahreszeit, aber auch kalte Füße sowie auf eine allgemeine Infektanfälligkeit hin. Sie bieten an, das Immunsystem zu stärken oder zu stimulieren – mit Heilpflanzen oder Homöopathie – und raten zudem in aller Regel, Wärme zuzuführen und viel zu trinken, auszuruhen. Ingwertee, Schwitzbad, warme Fußbäder, Bettruhe sind die Mittel der Wahl und vor allem die Abhärtung des Abwehrsystems, um den nächsten Schnupfen erst gar nicht zu bekommen.

Bei den **Rückenschmerzen** kann die Schulmedizin den betroffenen Bereich genau lokalisieren, die unmittelbare Ursache ermitteln, beispielsweise – als eine von mehreren Ursachen – die Bandscheibenvorwölbung oder gar den Bandscheibenvorfall. Die Schulmedizin bietet uns Schmerzmittel für den akuten Zustand und Physiotherapie für die Stärkung der Muskeln. Die naturheilkundlichen Verfahren bieten ebenfalls Wärme, Schlamm und Heilpflanzen, um die Beschwerden zu lindern. Das ordnungstherapeutische Konzept – ob wir es nun der antiken Diaita, Kneipp oder der modernen Mind-Body-Medizin zuordnen wollen – fordert jedoch eine Lebensstiländerung: regelmäßige Bewegung, um die starken Belastungen für den Rücken gerade bei anhaltender sitzender Tätigkeit auszugleichen. Die anthroposophische Medizin schlägt vor, über unsere Lebensinhalte, unseren Lebensweg nachzudenken und darüber, ob uns eventuell auch im übertragenen Sinn Flexibilität und Leichtigkeit fehlen. Die TCM hilft uns dabei, »energetische Blockaden«, beispielsweise zwischen dem oberen und dem unteren Menschen, auszugleichen und damit Schmerzen zu lindern.

**Krebs** ist ein sehr komplexes Krankheitsbild. Die Schulmedizin hilft uns, den Tumor unmittelbar zu bekämpfen. Die komplementärmedizinischen Verfahren helfen dabei, die Nebenwirkungen dieser Therapie abzumildern, und außerdem, nach der Therapie Immunsystem, Verdauung usw. wieder aufzubauen. Die Anregung, das bisherige Leben noch einmal zu überdenken und auf solide Säulen zu stellen, stammt aus allen ordnungstherapeutischen Konzepten. Mit dem biographischen Aspekt befasst sich die anthroposophische Medizin in besonderem Maß; Paracelsus und Hildegard von Bingen lehren, dass wir uns auch auf spiritueller Ebene vielleicht noch einmal neu orientieren und Halt finden. Aus der Gesundheitsförderung wissen wir, wie wichtig ein soziales Netz in einer solchen Situation ist, der Austausch mit anderen Betroffenen, der Rückhalt von Freunden und Familie.

Neben diesen drei Beispielen gibt es noch viele andere, die verdeutlichen, wie gut sich Schulmedizin, Komplementärmedizin und Gesundheitsförderung ergänzen. Nehmen wir etwa Parkinson, Schlaganfall, Down-Syndrom, Diabetes, unerfüllten Kinderwunsch oder funktionelle Störungen.

Bei **Parkinson** reduziert sich die körpereigene Produktion von Dopamin, einem Überträgerstoff der Nervenzellen, da das Gewebe im Gehirn, das Dopamin produziert, zugrunde geht – aus bislang ungeklärten Gründen. Die Schulmedizin führt Dopamin in einer Vorstufe zu. Die Komplementärmedizin, hier insbesondere die Homöopathie und die anthroposophische Medizin, kann durch gezielte Arzneimittelgabe die Dosierung der schulmedizinischen Medikamente reduzieren – was günstig ist, da Letztere mit Nebenwirkungen einhergehen. Andere Verfahren, z. B. Qigong, Atemtherapie, Musiktherapie, Bach-Blüten und Schüßler-Salze, können die Lebensqualität der Betroffenen deutlich verbessern.

Wer einen **Schlaganfall** erlitten hat, bei dem kann – so der homöopathische und anthroposophische Arzt Johannes Wilkens – ein Therapieschema, das Homöopathie und anthroposophische Medizin kombiniert, den Verlauf günstig beeinflussen. Dies ist nicht ohne Bedeutung: Jedes Jahr erleiden 200 000 Menschen in Deutschland einen Schlaganfall. Von 100 Patienten überleben nur 60 das erste Jahr, und von diesen bleiben fast zwei Drittel langfristig behindert. Auch wenn Wilkens' Therapie einen positiven Einfluss hat, zeigt das Beispiel Schlaganfall sehr viel deutlicher, wie wichtig die Vorsorge ist. Wir kennen heute die Risikofaktoren eines Schlaganfalls sehr genau: ungünstige Ernährung, Bewegungsmangel, Rauchen,

Übergewicht, Diabetes u. a. Es hapert jedoch an der Umsetzung einer Lebensstilveränderung – und an der Unterstützung von professioneller Seite, diese Veränderung vorzunehmen. Meiner Ansicht nach muss, will man die hohe Rate an Herz-Kreislauf-Erkrankungen und -Todesfällen eindämmen, sehr viel mehr Energie und Geld dafür investiert werden, bereits im Kindesalter einen gesundheitsfördernden Lebensstil zu lehren, und jeder, der Anstrengungen in dieser Hinsicht unternimmt (und wir wissen ja alle, wie stark der innere Schweinehund sein kann), weit mehr belohnt werden, als dies heute der Fall ist. Gerade was Herzinfarkt und Schlaganfall angeht, muss man leider sagen: Wir warten zu lange. Wir müssen früher aktiv werden.

Ein Beispiel, das mich besonders beeindruckt hat, ist die Kombination von Schulmedizin und Komplementärmedizin bei Kindern mit Down-Syndrom. Das **Down-Syndrom** ist eine genetische Erkrankung, bei der das Chromosom 21 dreifach in jeder Körperzelle vorliegt (Trisomie 21). Auch wenn die Ursache der Erkrankung nicht behandelt werden kann, so kann die Komplementärmedizin hier fördernd eingreifen. Ich kenne Down-Kinder, die durch homöopathische Begleitung von Geburt an konstitutionell gestärkt wurden (was z. B. die häufig erhöhte Infektneigung reduziert oder das Herz bei vorhandenem Herzfehler in seiner Funktion unterstützte) und deren Motorik durch Osteopathie und Cranio-Sacral-Therapie (eine Form der manuellen Therapie) deutlich gefördert wurde. Die anthroposophische Sicht auf Kinder mit Down-Syndrom oder anderen Behinderungen erweitert den Blick: Dabei wird nicht mehr die Ursache lediglich in der genetischen Abweichung gesehen, sondern der Schicksalsweg des Kindes selbst. Kinder suchen sich ihre Eltern, so eine Vorstellung der Anthroposophie. Dadurch erscheint Vieles zwischen Himmel und Erde in ganz anderem Licht. Wie meinte Professor Götz Werner in einer Veranstaltung im November 2008 so schön: »Meine Mutter sagte schon immer: Man kann bei der Wahl seiner Eltern nicht vorsichtig genug sein.«

**Diabetes** ist eine Erkrankung, die beim Typ 1 auf einer Insuffizienz der Bauchspeicheldrüse beruht: Diese Drüse ist nicht mehr in der Lage, das lebensnotwendige Insulin zu produzieren. Gottlob gibt es, dank der Schulmedizin, Insulin, das gespritzt werden kann, gottlob gibt es vergleichsweise einfache Untersuchungen, um in jeder Lebenslage den Blutzucker zu messen und dadurch gefährliche Entgleisungen nach oben oder nach unten zu verhindern. Doch man kann die Schulmedizin unterstützen. In ihrer Diplomarbeit Krankheit als Konstruktion[246] befasste sich Bettina Berger mit der Herangehensweise der Homöopathie und entwickelte ein erweitertes Bild von Diabetes, damit auch neue Zugänge zur Behandlung.

Viele Paare leiden unter einem **unerfüllten Kinderwunsch**. Die konventionelle Therapie kann hier gezielt durch Hormongaben Einfluss auf den Hormonhaushalt nehmen. Und doch: Der Hormonhaushalt ist ein komplexes System, und die Frage, ob es zu einer Befruchtung kommt, sich das Ei einnistet und auch die ersten

Wochen »übersteht«, hängt von einem komplizierten Zusammenspiel von verschiedenen Hormonen ab. Der komplementärmedizinische Ansatz bemüht sich darum, das gesamte Hormonsystem zu regulieren und gleichzeitig die Nerven zu besänftigen.

**Funktionelle Erkrankungen** wurden in diesem Buch mehrfach erwähnt. Ob es sich um Schlafstörungen, nervöse Magen- oder Darmschmerzen handelt, Reizblase, Kopfschmerzen, Schwindel – die Schulmedizin ist hier etwas ratlos, sie bietet Schmerzmittel (für den Notfall optimal); die Komplementärmedizin jedoch hält ein breites Arsenal bereit, den in Unordnung geratenen Organismus, das überreizte Nervensystem wieder in einen ausgeglichenen Zustand zu bringen und Schlimmeres zu verhindern.

**Operationen** sind vielfach sinnvoll, wohl kaum würde jemand – bei einer wirklich erforderlichen Operation – eine komplementärmedizinische Methode als Alternative vorschlagen. Die Wundheilung nach Operationen aber kann durch die Homöopathie unterstützt werden, etwa durch die Gabe von Arnica.

Gleichzeitig kann man, beispielsweise bei Hüft- und Knieoperationen, lange im Vorfeld vorbeugen. Die Physiotherapeutin Lilo Cross hat sich ihr ganzes Leben lang mit den Auswirkungen eines verwrungenen Beckens, d.h. eines Beckenschiefstandes, auf die gesamte Statik des Halteapparates auseinandergesetzt und damit auch auf ungleich verteilte Belastungen für Hüft- und Kniegelenke. Wie viele Hüftoperationen könnten vermieden werden, wenn man rechtzeitig zuvor untersuchen würde, ob ein Beckenschiefstand vorliegt – und diesen korrigiert?, fragt sie.

All das sind nur einige Beispiele. Es gäbe noch Dutzende weitere.

## Ausblick

Ich vermute, Sie werden sich mein Fazit denken können. Noch einmal, in klaren Worten: Die Heilkunde der Zukunft, mit einem neuen medizinischen Weltbild, sollte Schulmedizin, Komplementärmedizin und Gesundheitsförderung kombinieren. Schulmedizin für genaue Diagnosen, Notfälle, Intensivmedizin, akute Erkrankungen, Operationen, gezielte Eingriffe – eben immer dort, wo schnell und effektiv »Hilfe von außen« geleistet werden muss. Komplementärmedizin, um die Regulation der körpereigenen Systeme zu verbessern, die »Selbstheilungskräfte« zu mobilisieren, um »Hilfe zur Selbsthilfe« zu leisten – als ergänzende Therapie zur Schulmedizin, als echte Alternative, wenn der Griff zur chemisch-synthetischen Tablette zu symptomorientiert oder zu nebenwirkungsreich ist. Und schließlich die Gesundheitsförderung, um für ein sicheres Fundament der Gesundheit zu sorgen, die Abwehr gegen krankmachende Faktoren zu verbessern, ob es sich nun um Krankheitserreger oder Stress handelt, außerdem, um die erforderliche Eigenaktivität zu fördern.

Heilkunde, dies zeigt die Betrachtung der Medizingeschichte, beinhaltet das, was uns die Schulmedizin liefert. Aber sie beinhaltet eben auch – und zwar übereinstimmend in unterschiedlichen Epochen und Kulturen – noch mehr, ob zur Vorbeugung oder zur Therapie: einen guten Schlaf, eine gute Verdauung, die Berücksichtigung der Psyche, eine gewisse Ordnung und Struktur des Lebens und des Tagesablaufs, die Bedeutung der Ernährung, der Ausgleich von einseitigen Belastungen. All dies gehört zur Heilkunde, welchem System oder welcher Strömung auch immer man sie zuordnen will.

Eine Heilkunde, die über den Rahmen der heute praktizierten Schulmedizin hinausgeht, hat verschiedene Vorteile. Die Antwort für die Frage »Warum krank?«, das haben Sie deutlich gesehen, kann vielfältig sein. Es gibt offenbar zahlreiche Ebenen, auf denen Erkrankungen mitverursacht werden können, es gibt verschiedene Ursachen für Krankheiten, die synergistisch zusammenspielen – und entsprechend auch verschiedene Ebenen, verschiedene Ansatzpunkte für die Therapie. Sich auf eine einzige Ursache zu beschränken – ob nun aus schulmedizinischer oder »alternativmedizinischer« Sicht – bedeutet damit auch, die Therapie auf eine Strategie zu reduzieren und damit Therapiechancen zu vernachlässigen, die ebenfalls zur Heilung beitragen können. Insbesondere bei Krankheiten, die schulmedizinisch schwer zu behandeln sind, wäre es äußerst unklug, ergänzende Strategien abzulehnen. Ebenso dumm jedoch wäre die pauschale Ablehnung der Schulmedizin aus ideologischen Gründen und eine Verklärung der Komplementärmedizin.

Das neue Modell einer Heilkunde als medizinischer Standard der Zukunft, der nunmehr auf den drei Säulen Schulmedizin, Komplementärmedizin und Gesundheitsförderung basiert, bliebe nicht ohne Folgen. Die wichtigsten Konsequenzen wären:

- die Berücksichtigung dieser drei Aspekte in der Ausbildung von Medizinern, aber auch von anderen Berufen der Heilkunde, z. B. eine Nivellierung der Heilpraktiker-Ausbildung,
- die Zusammenarbeit von Medizinern, Vertretern der Komplementärmedizin und der Gesundheitsförderung, wie sie heute bereits in manchen Praxen und Gesundheitszentren üblich ist,
- die Darstellung der unterschiedlichen Strategien in der Patientenaufklärung und die Ermutigung, diese Verfahren zu kombinieren, in Absprache mit dem behandelnden Arzt und – besser noch – in Zusammenarbeit der Vertreter der unterschiedlichen Therapien,
- die selbstverständliche Kostenerstattung geprüfter oder empirisch bewährter komplementärmedizinischer Verfahren und Präparate und gesundheitsfördernder Aktivitäten durch die Krankenkassen. Wollen wir einen Bürger erziehen, der selbst aktiv werden will, so muss dies entsprechend honoriert werden.

- schließlich die Forschungsförderung von staatlicher Seite. Seit 1999 gibt es in Deutschland keine staatlichen Fördergelder zur Erforschung der Komplementärmedizin. Die Forschungsförderung erfolgt maßgeblich durch private Stiftungen, hier vor allem durch die Carstens-Stiftung, daneben in der naturheilkundlichen Arzneimittelindustrie. Auch dies ist ein Missstand, der in krassem Gegensatz zu dem starken Bedürfnis der Bevölkerung steht, derartige Mittel und Verfahren anzuwenden. Der Wunsch der Ärzte, komplementärmedizinische Verfahren einzusetzen, die wissenschaftlich geprüft sind, ist nachvollziehbar – aber wie sollen wir dorthin kommen, wenn keine finanziellen Mittel für genau diese Forschung bereitgestellt werden? Die Folge ist eine wachsende Orientierungslosigkeit in der Bevölkerung, daneben ein wachsender Markt der Gesundheitsindustrie. Die Angebote dieses Marktes sind für den Laien undurchschaubar, sie bergen die Gefahr unseriöser Versprechen, minderwertiger Produkte und einseitiger Informationen.

Als Erzieherin und Gesundheitswissenschaftlerin liegt mir von den drei genannten Bereichen die Gesundheitsförderung, die Prävention besonders am Herzen – und zwar nicht nur, weil sie in den großen Systemen der Heilkunde übereinstimmend eine übergeordnete Rolle spielt, sondern auch, weil sie mir für die Zukunft unerlässlich scheint.

Charles Robert Darwin (1809–1882), der britische Naturforscher, begründete die moderne Evolutionstheorie. Er prägte den Begriff »survival of the fittest« – wobei »fittest« den Angepasstesten (engl. to fit = passen, anpassen) meint. Wir sehen deutlich, dass – neben anderen Ursachen – auch der moderne Lebensstil die Menschen gefährdet und krank macht, dass in der westlichen Welt Bewegungsmangel, ein Überangebot an Nahrungsmitteln, Multimedialität und »Stress« die Gesundheit vieler Menschen belastet und immer Jüngere davon betroffen sind. Es ist frappierend, dass auch in anderen an sich äußerst gesunden Kulturen – ob auf Kreta oder in Asien – immer dann die typischen Zivilisationskrankheiten zunehmen, wenn der traditionelle Lebensstil zugunsten einer westlichen Lebensart aufgegeben wird. Darwin hätte wahrscheinlich auch hier vermutet, dass nur diejenigen die Tücken des modernen westlichen Lebens schadlos überstehen, die in der Lage sind, mit ihnen umzugehen. Lernten die Kinder früherer Epochen, sich gegen Gefahren der natürlichen Umwelt zur Wehr zu setzen, so müssen wir heute unsere Kinder darin üben, auf die Gefahren unserer Zeit vorbereitet zu sein. Dies bedeutet zum einen, den Umgang mit all den Dingen zu trainieren, die, in Maßen genutzt und genossen, das Leben bereichern, im Übermaß jedoch gefährlich werden. Zum anderen bedeutet es, eine Gesundheitskultur zu entwickeln, Freude an gesundheitsförderndem Verhalten zu wecken und Gewohnheiten zu etablieren, die ein Gegengewicht bieten. Wohlgemerkt: Auch die klassische Gesundheitserziehung, die moralisiert, verteufelt und verbietet, ist überholt.

Sicherlich ist eine derartige Erziehung primär Aufgabe der Eltern. Dennoch zeigt der Blick in die großen Systeme der Heilkunde – ich denke hier vor allem an die Antike – dass Gesundheit nicht nur als Privatangelegenheit verstanden werden sollte, insbesondere wenn man weiß, wie stark das Gesundheitsverhalten vom sozialen Status innerhalb der Gesellschaft abhängt, von Bildung, Arbeitssituation und materiellem Wohlstand. Wenn wir nicht wollen, dass unsere Kinder mehr und mehr unter Schlafstörungen und Depressionen, Unruhe und Lernstörungen, Haltungsschäden und Koordinationsstörungen, Nahrungsmittelunverträglichkeiten und Allergien, Übergewicht und Diabetes leiden, wenn wir wollen, dass sie befähigt werden zu arbeiten, zu leben und zu lieben, dann erweitert sich der Bildungsauftrag auch im öffentlichen Bereich auf die Gesundheitsförderung – und damit auf pädagogische Konzepte, Infrastruktur, Stadtarchitektur, Fördergelder, Freizeitangebote usw.

Wir brauchen keine weiteren Studien, keine alarmierenden Erkenntnisse darüber, welche Probleme in welchem Maße bei den Kindern von heute zunehmen. Wir können sie uns unschwer denken. Was fehlt, ist, dass weit mehr öffentliche Ressourcen als bisher in die Gesundheitsförderung, die Prävention investiert werden. Das ist nicht kompliziert: Als Gegengewicht zur medial bestimmten Kindheit brauchen Kinder eine reale Erlebniswelt mit realen Abenteuern und Bewährungsproben; als Gegengewicht zum Fastfood gemeinsame Mahlzeiten; als Ausgleich zum vielen Sitzen in der Schule und daheim vor Computer und Fernseher brauchen sie Platz, Spielstraßen und Freiflächen, wo sie wieder all das tun können, was Muskelkraft, Koordination und Konzentration fördert – Fahrradfahren, Skateboarden, Rollschuhfahren, einfach Spielen. Der häufigen Isolation könnten Ganztagsschulen und Freizeitangebote entgegenwirken.

Gesundheitsförderung macht damit keine Vorgaben, sie stellt eine Infrastruktur, einen Raum bereit, in dem Erfahrungen gemacht werden können, ob es sich um den Schulgarten, den Toberaum oder den Sportunterricht handelt, um Musik, Theater, bildende Künste. Sie fördert Kompetenzen, verschafft Hintergrundinformationen, weckt Qualitätsbewusstsein. Sie ermöglicht Körpergefühl und Körpererfahrung, schult Zunge und Auge, eröffnet Ausdrucksformen, stärkt die Kreativität.

Von diesem öffentlichen Bildungsauftrag sind wir derzeit weit entfernt. Die Frage ist nur: Können wir es uns leisten, weiter zu warten?

# V. Anhang

## Anmerkungen

1 Ellis Huber, ehemaliger Präsident der Berliner Ärztekammer, Veranstaltung 18.2.2009, Berlin
2 Vgl. Dobos (2008)
3 Zitiert in: Eckert (2008), S. 71
4 Meyers Großes Taschenlexikon (2006), Bd. 19, S. 6804, www.brockhaus.de (Schlagwortsuche vom 12.11.2008)
5 Heimpel (2006), S. 53. Heimpel zitiert Raspe 2001
6 §1 AOÄ, zitiert in: Gagel, Peters, (2007), S. 72
7 Gagel, Peters (2007), S. 72–85
8 Penner (2004), S. 19 f.
9 Gagel, Peters (2007), S. 102 ff.
10 www.wikipedia.org/wiki/Antoni_van_Leeuwenhoek (Recherche vom 12.11.2008)
11 Dieses und das direkt folgende Zitat aus: Jütte (1996), S. 20
12 Eckart (1994), S. 207 ff.
13 Jütte (1996), S. 28
14 Zitiert in: Probst: Robert Koch. In: Wiench (1992), S. 316
15 www.wikipedia.org/wiki/Robert_Koch (Recherche vom 12.11.2008, 12.00 Uhr), außerdem www.charite.de/cover/de/article/rk_o.html (Recherche vom 12.11.2008, 12.20 Uhr)
16 Lang (2008): Das Leben von Robert Koch, Studienarbeit FH Tölz, erhalten als Lehrmaterial im Fach Medizingeschichte Hochschule für Gesundheit und Sport
17 http://www.dieterwunderlich.de/Max_Pettenkofer.htm (Recherche vom 16.11.2008, 17.55 Uhr)
18 http://www.mdr.de/kultur/1013884-hintergrund-965755.html (Recherche vom 15.11.2008)
19 Probst: Ignaz Philipp Semmelweis. In: Wiench (1992), S. 261
20 Vgl. Schadewaldt (1998)
21 Meyers Großes Taschenlexikon (2006), Bd. 24, S. 8600, www.brockhaus.de (Schlagwortsuche vom 12.11.2008)
22 www.ebm-netzwerk.de/grundlagen/definitionen
23 Lüdtke, Musial (2008), S. 77 f.
24 Paul: Gesundheit und Krankheit. In: Schulz et al. (2006), S. 133
25 Ebenda, S. 134
26 Jütte (1996), S. 28
27 Dahmer (2006), S. 7
28 Ebenda, S. 21
29 Vgl. Pschyrembel Klinisches Wörterbuch (2007)
30 Vgl. u. a. Classen et al. (2004)
31 Klumbies, Sigusch (2006)
32 www.arte.tv/de/Hippokrates/757922.html
33 Penner (2004), S. 30
34 Test spezial: Medikamente. Stiftung Warentest, Berlin 2003, S. 13
35 Vgl. dazu Grönemeyer (2006): Mein Rückenbuch. München
36 Spahn, Kerckhoff (2007)
37 Jetter (1991), S. 60
38 Vgl. dazu: Bruchhausen, Schott (2006), S. 20f.
39 Porter (2007), S. 53
40 Kollesch, Nickel (1989), S. 13
41 Vgl. Kerkeling (2007), S. 343
42 Vgl. Benson (1997)
43 Vgl. dazu auch: Blech: Wundermittel im Kopf. Der Spiegel 26/2007, S. 135–144
44 Vgl. Benson (1975)
45 Dieckhöfer (1986), Bd. I, S. 40
46 Schwanitz (1999), S. 63
47 Jetter (1991), S. 62
48 Hippokrates: Vierzehn Krankengeschichten, Epidemienbuch I. In: Hippokrates (1994), S. 38 f.
49 Hippokrates (1994), S. 8
50 Hippokrates, Aphorismen, Buch I, Aph. I. In: Kollesch, Nickel (1994), S. 55
51 von Engelhardt: Gesundheit und Krankheit im Wandel. Vortrag, Text zugesandt vom Autor
52 Hippokrates (1994), S. 192
53 Zitiert in: Schimmel (1986), S. 15
54 Zitiert in: Porter (2007), S. 70
55 Seneca, de ira 2,13. Zitiert in: Dieckhöfer (1986), S. 39
56 Zitiert in: Dieckhöfer (1986), S. 42
57 Bruchhausen, Schott (2008), S. 33
58 Aus den Schriften des Diokles von Karystos: Die gesunde Lebensweise. In: Kollesch, Nickel (1989), S. 150 ff.
59 Krüger, H.: Hippokrates würde sich im Grabe umdrehen … In: therapeutikon 7 (4), April 1993, S. 123 ff.

60 Dieses und das folgende Galenzitat über seine Mutter zitiert in: Schipperges: Galenos. In: Wiench (1992), S. 62
61 Galenos: Hoti ho aristos iatros kai philosophos (Dass der vorzügliche Arzt auch Philosoph sein muss). In: Kindlers Literaturlexikon (1981), Zweiburger Verlag, Weinheim, Band VIII, S. 10697
62 Aus: Zedlers Universallexikon, 1735, zitiert in: Schipperges: Galenos In: Wiench (1992), S. 63
63 Sudhoff (1922): Geschichte der Medizin. Berlin, S. 111
64 Riha (2008), S. 39
65 Garvelmann (2000), S. 21 f.
66 Schelenz (1965), S. 175
67 Galen: Über Mischung und Wirkung der einfachen Heilmittel, Buch I, Kap. 27. In: Kollesch, Nickel (1989), S. 160
68 Vgl. dazu Garvelmann (2000)
69 Alle Hinweise aus Garvelmann (2000)
70 Bächtold-Stäubli (1987), S. 1283
71 Elies, Ogal (1998), S. 60 f.
72 Saum et al. (2006), S. 325
73 Ibn Butlan (1988), Die Dritt Tafel: Von dem das sich meeret in Geschwären nach eins yeden Art: Der Krebs
74 Karl (1995), S. 233 ff.
75 Wichtigste Quelle für den folgenden Absatz: Eckart (1994), S. 71 ff.
76 www.benediktiner.de/regula/Benediktsregel_deutsch
77 Kerner (1993), S. 9
78 Hildegard von Bingen: Wisse die Wege, zitiert in: Kerner (1993), S. 54
79 Hildegard von Bingen: Brief an Mönch Wibert von Gembloux über ihre Visionen aus dem Jahr 1171. In: Hildegard von Bingen (1980), S. 28
80 Hildegard von Bingen: Vorrede zu »Wisse die Wege«, zitiert in: Beuys (2001), S. 105
81 Zitiert in: Kerner (1993), S. 95
82 Hildegard von Bingen (1955), S. 251
83 Vgl. dazu: Ptok (2008)
84 www.klostermedizin.de
85 Hildegard von Bingen (1955), S. 204
86 Ebenda, S. 283
87 Vgl. hier v. a.: Strehlow (1993), S. 249 f.
88 Singler, A. (1995): Ein kulinarischer Streifzug durch die Dinkelküche. Murg/Baden, Hornberger Druck KG
89 Vgl. Porter (2007), S. 124
90 Kerner (1989), S. 117
91 Porter (2007), S. 203
92 Ebenda, S. 206
93 Beide Zitate aus: Paracelsus (1960), S. 172
94 Paracelsus: Sämtliche Werke. Zitiert in: Kaiser (1993), S. 42
95 Paracelsus, I/Io, 20, zitiert in: Kaiser (1993), S. 66
96 Der Wahlspruch Paracelsus'. Vgl. dazu: Matthiessen (1993): Paracelsus und die moderne Medizin, Vortrag 10.11.1993 VHS-Witten
97 Zitiert in: Kaiser (1993), S. 89
98 Paracelsus, I/4, 100, zitiert in: Kaiser (1993), S. 87
99 Staatsarchiv Basel Stadt, ST. 73 D18, zitiert u. a. in: Schadewaldt (1994)
100 wiki.anthroposophie.net/Paracelsus, Recherce 2.3.09
101 Allgeier (1984), S. 68
102 Paracelsus, I/8, 55 f., vgl. Paracelsus (1960), S. 137 f.
103 Paracelsus (1960), S. 135; außerdem Rippe et al. (2008), S. 19
104 Kaiser (1993), S. 130
105 Rippe et al. (2008), S. 198
106 www.das-gesundheitsportal.com (25.3.2008), www. wikipedia.com (25.3.2008), Presseinformation Spagyros, außerdem Schmiedel, Augustin (1997): Handbuch Naturheilkunde, Heidelberg, S. 123
107 Zitiert in: Schadewaldt (1998), S. 16
108 Matthiessen (1993): Paracelsus und die moderne Medizin, Vortragsmanuskript
109 Zitiert in: Schadewaldt (1994), S. 276
110 Rippe et al. (2008), S. 305
111 Ebenda
112 Paracelsus, Band III. S. 144, zitiert in: Aschner (1930), S. 1635
113 Ebenda
114 Paracelsus I/6265 f., zitiert in: Rippe et al. (2008), S. 51
115 Rippe et al. (2008), S. 51
116 Hahnemann in einem Brief an Christoph Wilhelm Hufeland, zitiert in Dorcsi (1990), S. 94
117 Hahnemann (2002), S. 74
118 Hahnemann in einem Brief an Christoph Wilhelm Hufeland, zitiert in Dorcsi (1990), S. 94

119 Zitiert in Jütte (2005), S. 38
120 Fritsche (1954), S. 48
121 Zitiert in: Jütte (2005), S. 49 f.
122 Hahnemann (2001): Heilkunde der Erfahrung. In: Hahnemann (2001), S. 393
123 Zitiert in: Jütte (2005): S. 64
124 Johann Wolfgang von Goethe in einem Brief vom 2.9.1820, zitiert in Dorcsi (1990), S. 15
125 Hahnemann (2002), S. 74
126 Ebenda, S. 99
127 Ebenda, S. 74
128 Wilkens (2008)
129 www.eltern-intern3.de, Eltern helfen krebskranken Kindern
130 Genschorek (1977), S. 7
131 Hufeland: Selbstbiographie. Zitiert in: Genschorek (1977), S. 12
132 Ebenda, S. 14
133 Ebenda, S. 21
134 Hufeland (1995), S. 127
135 Hufeland (1799): Mesmer und sein Magnetismus. In: Gemeinnützige Aufsätze zur Beförderung der Gesundheit. Zitiert in: Genschorek (1977), S. 73
136 Hufeland (1995), S. 162
137 Zitiert in: Genschorek (1977), S. 40
138 Hufeland: Armen-Pharmakopöe, zitiert in: Neumann (1991), S 345
139 Hufeland (1995), S. 11
140 Ebenda, S. 118–154
141 Ebenda, S. 155–220
142 Ebenda, S. 209 f.
143 Daten und Studie zitiert in: Müller-Stahl (2008), S. 28
144 Hufeland (1995): Makrobiotik S. 216
145 Hufeland (2007), S. 119
146 Hufeland (1995), S. 214 f.
147 Hufeland (2007)
148 Riha (2008), S. 78
149 Moll (2000)
150 Zitiert in: Moll (2000), S. 198
151 Ebenda, S. 200
152 Ebenda, S. 200
153 Prießnitz (Nachdruck 1984) Familienwasserbuch. Verlagsbuchhandlung Naturgemäß, Ludwigsburg
154 Zitiert in: Moll (2000), S. 199
155 Kneipp (2005)
156 Moll (1997), außerdem: DVD der Touristeninformation Bad Wörishofen
157 Kneipp (1988), S. 42
158 Kneipp in einem Brief an den Landrichter in Babenhausen Anfang 1854, zitiert in: Moll (1997)
159 Kneipp (1988), S. 20 f.
160 Ebenda, S. 23
161 Ebenda, S. 22
162 Ebenda, S. 28
163 Ebenda, S. 29
164 Ebenda, S. 30
165 Angaben aus: Wurm-Fenkl, Fischer (2006)
166 Kneipp (1988), S. 135
167 Ebenda, S. 186
168 Steiner: Philosophie der Freiheit, zitiert in: Hemleben (1963), S. 68
169 Ebenda
170 Ebenda, S. 65
171 Pschyrembel Wörterbuch Naturheilkunde und alternative Heilverfahren (2006), S. 19
172 Vademecum Anthroposophischer Arzneimittel (2008), S. 325
173 Roemer (2003), S. 10 ff.
174 Wilkens (2003): mündliche Mitteilung
175 Medizinische Sektion des Goetheanums, Dornach (2003), S. 5
176 Matthiessen (1985)
177 Stellmann (1990), S. 53
178 Vgl. dazu: Vogel (2000) sowie: Wala Informationen für Ärzte Winter 1993: Therapieempfehlungen bei Rhinitis und Sinusitis
179 Wilkens (2008)
180 Sommer, Soldner: Die menschliche Wirbelsäule und deren Pathologie. In: Wilkens (2008), S. 15
181 Ebenda
182 Matthiessen (1985), S. 6
183 Sommer (1998), S. 118–164
184 Girke (2006), S. 82 ff.
185 http://wissenschaft.mistel-therapie.de (Recherche vom 20.11.2008, 10.00 Uhr)
186 Wilkens (2006)
187 Vgl. dazu auch: Stammel (2000): Die Apotheke Manitous. Das Heilwissen der Indianer. Rowohlt Taschenbuch Verlag, Reinbek
188 www.indianer-web.de/gegwart/medici.htm (17.7.2008, 19.31 Uhr)
189 Vgl. dazu das hervorragende Buch von Reichle (2003) sowie den gleichnamigen Film

190 Schrott (2002), S. 10
191 Porter (2007), S. 139
192 Chopra (2006), S. 99 ff.
193 Vgl. Keßler, Stapelfeld (2006)
194 Schrott (2002), S. 12
195 Vgl. Pschyrembel Wörterbuch Naturheilkunde und alternative Heilverfahren (2006), S. 91
196 Schrott (2002), S. 274
197 Ich habe hier die Beschreibung von Schrott (2002), S. 47 gewählt. Es gibt auch Beschreibungen von sieben Stufen.
198 Sushruta Samhita, Sutrasthana XV. 41, zitiert in: Keßler, Stapelfeld (2006)
199 Vgl. Zoller, Nordwig (1997)
200 Vgl. Keßler, Stapelfeld (2006)
201 Vgl. Schrott (2002), S. 162 ff.
202 Schneider (2006), S. 21
203 Pschyrembel Wörterbuch Naturheilkunde und alternative Heilverfahren (2006), S. 407
204 Zimmer (2001): Akupressur mit Heilsteinen. Midena Verlag, München, S. 14
205 Baumgart (1995): Von Akupunktur bis Zelltherapie. Komplementär-Medizin zum Nachschlagen. Überreuter Verlag, Wien, S. 13
206 Schnabel (2008): Hauen ums Stechen. DIE ZEIT Nr. 51, 11.12.2008, S. 43 f.
207 Schneider (2006), S. 15
208 Dtv-Atlas Akupunktur (2004), S. 23
209 Ebenda, S. 15
210 Pschyrembel Wörterbuch Naturheilkunde und alternative Heilverfahren (2006), S. 234
211 Dtv-Atlas Akupunktur (2004), S. 31
212 Ebenda, S.31
213 Willich, mündlich, 13.11.2008
214 Kerckhoff, Albrecht (2003)
215 Vgl. dazu Schimmel (1986)
216 Schilcher, Kammerer (2000), S. 53
217 Ebenda, S. 54
218 Kneipp (1988), Meine Wasserkur, S. 157
219 Schilcher, Kammerer (2000), S. 213, 43 f.
220 Vgl. hier u. a. Kaminzky (2002): Erkältungskrankheiten behandeln. Naturheilpraxis 12/2002, 1724–1725, sowie: Friese (2000) oder: Schmiedel, Augustin (1997): Handbuch Naturheilkunde; Friese (1994): Schnupfen – was tun? therapeutikon 8/1994
221 Vgl. dazu Wiesenauer, Kerckhoff (2003)
222 Kneipp (1988), S. 28
223 Hippokrates, zitiert in: Dieckhöfer (1986), S. 41
224 Kneipp (1988), S. 29
225 Vgl. Schmiedel, Augustin (2008): Leitfaden Naturheilkunde, S. 830–836
226 Benson (1997), S. 28
227 Esch (2008)
228 Esch (2008), mündlich
229 Benson (1997), S. 11, 18
230 Antonovsky (1997), S. 33
231 Alle Fragen der nächsten drei Zitatstellen aus dem Fragebogen aus Antonovsky, ebenda, S. 192–196
232 Ebenda, S. 74 ff.
233 Ebenda, S. 77 ff.
234 Kobasa 1982 und 1982b, zitiert in: Antonovsky (1997), S. 50
235 Kobasa 1982b, zitiert in Antonovsky, ebenda, S. 49
236 Benson (1997): Heilung durch Glauben, S. 17
237 www.mbsr-verband.de (Recherche vom 1.9.2008, 12.31 Uhr)
238 Kabat-Zinn (1999), S. 14 f.
239 Kabat-Zinn (2007)
240 Ebenda, S. 18
241 www.mind-body-medizin.org (Recherche vom 1.9.2008, 13.06 Uhr)
242 Dalai Lama (1999), S. 68
243 Vgl. dazu auch: Hall, Lindzey (1979)
244 Vgl. dazu Bach (1992): Gesammelte Werke. Von der Homöopathie zur Bach-Blütentherapie. Aquamarin Verlag, Grafing
245 Matthiessen (1984): Befund und Befinden in ihrer Bedeutung für Diagnose und Therapie, Themen 2, S. 8. Gekürzte Fassung eines am 26.5.1984 gehaltenen Vortrags anlässlich der Eröffnung der Neurochirurgischen Abteilung des Gemeinschaftskrankenhauses Herdecke
246 Berger (2003)

## Verwendete Literatur

### Medizintheorie

**Beck, D.** (1985): Krankheit als Selbstheilung. Wie körperliche Krankheiten ein Versuch zur seelischen Heilung sein können. suhrkamp, Frankfurt a. M.

**Berger, B.** (2003): Krankheit als Konstruktion. Diabetes im Vergleich von Schulmedizin und Homöopathie. KVC, Essen

**Bornhöft, G.** (2002): Paradigmen in der Tumorbiologie. Witten

**Bruchhausen, W.; Schott, H.** (2008): Geschichte, Theorie und Ethik der Medizin. Vandenhoeck & Ruprecht, Göttingen

**Dethlefsen, Th., Dahlke, R.** (1983): Krankheit als Weg. Deutung und Bedeutung der Krankheitsbilder. München

**Dobos, G. et al.** (2002): Das »Essener Modell« - Integration von Naturheilkunde und Komplementärmedizin in die klinische Versorgung und universitäre Forschung. In: Jahrbuch 2002 der Carstens-Stiftung, KVC, Essen

**Keller, F.** (Hrsg.; 1995): krank warum, Vorstellungen der Völker, Heiler, Mediziner. Cantz, Ostfildern

**Kratky, K. W.** (2003): Komplementäre Medizinsysteme. Ibera, Wien

**Marian, F.; Walach, H.** (Hrsg.; 2007): Forschende Komplementärmedizin: Medical Pluralism, Equity, Holism. Interdisciplinary Research Perspectives on Integrative Medicine 14, Suppl. 2

**Matthiessen, P.** (1994): Zum Paradigmenpluralismus in der Medizin. Hufeland-Journal 9 (3), Heidelberg, S. 61–71

**Penner, Z.** (2004): Interviews mit europäischen Zeitzeugen der Medizin des 20. Jahrhunderts zum Komplementären in der Medizin. Denkansätze über die Integration konventioneller und komplementärer Heilmethoden im Gesundheitssystem. Masterarbeit, Graz

**Riha, O.** (2008): Grundwissen Geschichte, Theorie, Ethik der Medizin. Verlag Hans Huber, Bern

**Schmidbauer, W.** (1998): Die Geheimsprache der Krankheit. Bedeutung und Deutung psychosomatischer Leiden. rororo, Reinbek

**Schulz, S. et al.** (Hrsg.; 2006): Geschichte, Theorie und Ethik der Medizin. suhrkamp taschenbuch wissen, Frankfurt a. M.

**Sieg, S.** (2000): Horizonte des Heilens, Ausstellungskatalog. Celle

**Sontag, S.** (1980): Krankheit als Metapher, München

**Tagungsreader** Internationaler Kongress »Do We Know What We Do? – Wirkprinzipien in der Medizin« (2000), Celle

### Medizingeschichte

**Dieckhöfer, K.** (1986): Kleine Geschichte der Naturheilkunde. S. 40 in: Schimmel (Hrsg.): Lehrbuch der Naturheilverfahren, Bd. I. Hippokrates, Stuttgart

**Eckart, W. U.** (1994): Geschichte der Medizin, 2. Aufl. Springer, Berlin, Heidelberg, New York

**Jetter, D.** (1991): Die Geschichte der Medizin, Einführung in die Entwicklung der Heilkunde aller Länder und Zeiten. Thieme, Stuttgart, New York

**Jütte, R.** (1996): Geschichte der Alternativen Medizin. C. H. Beck, München

**Jütte, R.** (2000): Vom medizinischen Sektierertum des 19. Jahrhunderts zur alternativen Medizin von heute. S. 4–25 in: Sieg: Horizonte des Heilens, Ausstellungskatalog, Bd. 4. Celle

**Kerner, D.** (1989): Außergewöhnliche Lebensbilder: Einzeldarstellungen zum Thema Medizin und Kulturgeschichte aus zwei Jahrtausenden. Haag und Herchen, Frankfurt a. M.

**Porter, R.** (2007): Die Kunst des Heilens. Eine medizinische Geschichte der Menschheit von der Antike bis heute. Springer, Berlin, Heidelberg

**Schadewaldt, H.** (1998): Geschichte der Pflanzenmedizin Teil 1 und 2, überarbeitete Fassung. In: Natur und Medizin für die Zukunft. Sammelband ausgewählter Artikel aus den Mitgliederzeitschriften von Natur und Medizin. Natur und Medizin, Essen

**Schelenz, H.** (1965): Geschichte der Pharmazie. Olms, Hildesheim

**Schwanitz, D.** (2002): Bildung. Alles, was man wissen muss. Eichborn, Frankfurt a. M., illustrierte Ausgabe

**Wiench, P.** (Hrsg.; 1992): Die großen Ärzte, Geschichte der Medizin in Lebensbildern. Knaur, München

### Schulmedizin

**Bob, A.; Bob, K.** (2001): Innere Medizin. Thieme, Stuttgart

**Classen, M. et al.** (2004): Repetitorium Innere Medizin. Elsevier, München

**Dahmer, J.** (2006): Anamnese und Befund, 10. Aufl. Thieme, Stuttgart, New York

**Gagel, D. E.; Peters, Th.** (2007): Studienführer Medizin. Lexika, Eibelstadt

**Heimpel, H.** (2006): Das Menschenbild der heutigen Schulmedizin. In: Girke et al. (Hrsg.): Medizin und Menschenbild. Deutscher Ärzte-Verlag, Köln

**Klumbies, G.; Sigusch, H.** (2006): Differentialdiagnostisches Denken. Wissenschaftliche Verlagsgesellschaft, Stuttgart

**Piper, W.** (2006): Innere Medizin. Springer, Berlin

**Pschyrembel Klinisches Wörterbuch** (2007): 261. Aufl. de Gruyter, Berlin, New York

**Renz-Polster, H.; Krautzig, S.** (2008): Basislehrbuch Innere Medizin. Elsevier, München

**Roche Lexikon Medizin** (2006). Urban & Fischer, München

### Komplementärmedizin allgemein

**Eckert, M.** (2008): Komplementäre und alternative Medizin in der Kinderheilkunde. Bauchredner 93, 2/2008

**Elies, M. K. H.; Ogal, H. P.** (1998): Aus- und ableitende Verfahren. Hippokrates, Stuttgart

**Fintelmann, V.** (2000): Intuitive Medizin, 4. Aufl. Stuttgart

**Karl, J.** (1995): Neue Therapiekonzepte für die Praxis der Naturheilkunde. Pflaum, München

**Loew, D. et al.** (1999): Phytopharmaka-Report. Rationale Therapie mit pflanzlichen Arzneimitteln, 2. Aufl. Steinkopff, Darmstadt

**Madaus, G.** (1979): Lehrbuch der biologischen Heilmittel. Georg Olms, Hildesheim

**Pschyrembel Wörterbuch Naturheilkunde und alternative Heilverfahren** (2006). de Gruyter, 3. Aufl. Berlin, New York

**Schimmel, K.-C.** (Hrsg.; 1986): Lehrbuch der Naturheilverfahren, 2. Aufl., Band I und II. Hippokrates, Stuttgart

**Spahn, G.; Kerckhoff, A.** (2007): Was tun bei Nebenwirkungen einer Krebstherapie? KVC, Essen

**Weiss, R. F.** (1991): Lehrbuch der Phytotherapie, 7. Aufl. Hippokrates, Stuttgart

**Weiss, R. F.; Fintelmann, V.** (1999): Lehrbuch der Phytotherapie, 9. Aufl. Hippokrates, Stuttgart

### Antike Medizin

**Fink, G.** (1996): Who's who in der antiken Mythologie, 5. Aufl. dtv, München

**Garvelmann, F.** (2000): Pflanzenheilkunde in der Humoralpathologie. Richard Pflaum, München

**Hippokrates** (Ausg. 1994): Ausgewählte Schriften. Reclam, Stuttgart

**Hsü, E.** (1995): Über die Harmonie der Säfte – von Galen zur Akupunktur. In: Keller (Hrsg.): krank warum? Cantz, Ostfildern

**Kerkeling, H.** (2007): Ich bin dann mal weg. Meine Reise auf dem Jakobsweg, 59. Aufl. Malik Verlag, München

**Kollesch, J.; Nickel, D.** (Hrsg.; 1989): Antike Heilkunst. Ausgewählte Texte aus dem medizinischen Schrifttum der Griechen und Römer, 2. Aufl. Röderberg, Köln

**Rauch, E.** (1998): Blut- und Säfte-Reinigung. Milde Ableitungskur. 21. Aufl. Haug, Heidelberg

### Byzantinische Medzin

**Ibn Butlan** (Ausg. 1988): Schachtafeln der Gesunthey. Neudruck der Ausgabe Strasszburg 1533, VHC Verlag, Weinheim

### Hildegard-Heilkunde

**Beuys, B.** (2001): Denn ich bin krank vor Liebe. Das Leben der Hildegard von Bingen. Piper, München

**Diers, M.** (2005): Hildegard von Bingen, 5. Aufl. dtv portrait, München

**Hildegard von Bingen** (1955): Ursachen und Behandlungen der Krankheiten, 7. Aufl. Haug, Heidelberg

**Hildegard von Bingen** (Ausg. 1980): Wisse die Wege. insel Verlag, Frankfurt a. M.

**Hildegard von Bingen** (Ausg. 2005): Über die Liebe. dtv C. H. Beck, München

**Hildegard von Bingen** (Ausg. 2007): Lass dein Herz ruhen in Gott. Butzon & Bercker Verlag, Kevelaer

**Kerner, Ch.** (1993): Alle Schönheit des Himmels. Die Lebensgeschichte der Hildegard von Bingen. Beltz & Gelberg, Weinheim und Basel

**Ptok, M.** (2008): Der Mini-Aderlass nach der Heiligen Hildegard. Mitgliederzeitschrift von Natur und Medizin 1/2008, S. 4 f.
**Saum, K. et al.** (2006): Heilkraft der Klosterernährung. Zabert Sandmann, München
**Strehlow, W.** (1993): Hildegard Heilkunde von A–Z. Knaur, München

### Paracelsus

**Allgeier, K.** (1984): Paracelsus, sein Genie, seine Weisheit, seine Rezepte. Heyne, München
**Aschner, B.** (1930): Die Krebsbehandlung bei Paracelsus. Münchner Medizinische Wochenschrift, 19. Sept. 1930, S. 1635
**Kaiser, E.** (1993): Paracelsus, 10. Aufl. rororo Monographien, Reinbek
**Kalbermatten, R.** (2008): Wesen und Signatur der Heilpflanzen. Die Gestalt als Schlüssel zur Heilkraft der Pflanzen, 5. Aufl. AT, Aarau
**Paracelsus** (Ausg. 1960): Vom Licht der Natur und des Geistes. Reclam, Stuttgart
**Rippe, O. et al.** (2008): Paracelsusmedizin. Altes Wissen in der Heilkunst von heute, 4. Aufl. AT, Aarau
**Schadewaldt, H.** (1994): Paracelsus in unserer Zeit. therapeutikon 8 (6), S. 270–276

### Homöopathie

**Boenninghaus, H.-G.** (1996): Hals-Nasen-Ohrenheilkunde, 10. Aufl. Berlin, New York
**Boericke, W.** (1996): Handbuch der homöopathischen Materia medica, 2. Aufl. Haug, Heidelberg
**Dorcsi, M.** (1990): Homöopathie heute. Rowohl Taschenbuch, Reinbek
**Dorcsi, M.** (2000): Bewährte Indikationen der Homöopathie, bearb. von M. Frey, 5. Aufl. Deutsche Homöopathie-Union, Karlsruhe
**Friese, K.-H.** (Hrsg.; 2000): Naturheilkundliche HNO-Praxis. Stuttgart
**Friese, K.-H.** (2003): Homöopathie bei akuten Infekten. Erfahrungsheilkunde 52 (3), S. 150–156
**Fritsche, H.** (1954): Samuel Hahnemann. Idee und Wirklichkeit der Homöopathie. Klett, Stuttgart
**Gawlik, W.** (1996): Samuel Hahnemann, Synchronopse seines Lebens. Sonntag, Stuttgart
**Hahnemann, S.** (Ausg. 2001): Gesammelte kleine Schriften. Haug, Stuttgart
**Hahnemann, S.** (Ausg. 2002): Organon der Heilkunst, 6. Aufl. Haug, Stuttgart
**Heinze, S.** (Hrsg.; 1996): Homöopathie S. 1796–1996. Eine Heilkunde und ihre Geschichte. Ausstellungskatalog, Dresden
**Herscu, P.** (1993): Die homöopathische Behandlung der Kinder. Kai Kröger, Groß Wittensee
**Jütte, R.** (2005): Samuel Hahnemann. Begründer der Homöopathie. dtv, München
**Künzli, J.; Barthel, M.** (1992): Kent's Repertorium Generale, 3. Aufl. Barthel & Barthel, New York
**Lucae, Chr.** (2000): Grundbegriffe der Homöopathie. KVC, Essen
**Mukerjee-Guzik, Sh.** (1999): Homöopathie in der Praxis. KVC, Essen
**Nash, E. B.** (Ausg. 1991): Leitsymptome in der Homöopathischen Therapie, 16. Aufl. Haug, Heidelberg
**Tyler, M.-L.** (1993): Homöopathische Arzneimittelbilder. Burgdorf Verlag, Göttingen.
**Vithoulkas, G.** (1998): Medizin der Zukunft, 17. Aufl. Georg Wenderoth Verlag, Kassel
**Wiesenauer, M.; Kerckhoff, A.** (2008): Homöopathie für die ganze Familie, 9. Aufl. Hirzel, Stuttgart
**Wilkens, J.** (Hrsg.; 2008): Homöopathie bei Rückenschmerzen unter Berücksichtigung der anthroposophischen Medizin. Hippokrates, Stuttgart
**Wischner, M.** (2002): Organon für Anfänger. KVC, Essen
**Wischner, M.** (2003): Was ist Homöopathie. KVC, Essen
**Wischner, M.** (2005): Materia medica für Anfänger. KVC, Essen
**Wischner, M.** (2004): Kleine Geschichte der Homöopathie. KVC, Essen

### Hufeland

**Genschorek, W.** (1977): Christoph Wilhelm Hufeland, 2. Aufl. Hirzel, Leipzig
**Hufeland, Chr. W.** (1995): Makrobiotik. Die Kunst, das menschliche Leben zu verlängern. Jena
**Hufeland, Chr. W.** (2007): Enchiridion medicum oder Anleitung zur medizinischen Praxis. Vermächtnis einer fünfzigjährigen Praxis. Herausgegeben von Esther von Krosigk. VCM Verlag Dr. Müller, Saarbrücken

**Neumann, J. N.** (1991): Christoph Wilhelm Hufeland. In: Engelhardt; Hartmann: Klassiker der Medizin, Bd. 1. C. H. Beck'sche Verlagsbuchhandlung, München

## Prießnitz, Kneipp & Co.

**Bankhofer, H.** (1982): Die großen Naturheiler. Frankfurt a. M.
**Kneipp, S.** (1988): Meine Wasserkur. Neu herausgegeben und bearbeitet von Chr. Frey. Ehrenwirth, München
**Kneipp, S.** (Ausg. 2005): Aus meinem Leben. Selbstbiographie. Stamm-Kneipp-Verein, Bad Wörishofen
**Moll, P.** (1997): Sebastian Kneipp. Mitgliederzeitschrift 4/1997 von Natur und Medizin, S. 3–6
**Moll, P.** (2000): Vinzenz Prießnitz. S. 198–2001 in: Natur und Medizin (2003): Gesundheit aus der Natur, Wege zur Selbsthilfe. Beiträge aus den Mitgliederzeitschriften von Natur und Medizin von 1998 bis 2003. Natur und Medizin, Essen
**Touristeninformation Bad Wörishofen** (ohne Jahr): Sebastian Kneipp; Eine Medizin geht ihren Weg. DVD
**Wurm-Fenkl, I.; Fischer, D.** (2006): Richtig kneippen. Bassermann, München

## Anthroposophische Medizin

**Gesellschaft Anthroposophischer Ärzte in Deutschland e. V. und Medizinische Sektion der Freien Hochschule für Geisteswissenschaft** (Hrsg.; 2008): Vademecum Anthroposophischer Arzneimittel. Der Merkurstab, Filderstadt
**Girke, M.** (2006): Welches Menschenverständnis leitet eine komplementärmedizinische Therapie? – Anthroposophische Medizin. S. 82 ff. in: Girke et al. (Hrsg.): Medizin und Menschenbild. Deutscher Ärzte-Verlag, Köln
**Glöckler, M.; Schürholz, J.** (Hrsg.; 1999): Anthroposophische Medizin. Verlag Freies Geistesleben, Stuttgart
**Grohmann, G.** (1981): Die Pflanze als Lichtsinnesorgan der Erde und andere Aufsätze. Stuttgart
**Hauschka, R.** (1950): Substanzlehre. Vittorio Klostermann, Frankfurt a. M.
**Hemleben, J.** (1963): Rudolf Steiner. rororo Monographien, Reinbek
**Lindenberg, Chr.** (2007): Rudolf Steiner. rororo Monographien, DIE ZEIT, Deutsche Grammophon Literatur, Hörbuch
**Matthiessen, P.** (1985): Der Krebs entwächst einem seelischen Mutterboden. Zur künstlerischen Therapie bei Krebskranken. Perspektiven, 1 (1)/1985, S. 61–67
**Medizinische Sektion des Goetheanums, Dornach** (2003): Anthroposophische Medizin. Dornach
**Medizinisches Seminar Bad Boll** (1998): Anthroposophische Medizin in der Praxis 1. Verlag Bad Boll, Bad Boll
**Medizinisches Seminar Bad Boll** (2002): Anthroposophische Medizin in der Praxis 3. Verlag Bad Boll, Bad Boll
**Pelikan, W.** (1988): Heilpflanzenkunde Bd. 1, 5. Aufl. Philosophisch-Anthroposophischer Verlag, Dornach
**Roemer, F.** (2004): WALA Vademecum, 4. Aufl. Bad Boll/Eckwälden
**Schürholz, J.** (1999): Heilmittelfindung und Heilmittelherstellung. In: Glöckler; Schürholz (Hrsg.): Anthroposophische Medizin. Freies Geistesleben, Stuttgart
**Sommer, M.** (1998): Krebserkrankung – Versuch eines Überblicks zu Verständnis und Therapie. S. 118–164 in: Medizinisches Seminar Bad Boll: Anthroposophische Medizin in der Praxis 1. Verlag Bad Boll, Bad Boll
**Steiner, R.** (Ausg. 1978): Theosophie, 30. Aufl. Rudolf Steiner Verlag, Dornach
**Steiner, R.** (Ausg. 1983): Der anthroposophische Weg. Fischer, Frankfurt a. M.
**Steiner, R.** (Ausg. 1988): Gesundheit und Krankheit, 2. Aufl. Freies Geistesleben, Stuttgart
**Stellmann, H. M.** (1990): Kinderkrankheiten natürlich behandeln, 8. Aufl. GU, München
**Vogel, H.-H.** (2000): Wege der Heilmittelfindung. Verlag Natur Mensch Medizin, Bad Boll
**Wilkens, J.** (2006): Misteltherapie. Differenzierte Anwendung der Mistel nach Wirtsbäumen. Sonntag, Stuttgart
**Wilkens, J.** (Hrsg.; 2008): Homöopathie bei Rückenschmerzen unter Berücksichtigung der anthroposophischen Medizin. Hippokrates, Stuttgart
**Wilkens, J.; Böhm, G.** (2006): Misteltherapie bei Krebs. Die sanfte Revolution. Kösel, München

### Ayurveda

**Chopra, A.** (2006): Welches Menschenbild bestimmt das ärztliche Handeln im Ayurveda? S. 99 ff. in: Girke et al. (Hrsg.): Medizin und Menschenbild. Deutscher Ärzte-Verlag, Köln

**Keßler, Ch., Stapelfeldt, E.** (2006): Curriculum Naturheilkunde Ayurveda. Carstens-Stiftung, KVC, Essen

**Schrott, E.** (2002): Ayurveda für jeden Tag, 8. Aufl. Goldmann, München

**Zoller, A.; Nordwig, H.** (1997): Heilpflanzen der Ayurvedischen Medizin. Haug, Heidelberg

### TCM

**dtv-Atlas Akupunktur** (2004), 6. Aufl. dtv München

**Fahrnow, I.; Fahrnow, J.** (1999): Fünf Elemente Ernährung. GU, München

**Focks C.; Hillenbrand, N.** (2003): Leitfaden Chinesische Medizin, 4. Aufl. Urban & Fischer, München

**Glück, W.** (2002): Lernfeld 6, Traditionelle Chinesische Medizin des Moduls »Vorstellung der Verfahren« des interuniversitären Lehrgangs www.inter-uni.net, Graz

**Tao, I. F.** (2002): Chinesische Medizin, Diagnostik und Therapie anhand des Krankheitsbildes Durchfall. Kiel

**Tierra, M.** (2001): Westliche Heilkräuter in TCM und Ayurveda. Urban & Fischer, München, Jena

**Schneider, K.** (2006): Kraftsuppen nach der Chinesischen Heilkunde. Joy Verlag, Sulzberg

### Tibetische Medizin

**Dalai Lama** (1999): The Relevance of Tibetan Medicine Today. Alternative Therapies 5 (3), S. 68

**Krämer, C.** (2000): Traditionelle Tibetische Medizin. München

**Reichle, F.** (Hrsg.; 2003): Das Wissen vom Heilen. Tibetische Medizin, 6. Aufl. Oesch Verlag, Zürich (auch der gleichnamige Film)

**Samel, G.** (1998): Tibetische Medizin. München

### Moderne Naturheilverfahren und Regulationsmedizin

**Endler, P. C.** (1998): Expedition Homöopathieforschung: Ein altes Heilsystem wird plausibel. Wilhelm Maurich, Wien, München, Bern

**Endler, P. C. et al.** (2004): Wissenschaftliches Arbeiten im Kontext komplementärer Heilkunde und integrativer Gesundheitsförderung. Lernfelder des Moduls »Forschung« des interuniversitären Lehrgangs www.inter-uni.net, Graz

**Feigl, W. et al.** (2002): Stressreaktion, Psycho-neuro-endokrino-Immunologie und Grundsystem. Lernfeld 6 des Moduls »Naturwissenschaftliche Grundlagen« des interuniversitären Lehrgangs www.inter-uni.net, Graz

**Harisch, G.; Kretschmer, M.** (1990): Jenseits vom Milligramm. Die Biochemie auf den Spuren der Homöopathie. Springer-Verlag, Berlin, Heidelberg, New York

**Kerckhoff, A.; Albrecht, H.** (2003): Starke Argumente für eine sanfte Medizin. KVC, Essen

**Lüdtke, R.; Musial, F.** (2008): Wie kann man komplementärmedizinische Verfahren in ihrer Wirksamkeit erforschen? Bauchredner 93, 2/2008, S. 77 f.

**Schilcher, H.; Kammerer, S.** (2000): Leitfaden Phytotherapie. Urban & Fischer, München, Jena

**Weiss, R. F.** (1991): Lehrbuch der Phytotherapie, 7. Aufl. Hippokrates, Stuttgart

**Weiss, R. F.; Fintelmann, V.** (1999): Lehrbuch der Phytotherapie, 9. Aufl. Hippokrates, Stuttgart

**Wiesenauer, M.; Kerckhoff, A.** (2003): PhytoPraxis. Springer, Berlin Heidelberg, New York


Neben diesen Arbeiten, die meine wesentlichen Grundlagen darstellen, möchte ich jeden, der sich für wissenschaftliche Forschung im Bereich Komplementärmedizin interessiert auf die Internetseite der Carstens-Stiftung verweisen: www.carstens-stiftung.de


### Salutogenese, Gesundheitsförderung, Mind-Body-Medizin

**Antonovsky, A.** (1997): Salutogenese, zur Entmystifizierung der Gesundheit. dgvt-Verlag, Tübingen

**Benson, H.** (1975): The Relaxation Response. New York

**Benson, H.** (1997): Heilung durch Glauben. Heyne, München

**Blättner, B. et al.** (2004): Lernfelder des Moduls »Salutogenetische Grundlagen. Health Promotion & Promotion of Health: Orientieren an Ressourcen im Kontext komplementärer Heilkunde 2 des interuniversitären Lehrgangs www.inter-uni.net, Graz

**Dobos, G.** (2008): Die Kräfte der Selbstheilung aktivieren. Mein erfolgreiches Therapiekonzept bei chronischen Erkrankungen. Zabert Sandmann, München

**Esch, T.** (2009): Fragen zur Gesundheit. Mitgliederzeitschrift von Natur und Medizin 2/2009, S. 8–11

**Kabat-Zinn, J.** (1999): Stressbewältigung durch die Praxis der Achtsamkeit. Buch und CD. Arbor Verlag, Freiamt

**Kabat-Zinn, J.** (2007): Im Alltag Ruhe finden. Meditationen für ein gelassenes Leben. Fischer Taschenbuch, Frankfurt a. M.

**Koch, M.** (2004): Mein Gesundheitsbuch, 6. Aufl. dtv premium, München

## Sonstiges

**Bächtold-Stäubli, H.** (Hrsg.; 1987): Handwörterbuch des deutschen Aberglaubens. Berlin, New York

**Hall, C. S.; Lindzey, G.** (1979): Theorien der Persönlichkeit. C. H. Beck, München

**Hay, L. L.** (2001): Heile Deinen Körper. Lüchow Verlag, Stuttgart

**Müller-Stahl, M.** (2008): Natürlich zu Fuß. KVC, Essen

**Pass, P. et al.** (2004): Lernfelder des Moduls »Tiefenpsychologische Grundlagen: Therapeutische Beziehungsgestaltung zwischen Selbsterfahrung und Fallarbeit im Kontext komplementärer Heilkunde« des interuniversitären Lehrgangs www.inter-uni.net, Graz. Hier insbesondere Lernfelder 4 (Krankheit als Botschaft oder die salutogenetische Wende) und 7 (Didaktische Perspektive: Erwecken und Zulassen der Ressourcen und der angestammten Kompetenz)

## Register